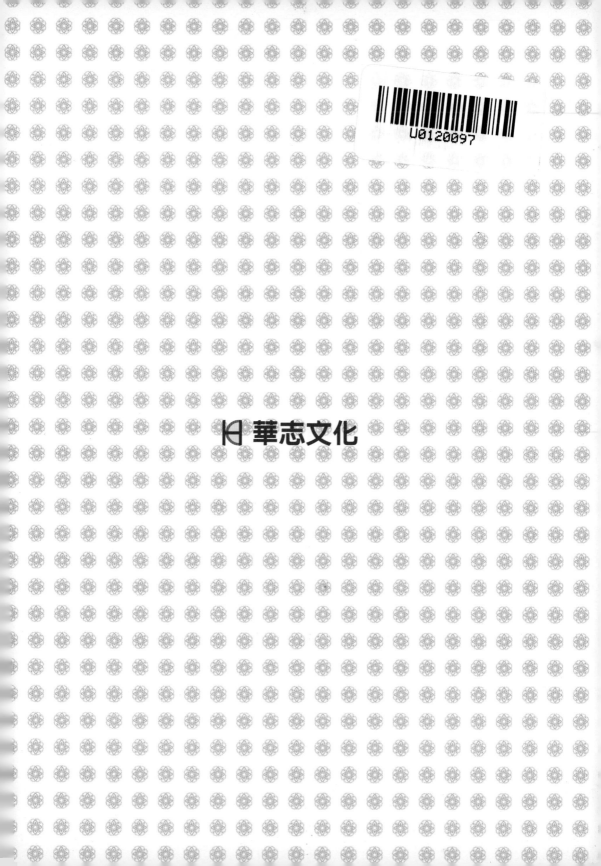

華志文化

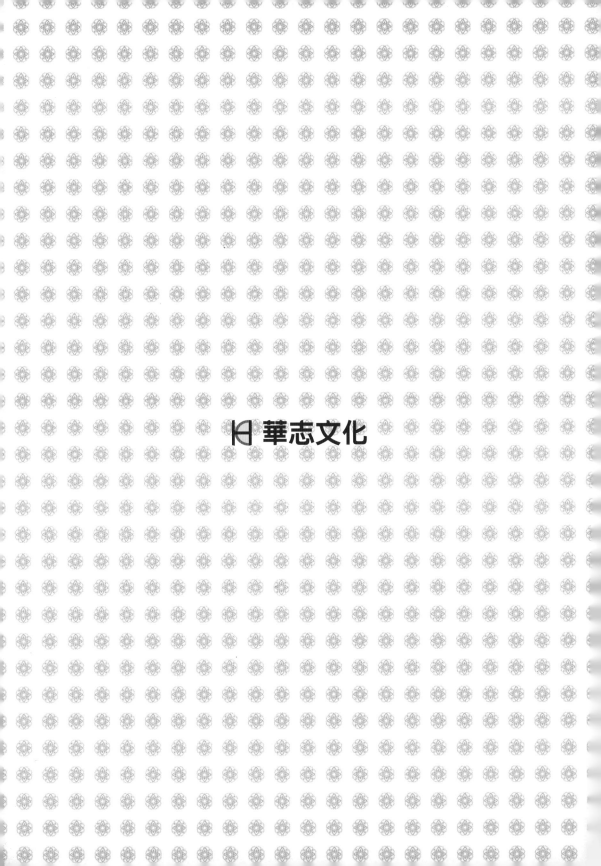

華志文化

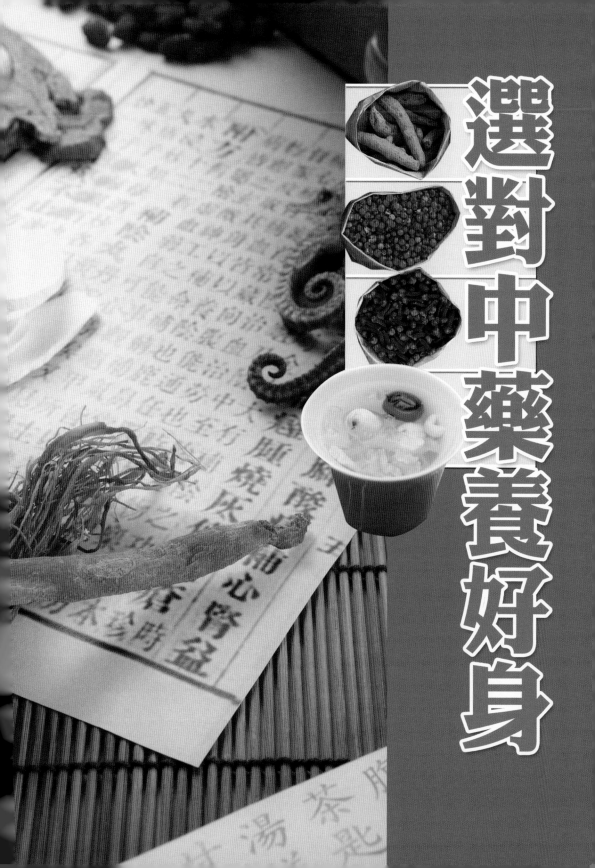

選對中藥養好身

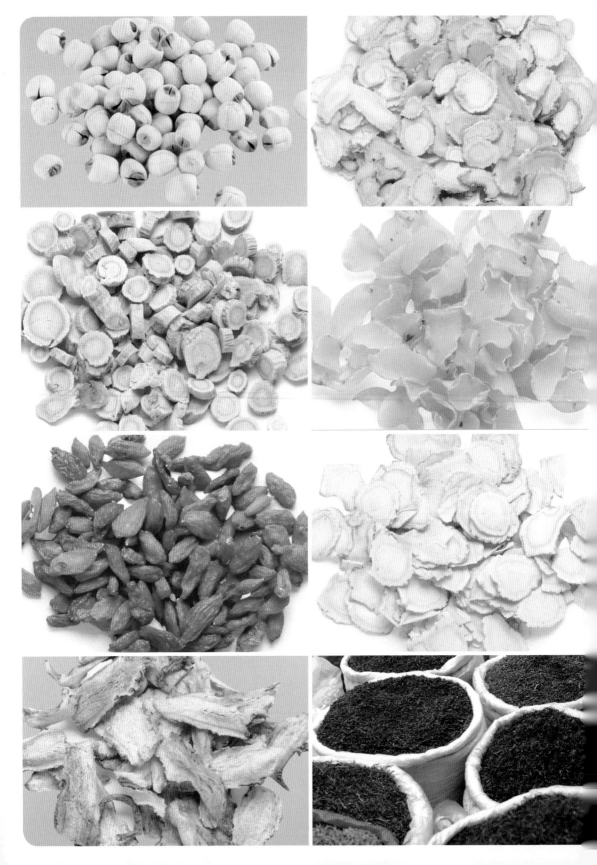

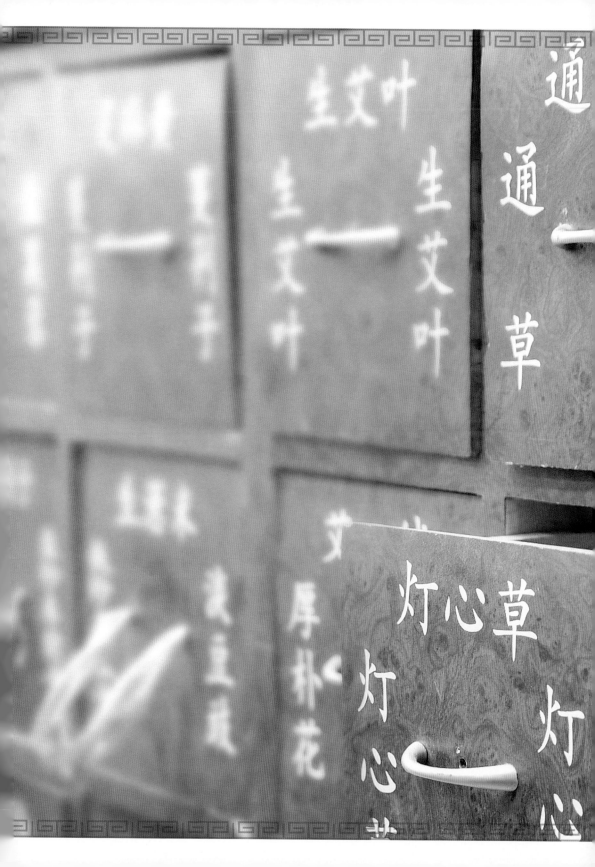

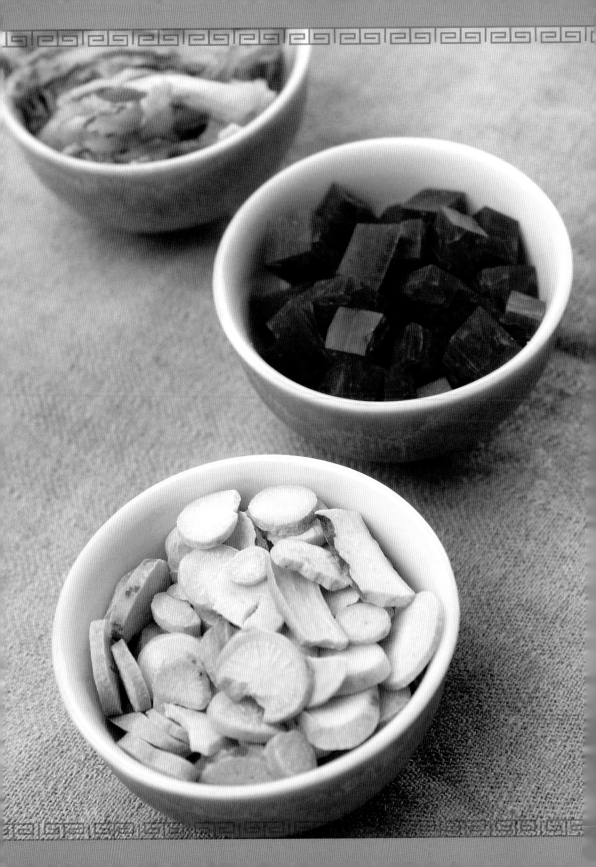

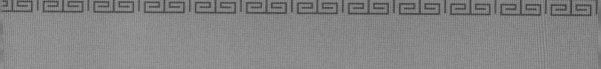

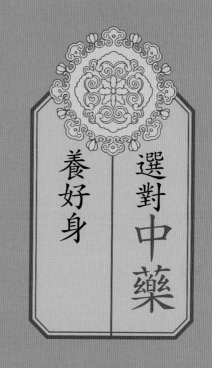

選對中藥

養好身

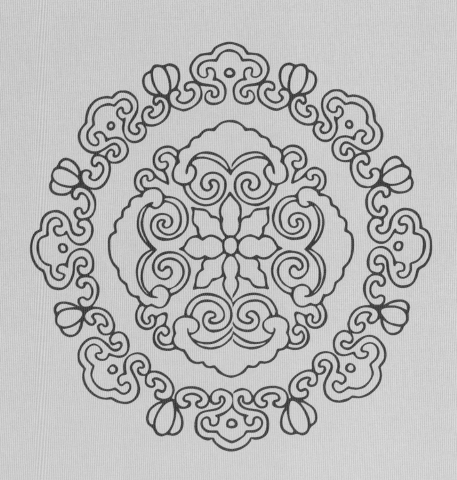

前言

中藥

中藥學源遠流長，從神農氏嚐百草而著《神農本草經》，到李時珍的《本草綱目》，再到清代醫學家趙學敏的《本草綱目拾遺》，中藥學歷經上千年的累積，最終成為了老祖宗留給我們的經得起推敲和實踐檢驗的學術瑰寶。

中藥的主要來源是植物，故中藥在古代被稱為「本草」，只要選用、搭配得當，其副作用遠小於西藥。中藥對人身體的調理講究一個「慢養」的過程，見效或許不如西藥快，但是只要對症，就能去除病根，治標又治本。作為未生病時的養生保健品，中藥更是上佳之選。「藥食同源」的各種藥膳食療方，在民間更是廣為流傳。

本書本著弘揚中醫中藥文化的宗旨，蒐集一百二十多味常見中藥，精心剖析每味中藥的藥性、藥效、搭配和選用宜忌，並推薦了相應的對症食療方，為您繪製了一幅較為完善的中藥養生使用地圖，方便您按圖索驥。

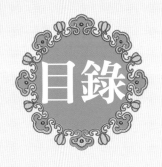

目錄

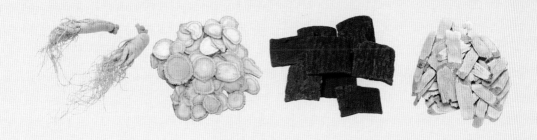

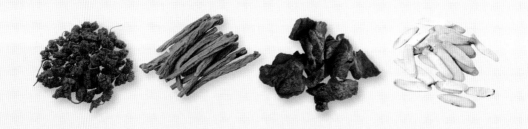

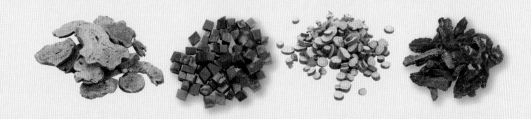

對症食療方速查

<table>
<tr><th>病症</th><th>食療方</th><th>頁碼</th><th>病症</th><th>食療方</th><th>頁碼</th></tr>
<tr><td>感冒（風寒型）
畏寒、無汗、流清涕、吐稀薄白色痰。</td><td>乾薑紅茶
生薑紅花蔥白茶
荊芥薑糖茶</td><td>89
121
239</td><td rowspan="2">咳嗽（風熱型）
發燒、口乾、鼻塞、吐黃痰且吐痰不爽、喉嚨痛。</td><td>甘草黃芩茶
金銀花雞蛋湯
綠豆蜜茶
茯苓貝梨茶
薏米半夏茶
蘆薈雞蛋
枇杷葉桔梗茶
薄荷甘草茶
鮮奶白果雪梨湯
白果蜂蜜茶
燕麥薏米白果茶
雙香茶</td><td>53
129
131
159
163
177
219
233
249
249
249
261</td></tr>
<tr><td>感冒（風熱型）
發燒、痰液黏稠呈黃色。</td><td>板藍根銀花連翹茶</td><td>135</td></tr>
<tr><td>感冒（暑濕型）
胃脹、腹痛、嘔吐、腹瀉。</td><td>神曲生薑茶</td><td>149</td><td rowspan="2">咳嗽（燥火型）
乾咳、少痰、唇及咽喉乾燥。</td><td>甘草桑白茶
阿膠桑冬茶
銀耳百合茶
陳皮羅漢果茶
半夏麥冬茶
茯苓貝梨
菊花桔梗雪梨湯
桑葉桑白茶
桑葉麥冬茶
銀耳蓮子湯</td><td>53
69
95
199
209
215
235
243
243
251</td></tr>
<tr><td>感冒（流行性）
突然畏寒、發燒、全身痠痛。</td><td>板藍根綠茶</td><td>135</td></tr>
<tr><td>發燒、中暑
中暑是夏季常發病症，頭痛頭暈、口渴多汗、四肢痿軟無力、注意力不集中。</td><td>金銀花薄荷茶
金銀花明目茶
麥芽青蒿茶
水芹麥芽茶</td><td>129
129
155
155</td><td rowspan="2">咳嗽（痰濕型）
痰多黏稠、喉中呼嚕作響，可能出現胸悶、呼吸急促。</td><td>羅漢果膨大海茶
薏米白果茶
佛手生薑茶</td><td>137
163
205</td></tr>
<tr><td rowspan="2">頭暈
常與頭痛併發，是心腦血管疾病、貧血等症的先兆。</td><td rowspan="2">地黃山萸糖茶
石菖蒲山楂茶
石菖蒲安神茶
桑葉安神湯</td><td rowspan="2">65
191
191
243</td></tr>
<tr></tr>
<tr><td>咳嗽（風寒型）
全身痠痛、畏寒、喉嚨痛、痰白色、頭痛、流清涕。</td><td>人參定喘湯
甘草耆冬茶
紅棗薑糖茶
桔梗杏仁茶
花椒冰糖蒸梨</td><td>43
53
55
219
265</td><td rowspan="2">咳嗽（體虛型）
面蒼白、兩顴發紅、氣短或手足發熱，有時痰中帶血或咯血。</td><td>洋參銀耳羹
銀耳蜜汁
地黃百合茶
阿膠七味茶
冬蟲夏草百合茶
黃精茶
月季糖茶
五味人參茶
五味蛤蚧茶</td><td>47
57
65
69
77
105
125
255
255</td></tr>
<tr><td>咳嗽（百日咳）
百日咳桿菌引起的急性呼吸道傳染病。</td><td>羅漢果柿餅茶</td><td>137</td></tr>
</table>

選對中藥養好身

014

病症	食療方	頁碼	病症	食療方	頁碼
頭痛（風寒型） 頭痛時作、遇風尤劇、惡風畏寒。	刀豆黃酒紅茶 荊芥白芷茶	207 239	腹瀉（寒濕型） 大便清稀、腹脹腸鳴、困倦。	藿香佩蘭茶 白通湯	229 259
頭痛（風熱型） 頭脹痛、發燒或惡風、面紅目赤、口渴欲飲。	川芎天麻茶 金銀花升麻茶 柴胡蔓荊子茶 柴胡升麻茶	117 129 237 237	腹瀉 （脾胃虛弱型） 大便溏瀉、腹部隱痛、食欲不振、食後即脹。	山藥蓮子粥 薏米麥芽茶 山藥芡實扁豆茶	51 155 253
頭痛（風濕型） 頭痛如裹、肢體困重、消化不良、胸悶、小便不利。	夏枯草決明茶	139	腹瀉（腎虛型） 晨起腹痛欲瀉，瀉後痛減，伴腰膝痠冷、四肢不溫、夜尿多。	車前子紅茶 蓮子芡實茶 丁香烏梅茶 肉桂補骨脂茶	175 251 261 263
頭痛 （肝陽上亢型） 頭痛而眩、心煩易怒、夜眠不寧或兼脅痛、面紅口苦。	夏枯草菊花茶 薄荷夏枯草茶 桑寄生天麻茶 附子杜仲茶 附子補骨脂茶	139 233 241 259 259	腹瀉（濕熱型） 大便色黃味臭或帶黏液、膿血，肛門灼痛，口乾渴。	萊菔子內金茶 葛根黃連茶	153 245
頭痛（腎虛型） 頭痛且空、眩暈、腰痛痠軟、神疲乏力。	薄荷黃耆茶	233	腹瀉（食傷型） 口氣有腐臭味、胃泛酸水。	內金蛋殼茶 半夏木香茶	153 209
頭痛（血虛型） 頭痛而暈、心悸不寧、神疲乏力、面色蒼白。	川芎紅花茶 薄荷當歸茶	117 233	便祕 （腸胃積熱型） 大便乾燥、小便短赤、面紅燥熱、口乾口臭。	石斛甘蔗茶 石斛杞菊茶 蘆薈優酪乳 青蘋果蘆薈湯 膨大海潤腸茶 枇杷葉茅根茶	103 103 177 177 217 221
頭痛（痰濁型） 頭痛昏蒙、胃脹、嘔吐、噁心。	半夏陳皮茶	209	便祕（氣虛型） 排便困難，使盡全身氣力，通體大汗淋漓。	蓯蓉麻仁茶 骨脂多味茶 柴胡決明子茶 肉桂當歸茶	79 85 237 263
頭痛（偏頭痛） 一側頭部跳痛，逐漸加劇。	枳實茶	197	便祕（氣滯型） 頻繁打嗝、腹部脹痛。	枳實白芍茶 桃仁大黃桂枝茶	197 231
打嗝 常由於飲食過飽、飲水進食過急、胃內進入空氣所引起。	刀豆薑糖綠茶 半夏水牛角茶	207 209	便祕（血虛型） 面色蒼白、頭暈目眩。	當歸生地黃茶 白芍甘草茶 阿膠蔥白茶 阿膠蜜茶 百合桑決茶 柏子仁杏仁茶	61 63 69 69 99 187

病症	食療方	頁碼	病症	食療方	頁碼
胃炎 （慢性萎縮型） 上腹飽脹、打嗝、飲食量少。	耆苓茶 炙黃耆茯苓茶	49 159	慢性肝炎 （肝鬱脾虛型） 脅脹痛、腹滿悶、噁心、厭油膩、小便黃赤、大便黏臭。	紅棗花生湯 女貞五味茶 靈芝甘草茶 柴胡五味子茶 柴胡山楂茶 柴胡白芍茶	55 93 185 237 237 237
消化不良 上腹部不適或疼痛、飽脹、燒心、泛酸、打嗝。	神曲紅茶 神曲丁香茶 山楂麥芽茶 蓮子扁豆茶	149 149 155 251	慢性肝炎 （肝腎陰虛型） 頭暈耳鳴、兩目乾澀、口燥咽乾、失眠多夢、腰膝痠軟。	棗蜜羹 白芍銀花茶 銀耳杞味茶 枸杞洋參蜜	57 63 95 97
厭食症 食欲不佳、乏力易倦、體重減輕。	參藥粥 炒麥芽茶	45 155	肝炎 畏寒喜暖、小腹與腰膝冷痛、食少便溏、下肢浮腫。	耆陳茶	49
腸炎 噁心、嘔吐、腹瀉是急性腸胃炎的主要症狀。	耆參茶 紅豆內金茶 白芍六味茶 桂枝川芎茶	49 53 63 231			
嘔吐 持久而劇烈的嘔吐可能引起水電解質紊亂。	枳實白朮茶 佛手薑茶 花椒綠豆湯	197 205 265	慢性肝炎 （瘀血阻絡型） 面色晦暗、肝脾腫大、質地較硬。	丹杞五味棗茶 紅花杏仁茶 鬱金綠茶	113 121 123
膽結石 上腹、肩背疼痛，低燒、噁心、嘔吐、寒顫、大汗淋漓。	雙金茶 茵陳玉米鬚茶	153 171	肺炎 發高燒、呼吸急促、持久乾咳，深呼吸和咳嗽時胸痛，有少量痰或大量痰。	枸杞合冬茶 鬱金茯苓蜜茶 知母枸杞茶 澤瀉豆腐湯 附子薑甘茶	97 123 143 169 259
腎炎 水腫、尿中泡沫增多、血尿、腰部痠痛。	冬蟲夏草茶 丹參耆芝茶 益母茶 冬瓜紅豆茶 車前子雙苓茶	77 113 119 161 175	哮喘 咳嗽、喘息、呼吸困難、胸悶、咳痰。	白芍甘麻茶 薑茯苓茶 靈芝半夏茶 刀豆蜜菊舒咽茶 貝母蜜茶	63 159 185 207 215
鼻炎、鼻竇炎 鼻塞、流涕、打噴嚏、頭痛、頭昏。	梨汁麥冬茶 刀豆薏米竹葉茶 刀豆酒 枇杷葉桑皮茶	101 207 207 221	筋骨病 筋骨腫痛、骨折、關節炎。	杜仲燉豬腎 淫羊藿茶 雙豆筍茶 杜仲加皮茶 五加皮酒 合歡皮骨碎補茶	81 87 161 167 167 189
心悸 心跳快而強，並伴有心前區不適感。	桂圓蓮實茶 荷葉山楂決明茶	71 165			
盜汗 睡眠中出汗，醒後汗自停。	蓮實棗仁茶 五味石斛茶	253 255	耳鳴 自覺耳內鳴響。	柏子仁黑豆茶	187

病症	食療方	頁碼	病症	食療方	頁碼
糖尿病 （陰虛熱盛型） 早期症型為煩渴多飲、多食易饑、尿頻量多、大便乾結、尿色混黃。	洋參枸杞茶 麥冬參黃茶 麥冬橄欖茶 天冬六味茶 天冬烏梅茶 知麥生地茶 知麥石膏茶 知母地骨茶 黃連山藥茶 瓜皮花粉茶 瓜皮菊芍茶 葛根洋參茶 葛根天花粉茶	47 101 101 107 107 143 143 143 145 173 173 245 245	糖尿病（併發視網膜病變） 患有糖尿病15年以上的病人中約60%眼部血管會受損。	菊花山楂茶 車前子桑葉茶	133 243
			肥胖 （脾虛濕阻型） 倦怠乏力、腹脹食少、大便溏薄	神曲荷葉茶 陳皮茯苓茶	149 199
糖尿病（氣陰兩虛型中期症型） 多飲、多尿、多食、口咽乾燥、神疲乏力、氣短、腰膝痠軟、大便乾結。	二冬湯 地黃五味茶 女貞洋參茶 枸杞洋參茶 枸杞五味茶 車前子熟地黃茶 葛根枸杞茶	43 65 93 97 97 175 245	肥胖 （脾腎兩虛型） 虛浮腫脹、疲乏無力、少氣懶言、動而喘息、頭暈畏寒、食少、腰膝冷痛、大便溏薄。	骨脂什錦茶 決明澤瀉茶	85 133
糖尿病（陰陽兩虛型合併症中後期症型） 腰膝痠軟、氣短乏力、畏寒肢冷、顏面或下肢水腫、食欲減退、大便溏瀉。	山耆燉豬胰腺 骨脂地耆茶	51 85	肥胖 （胃熱濕阻型） 喜食肥甘、易饑、口臭口乾、大便祕結	羅漢果山楂茶 三豆茶 澤瀉山楂茶 山楂玉米鬚茶 首烏葛根核桃羹	137 161 169 171 245
			肥胖 （氣滯血瘀型） 兩脇脹滿、胃滿、煩躁易怒、口乾舌燥、頭暈目眩、失眠多夢、月經不調或閉經、舌有瘀斑	山楂荷葉茶 麥芽山楂決明茶 荷葉山楂菊花茶 澤瀉決明茶 玫瑰烏梅紅茶	151 155 165 169 203
糖尿病（併發心腦血管疾病） 高血壓、高血脂、心臟病、冠心病、腦部功能障礙。	石菖蒲鬱金茶 海參香菇羹 昆布海藻茶 桂枝薤白茶 桂枝白芍粥 菊花槐花茶 荊芥葛粉 五味羅布麻茶 五味夏枯草茶	123 193 225 231 231 235 239 255 255	肥胖（腎陰虛型） 頭昏頭痛、五心煩熱、腰膝痠軟	首烏決瀉茶 首烏澤瀉茶	67 169
糖尿病（併發腎病） 蛋白尿、漸進性腎功能損害、水腫，晚期出現嚴重腎功能衰竭。	地黃黃耆茶 玉米鬚車前茶 蠶豆冬瓜茶 車前蘆根茶	65 171 173 175	高血壓 （肝陽上亢型） 頭脹痛較重、面潮紅、急躁易怒、心煩	山藥決明茶 杜仲菊花茶 女貞夏枯茶 黃精羅布麻茶 金銀菊花茶 夏枯草女貞子茶 菊槐茶 山楂菊花茶	51 81 93 105 129 139 141 235

病症	食療方	頁碼	病症	食療方	頁碼
高血壓 （氣滯血瘀型） 心悸心痛、胸悶不舒、憋氣、隱痛如刺、舌紫。	杜仲山楂茶 杜仲銀杏茶 淫羊藿夏枯茶 川芎杜仲茶 夏枯草山楂茶 杜仲銀杏葉茶 銀杏葉山楂茶	81 81 87 117 139 223 223	高脂血 （脾腎陽虛型） 體倦乏力、頭暈眼花、耳鳴、腰膝痠軟、面色白、腹脹、食欲不振、大便溏薄。	杜仲決明茶 藿香薑茶	81 229
高血壓 （腎陽虛衰型） 氣短乏力、精神不振、畏寒肢冷。	杜仲夏枯茶 淫羊藿三七茶 淫羊藿杜仲茶 夏枯草淫羊藿茶	81 87 87 139	胃痛 （肝胃不和型） 打嗝吐酸水、口苦咽乾、煩躁易怒。	神曲砂仁蜜茶 小茴香枳殼茶	149 267
高脂血 （痰濁阻滯型） 形體肥胖、身重乏力、嗜食肥甘厚味、頭暈頭重、胸悶腹脹、噁心欲嘔，咳嗽有痰。	益母薑黃茶 決明荷葉茶 羅漢果菊普茶 茯苓陳皮茶 靈芝山楂茶 半夏茯苓茶 銀杏葉紅糖茶	119 133 137 159 185 209 223	胃痛 （脾胃虛寒型） 胃部隱隱作痛，進食後痛減，嘔吐清水，食少，神疲乏力，嚴重者手足不溫、大便稀溏。	荔枝核木香茶 丁香棗茶 丁香肉桂茶 丁香甘草鹽紅茶 肉桂丁香茶 花椒豆茶 花椒薑棗茶	211 261 261 261 263 265 265
高脂血 （腎虛濕盛型） 形體肥胖，肢軟無力，頭昏頭重，食欲不振，便溏、噁心	首烏決明茶 瓜皮綠茶 奇異果薄荷汁	67 173 233	胃痛 （胃陰虧虛型） 胃脹、灼痛、口燥咽乾、消瘦乏力、口渴不欲飲、大便乾結。	沙麥茶 石斛麥冬茶	101 103
高脂血 （氣滯血瘀型） 胸悶胸痛，痛處固定不移，有時放射到頭、頸、肩背部的刺痛，頭暈頭痛，氣短，心煩不安，舌紫。	紅花綠茶 槐花桃仁茶 山楂槐花茶 山楂決明茶 荷葉山楂槐花茶 陳皮苜蓿茶 芹菜銀杏葉茶 絞股藍銀杏葉茶 葛根山楂茶	121 141 141 151 165 199 223 223 245	胃下垂 飯後明顯上腹不適、飽脹，伴噁心、打嗝、厭食、便祕。	參耆麻胡茶 耆麻茶 乾薑花椒粥	45 49 89
高脂血 （肝腎陰虛型） 形體偏瘦，體倦乏力，腰酸腿軟，頭暈耳鳴，少寐多夢，健忘，遺精盜汗，目澀口乾	女貞首烏茶 枸杞女貞茶 山楂決明紅棗茶 槐花花生葉茶 靈芝黃耆茶 銀杏葉花生葉茶	93 97 133 141 185 223	胃潰瘍 侷限於上腹部的腹痛，進食後疼痛，食後緩解。	蜂蜜茶 白芍棗茶 陳皮綠豆茶 紅花紅棗湯	57 63 131 121
高脂血 （併發冠心病） 胸悶胸痛、困倦	淫羊藿山楂茶	87	胃炎 （肝脾不和型） 泛酸、脅脹、噯氣、灼熱症狀多見，舌質紅，苔黃或白。	三七參朮茶 白朮雞內金粥 香附木香茶 半夏山藥茶 貝母山藥茶	115 153 201 209 215

病症	食療方	頁碼	病症	食療方	頁碼
胃炎 （脾胃陰虛型） 嘈雜、口乾、煩熱、便結	洋參銀耳茶 三七厚朴茶 黃連茱萸茶 香附黃芩茶	47 115 145 201	口臭 口臭不是沒刷牙的緣故，有可能是牙齒病變或腸胃不好。	靈芝五味茶 香附柴胡茶 藿香薄荷茶 藿香紫蘇茶 藿香升麻茶	185 201 229 229 229
胃炎 （脾虛濕阻型） 胃脹、納差、嘔吐、便溏	黃連厚朴茶 藿香豆蔻茶 花椒烏梅茶	145 229 265	扁桃腺炎 咽痛、發燒及咽部不適。	膨大海甘草茶 大冬銀茶	217 217
胃炎 （氣滯血瘀型） 胃痛症狀突出，舌體多瘀斑	三七胡薑茶 三七胡芍茶 枳實黨參茶 陳皮香附茶	115 115 197 199	支氣管炎 臨床上以長期咳嗽、咳痰或伴有喘息及反覆發作為特徵。	蜂蜜梨湯 當歸白芍茶 蟲草五味茶 蟲草蛤蚧茶 百合靈芝茶 百合兩汁茶 佛手丹參茶	57 61 77 77 99 99 205
咽喉炎（急性） 咽部乾癢、灼熱、漸有疼痛，吞嚥時加重，全身可有頭痛、食欲不振、發燒等症狀。	小麥乾薑茶 麥冬六味茶 菊花桔梗雪梨茶 菊花銀花茶	89 101 219 235	氣管炎 氣管炎是由急性支氣管炎未及時治療，經反覆感染，長期刺激所造成。	紅棗蘿蔔茶 首烏芝參茶 淫羊藿杏仁茶 決明紫菜茶 蘆薈蜜茶 靈芝黨參茶 桔梗生薑紅糖茶 荊芥百部茶 桑菊杏仁茶	55 67 87 133 177 185 219 239 243
咽喉炎（慢性） 急性咽喉炎治療不徹底，轉為慢性，咽部不適，乾、癢、脹，分泌物多而灼痛，易乾噁，有異物感，咯之不出，吞之不下。	甘草茶 甘草桔梗茶 蜂蜜蘿蔔汁 石斛綠茶 天冬橘絡茶 膨大海橄欖綠茶 桂枝地黃茶	53 53 57 103 107 217 231	水腫 與肥胖不同，水腫表現為手指按壓皮下組織少的部位時（如小腿前側），有明顯的凹陷。	桂圓薑茶 山楂玉米茶 車前子紅豆茶 黑豆蓮子茶 茯苓芡實茶 芡實荷葉茶	71 151 161 251 253 253
失音 說話時聲調變低、聲音微弱，嚴重時發不出聲音。	石菖蒲膨大海茶 膨大海石菖蒲茶 薄荷大海茶	191 217 233	失眠（肝鬱化火） 多由惱怒煩悶而生，表現為少寐、急躁易怒、目赤口苦、大便乾結。	夏枯草槐花茶 棗仁麥冬茶 柏子仁合歡茶 柏子仁棗仁茶 五味麥冬茶	139 183 187 187 255
口腔潰瘍 口腔黏膜上呈圓形或卵圓形，潰瘍面為凹，周圍充血，可因刺激性食物引發疼痛。	石斛生地黃茶 貝母白芨茶 玄參蓮棗茶	103 215 251	失眠 （痰熱內擾） 不寐、頭重、胸悶、心煩、噯氣、吞酸、不思飲食。	陳皮竹茹茶	199

病症	食療方	頁碼
失眠（陰虛火旺） 心煩不寐、五心煩熱、耳鳴健忘。	桂圓安神茶 鹿茸靈芝茶 靈芝五味子茶 柏子仁茯苓茶	71 75 185 187
失眠（心脾兩虛） 多夢易醒、頭暈目眩、面色萎黃。	紅棗蔥白茶 苦參棗仁湯 靈芝西洋參茶	55 183 185
冠心病 （氣虛血瘀） 常有胸悶或心前區悶痛、心悸氣短、神疲乏力、舌質紫暗或有瘀斑。	雙參山楂酒 洋參三七茶 當歸川參茶 丹參豬心湯 雙參三七茶 三七參胡茶 三七紅參茶 三七川芎茶 川芎加皮茶 加皮丹參茶 佛手山楂茶	43 47 61 113 113 115 115 115 117 167 205
冠心病（陽虛型） 遇寒則痛、心痛徹背、肢冷、動則氣喘、心悸汗出、腰痠乏力、面浮足腫。	鹿茸茶 川芎淫羊藿茶 附子紅參茶	75 117 259
冠心病 （氣陰兩虛） 嗜睡乏力、胸悶心悸、口乾、氣短、不自覺流汗。	川芎參麥茶 冰糖海參湯 海參桂圓茶 桂枝紅參茶	117 193 193 231
脂肪肝 輕度無症狀，中度表現為食欲不振、疲倦乏力、噁心、嘔吐、體重減輕、肝區或右上腹隱痛。	紅花山楂橘皮茶 鬱金多味茶 山楂桃仁茶 陳皮荷葉茶 澤瀉陳皮茶 澤瀉鬱金茶 半夏陳皮茶 柴胡白朮茶 柴胡枳殼茶	121 123 151 165 169 169 209 237 237
中風後遺症 一側感覺障礙，一側肢體障礙，一側視力障礙。	耆芎茶 丹參川芎茶 三七芎蛭茶 川芎麥膝茶	49 113 115 117

病症	食療方	頁碼
月經不調、痛經 （氣血虛型） 月經週期提前、經期延長、月經量少或多、血色淡、質清稀，常伴有精神疲倦、肢體乏力、不自覺流汗，時有頭暈眼花，經期或經期後小腹隱隱作痛。	地黃歸芍茶 黃精參棗茶 黃精煮蛋 天冬養顏茶 天冬紅糖茶 益母香附茶 月季香附茶 小茴香香附糖茶	65 105 105 107 107 119 125 267
閉經（氣滯血瘀型） 月經數月不行、煩躁易怒、胸脇脹滿，小腹脹痛、舌邊紫暗或有瘀點。	香附牛膝茶	201
更年期綜合症 月經變化、面色潮紅、心悸失眠、乏力、憂鬱、多慮、情緒不穩定、注意力難以集中。	銀耳牛膝茶 百合菊花茶 知母雙地茶 知母黃柏茶 棗仁阿膠茶 菊花決明茶	95 99 143 143 183 235
子宮頸炎 白帶增多、黏稠，有時伴有血絲。	益母消炎茶	119
黃褐斑 好發於夏季，女性居多，與日照和飲食有密切關係。	薏米紅棗茶	163
崩漏 婦女非周期性子宮出血，發病急驟、大量出血。	雙膠紅糖茶 棗仁桂圓茶 香附白芍茶	69 183 201
貧血 臉部和唇部無血色、頭暈、乏力、心悸、氣短、精神不好。	參耆歸芍茶 當歸阿膠糖茶 桂圓洋參茶 桂圓紅棗茶 桂圓桑葚茶 鹿茸歸棗茶 黃精當歸茶 丹參黃精茶 桑葚五味茶	45 61 71 71 71 75 105 113 255

病症	食療方	頁碼	病症	食療方	頁碼
月經不調、痛經（氣滯血瘀型） 月經週期延後，月經週期先後不定，月經量少，經色暗紅，或挾有血塊，伴有胸滿悶、小腹脹，或有食欲不振，伴有經期頭痛。	益母紅糖茶 紅花檀香茶 月季當歸酒 月季棗蜜茶 月季玫瑰茶 香附益母草茶 香附月季茶 玫瑰月季茶 佛手川芎茶 荔枝核山楂茶	119 121 125 125 125 201 201 203 205 211	陽痿 有性欲需求時，陰莖不能勃起或勃起不堅，或不能保持性交的足夠時間，因而妨礙性交或不能完成性交。	鹿茸蟲草酒 鹿茸烏龍茶 蟲草酒 蓯蓉首烏茶 茯苓芡實茶 附子紅茶	75 75 77 79 79 159 259
閉經（陰虛血燥型） 經血由少漸至停閉、兩顴潮紅、五心煩熱、午後潮熱、形體瘦削。	麥冬四味茶	101	遺精 不因性交而精液自行泄出。	蓯蓉紅茶 益智綠茶 女貞杞櫻茶	79 83 93
乳房病症 乳房腫脹、乳房腫塊、乳腺炎、乳腺增生。	金銀花蒲公英茶 神曲麥茶 玫瑰菊花茶 海藻消瘀茶 薄荷棗仁茶	129 149 203 225 233	睪丸腫痛 性衝動引起陰莖充血而不能及時消除，易導致睪丸脹痛。	荔枝核橘核茶 海藻海帶茶 海帶小茴香茶	211 225 267
習慣性流產 2次或以上自然流產。	桑寄生杜仲茶	241	安神 神志不安主要與心、肝有密切關係，安神重在養心、養肝。	參棗茶 山藥小麥 麥棗茶 當歸桂圓粥 地黃麥冬藕茶 桂圓人參茶 淫羊藿靈芝茶 百合麥冬粥 茯苓糕 棗仁豬肝湯 棗仁養心粥 靈芝蓮心瘦肉湯 靈芝銀耳羹 柏子仁粥 玄參柏子茶 銀魚厚蛋捲 石菖蒲龍齒茶 桂枝甘草糯米粥 人參五味粥	45 51 55 61 65 71 87 101 159 183 183 185 185 187 187 189 191 231 255
產後病症 發燒、身痛、失眠、小便不通、小腹刺痛。	紅棗歸耆湯 玉米鬚冬瓜皮茶 棗仁當歸茶 荔枝核香附茶	55 171 183 211 263			
疝氣 人體組織或器官的一部分離開原所在部位，通過人體間隙、缺損或薄弱部位進入另一部位。	荔枝核高良薑茶 小茴香荔枝核茶	211 267			
濕疹 炎症性皮膚病，對稱分布、劇烈瘙癢反覆發作。	月季石膏蜜茶 黃連蜜茶 枸杞薏米茶 玉米鬚荸薺湯	125 145 163 171	提神 一些中藥具有興奮神經中樞的作用，可用來振奮精神。	耆參芝棗茶 骨脂綠茶 黑芝麻茯苓粥	49 85 159
青春痘 由於毛囊及皮脂腺阻塞、發炎所引發的一種皮膚病。	枳實大黃茶 玫瑰槐花茶 枇杷綠豆湯	197 203 221	緩解疲勞 疲勞常因氣血不足所引起，應該用一些補氣養血的中藥調理。	鹿茸陳皮茶 石斛枸杞茶 清口薄荷	75 103 233

病症	食療方	頁碼	病症	食療方	頁碼
補肝腎 肝藏血，腎藏精，精血同生，故肝和腎相互滋養肝虛，則眼睛乾澀、視物昏花腎虛，則耳鳴、腰膝痠軟。	洋參枸杞粥 玫瑰普洱蜜茶 白芍熟地茶 阿膠杞地茶 蟲草人參酒 杜仲核桃茶 益智燉豬腰 乾薑炒豬腰 女貞芝麻瘦肉湯 女貞桂圓瘦肉湯 女貞杞地茶 枸杞燉羊肝 百合枸杞粥 三七芎麻茶 合歡茯苓湯 海參瘦肉湯 荔枝紅棗湯 柴胡豬肝湯 白果雞丁 香菇蓮子豆腐 荔枝蓮子燉山藥 桂圓蓮實粥 丁香鴨	47 57 63 69 77 81 83 89 93 93 93 97 99 115 189 193 211 237 249 251 251 253 261	降脂 一些中藥具有降血脂作用，是減肥瘦身者的首選	首烏決明茶 三七綠茶 夏枯草絲瓜絡茶 綠豆槐花荷葉粥 山楂肉丁 荷葉玉米鬚粥 玉米鬚豆腐湯 綠花椰菜燴海鮮 山楂陳皮茶 芹菜銀杏海帶湯 芹菜銀杏粥 白蘿蔔炒肉絲	67 115 139 141 151 171 171 193 199 223 223 265
			理氣 氣滯者常表現為悶、脹、痛，氣逆者常表現為嘔噁、打嗝或喘息，很多有理氣作用的中藥可緩解上述症狀。	月季花粥 夏枯草紅糖粥 合歡皮燉母雞 實明黃糕 枳實粥 香附豆腐湯 香附雞 陳皮香附蒸乳鴿 玫瑰玻璃肉 山藥佛手粥 韭菜炒佛手 荔枝核蜜茶	125 139 189 197 197 201 201 201 203 205 205 211
消食 一些中藥有消化食積的作用，是消化不良、食積胃脹者的福音。	神曲炒肉 神曲燉雞 山楂銀耳羹 雞內金麥芽茶 內金粉粥 麥芽雞湯 生麥芽陳皮粥 茴香豆 茴香米粥	149 149 151 153 153 155 199 267 267			
			涼血 血熱導致人體發燥，火氣大，使人發熱，出現出血症狀，這種情況下需涼血。	板藍根炒絲瓜 槐花燉排骨 粉蒸槐花 椒油藕片	135 141 141 265
消腫 體內水、濕無法導出，則表現為全身臃腫，很多具有利尿袪濕作用的中藥可消除此症狀	紅豆鯽魚湯 五加皮粥 澤瀉粥 冬瓜皮蒸鯉魚 冬瓜湯 刀豆燉肉 豆腐枇杷葉湯	161 167 169 173 173 207 221	明目 明目重在養肝，可食用一些對肝有益的藥膳	枸杞菊花茶 百合金菊茶 決明子雞肝 黃連燉羊肝 枸杞菊花燉排骨 桑菊茶	97 99 133 145 235 243
止嘔 若嘔吐症狀嚴重，機體會出現脫水症狀，需要用藥止嘔。	乾薑紅糖茶 半夏山藥粥 藿香粥	89 209 229	排毒 藥膳中加入一些有泄瀉作用的中藥，則可將身體毒素排出體外	蜂蜜柚子茶 女貞蓯蓉茶 金銀花大黃茶 決明烏龍茶 羅漢果雞湯 澤瀉茯苓雞 油燜枳實蘿蔔 海藻總匯湯	57 93 129 133 137 169 197 225

中藥功效速查表

中藥名	抗腫瘤	擴張冠狀動脈	抗心肌缺血	抗心律失常	抗動脈粥狀硬化	降血壓	抗血栓	調節血脂	降血糖	鎮靜催眠	提高記憶力	止咳化痰	促進消化	增強免疫功能	增強機體耐受能力	延緩衰老	頁碼
人參	√		√	√	√			√			√		√	√	√	√	42
黨參	√		√	√	√						√			√	√	√	44
西洋參	√		√		√		√	√	√		√			√	√		46
黃耆	√	√	√	√		√	√	√	√		√			√			48
山藥	√		√		√	√		√	√				√	√	√	√	50
甘草	√		√	√				√	√	√	√		√	√			52
紅棗	√		√											√	√	√	54
蜂蜜		√			√	√	√	√	√				√	√		√	56
白朮	√							√	√					√		√	58
太子參														√	√		59
當歸	√	√	√	√	√		√	√						√		√	60
白芍	√	√	√				√		√					√		√	62
熟地黃	√		√			√		√	√	√				√			64
何首烏	√		√		√			√	√					√		√	66
阿膠	√		√											√		√	68
桂圓肉			√					√			√			√		√	70
桑葚	√		√					√	√		√	√	√	√		√	72
木耳	√		√				√	√						√			73
鹿茸			√	√										√			74
冬蟲夏草	√	√	√	√	√			√	√	√				√			76
肉蓯蓉	√		√	√		√	√		√					√			78
杜仲	√					√								√			80
益智仁	√								√					√			82
補骨脂	√													√			84
淫羊藿	√					√								√	√	√	86
乾薑													√				88
蛤蚧	√													√			90
海馬														√			91
女貞子								√						√			92
銀耳									√			√	√				94
枸杞	√				√			√	√		√					√	96

中藥名	抗腫瘤	擴張冠狀動脈	抗心肌缺血	抗心律失常	抗動脈粥狀硬化	降血壓	抗血栓	調節血脂	降血糖	鎮靜催眠	提高記憶力	止咳化痰	促進消化	增強免疫功能	增強機體耐受能力	延緩衰老	頁碼
百合	√											√		√	√	√	98
麥冬	√		√	√					√			√		√	√	√	100
石斛	√								√			√	√	√			102
黃精	√				√			√						√			104
天冬	√								√			√		√		√	106
玉竹	√								√			√		√			108
黑芝麻	√										√						109
丹參	√		√		√	√	√	√			√						112
三七	√			√			√			√	√						114
川芎	√						√										116
益母草	√				√		√							√			118
紅花	√	√			√		√							√			120
鬱金	√				√		√	√						√			122
月季花	√				√									√	√		124
毛冬青		√															126
蘇木	√				√												127
金銀花	√						√							√	√		128
綠豆	√													√		√	130
決明子	√					√			√					√			132
板藍根	√													√			134
羅漢果	√													√			136
夏枯草	√					√								√		√	138
槐花	√					√			√					√			140
知母	√								√					√			142
黃連	√	√						√	√					√			144
魚腥草	√													√			146
穿心蓮	√				√									√			147
神曲													√				148
山楂	√	√	√	√			√						√				150
雞內金									√				√				152
麥芽	√												√	√	√	√	154

中藥名	抗腫瘤	擴張冠狀動脈	抗心肌缺血	抗心律失常	抗動脈粥狀硬化	降血壓	抗血栓	調節血脂	降血糖	鎮靜催眠	提高記憶力	止咳化痰	促進消化	增強免疫功能	增強機體耐受能力	延緩衰老	頁碼
穀芽													√				156
檳榔													√				157
茯苓	√		√						√	√				√	√	√	158
紅豆	√													√	√		160
薏米	√													√	√		162
荷葉														√		√	164
五加皮	√													√	√		166
澤瀉					√			√	√								168
玉米鬚	√								√					√	√		170
冬瓜皮	√													√	√	√	172
車前子	√													√			174
蘆薈	√									√			√	√	√	√	176
淡竹葉	√													√			178
番瀉葉																	179
酸棗仁	√						√			√			√	√	√	√	182
靈芝	√							√		√	√			√	√	√	184
柏子仁	√						√			√				√	√		186
合歡皮	√									√				√	√		188
石菖蒲	√									√				√	√		190
海參	√						√			√	√			√	√		192
遠志	√									√	√			√	√		194
夜交藤	√							√						√			195
枳實							√						√				196
陳皮	√						√						√	√			198
香附	√						√					√	√				200
玫瑰花	√						√						√				202
佛手	√	√		√			√						√				204
刀豆	√										√		√				206
半夏	√					√	√					√		√			208
荔枝核	√						√							√			210
竹茹	√						√							√		√	212
檀香							√									√	213

中藥名	抗腫瘤	擴張冠狀動脈	抗心肌缺血	抗心律失常	抗動脈粥狀硬化	降血壓	抗血栓	調節血脂	降血糖	鎮靜催眠	提高記憶力	止咳化痰	促進消化	增強免疫功能	增強機體耐受能力	延緩衰老	頁碼
貝母	√									√		√		√			214
膨大海												√					216
桔梗	√									√		√		√	√		218
枇杷葉	√									√		√		√			220
銀杏葉	√				√			√			√	√		√	√	√	222
海藻	√										√	√		√	√	√	224
紫蘇子	√							√				√		√			226
苦杏仁	√											√		√			227
藿香	√													√			228
桂枝	√									√				√			230
薄荷	√													√	√		232
菊花	√					√								√	√	√	234
柴胡	√					√		√	√	√				√			236
荊芥	√													√			238
桑寄生	√			√	√				√					√			240
桑葉	√							√						√		√	242
葛根	√					√			√					√	√	√	244
牛蒡子	√													√			246
苦丁茶	√							√						√			247
白果	√										√			√			248
蓮子						√				√						√	250
芡實									√								252
五味子	√					√			√					√		√	254
覆盆子	√													√			256
石榴皮	√													√			257
附子	√		√	√					√	√			√	√			258
丁香	√												√	√			260
肉桂									√	√			√	√		√	262
花椒	√													√			264
小茴香	√												√	√			266
胡椒	√									√			√	√	√		268
大料	√												√	√	√		269

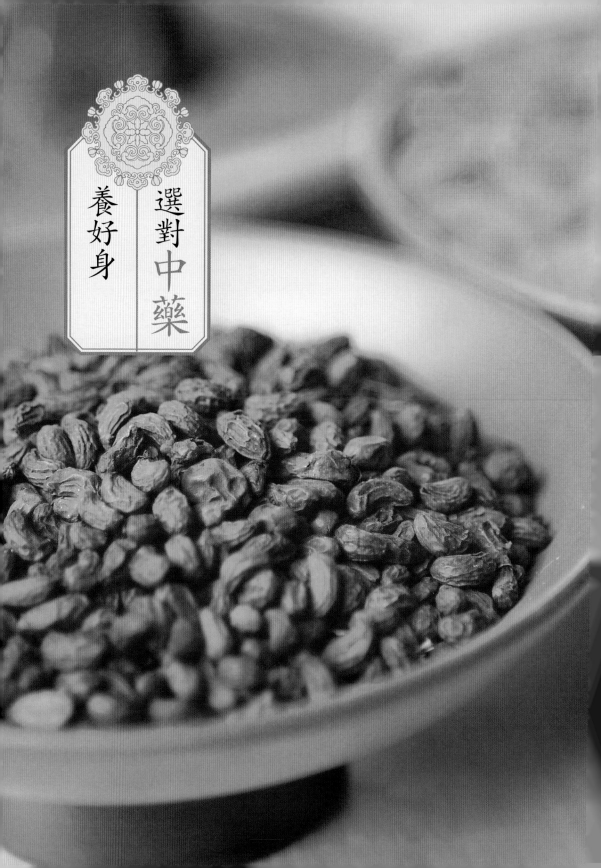

選對中藥　養好身

第一章

選對中藥好進補

近代名醫秦伯未有言：「中藥非單純補劑，乃包含救偏卻病之義」，意指選用中藥進補也要辨明體質、症狀，對症下藥，達到補治結合、綜合調理的效果。本章將引領您進入中藥的知識殿堂，為您開啟通向養生的大門。

中藥，養生保健好選擇

運用中藥來養生，源於上古先民為抗禦嚴酷的自然環境、調整體力、預防和治療疾病的需求。在長期生活實踐中，我們的先民不斷總結經驗，從神農嘗百草開始，到最終提升為一門學科——中醫養生學。中醫學的發展過程一再證實，中藥不但是大自然的恩賜，更是養生治病的不二法門，如能準確靈活地運用，服用中藥來調理身體，可達到保健延年、健康養生的功效。

【中藥養生歌】

在民間廣為流傳一則中藥養生歌，從側面反映了中藥良好的養生保健功效。

中藥養生自古傳，枸杞補身還童年。
五味提神又保肝，健脾益氣用淮山。
當歸補血又通脈，人參扶元把氣轉。
白朮利濕脾胃健，八仙長壽熟地填。
返老還童黃精見，首烏黑髮又延年。
滋補肝腎用川斷，靈芝能把壽命延。
澤瀉能把血脂減，菊花明目治頭眼。
紅花丹參滯血散，三七活血能擴冠。
女貞能把真陰還，麥冬生津除虛煩。
山楂降脂血壓減，毛冬冠心腦血栓。
頭痛天麻與蜜環，杜仲強筋腰骨健。
阿膠正血補血源，有刺五加扶正堅。
青木香降血壓顯，茯苓利水治失眠。
養生之經記心間，抗衰防老壽延年。

【藥與食的完美結合】

相對西藥而言，中藥更講究一個調理的作用，「慢養」才能去病根，治標又治本。而中藥食療藥膳，更是中國傳統醫學與美食的完美結合，一碗粥、一勺湯、一道菜，只要加入了適當的中藥材，就成了滋補身體的藥膳，效果尤甚於單一的食補，健康與美味可以兼得。

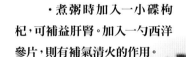

·煮粥時加入一小碟枸杞，可補益肝腎。加入一勺西洋參片，則有補氣清火的作用。

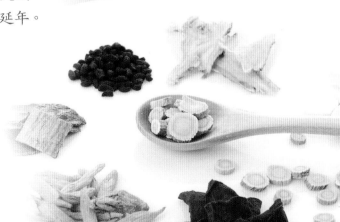

【四季養生選對藥】

春季養陽護肝	春季自然界陽氣升發，萬物生機盎然，養生者就應該保護體內陽氣，應選用溫養陽氣的中藥，如西洋參、山藥、黃耆等。仲春時節，肝氣隨萬物升發，而偏於亢盛，可適當進食紅棗、蜂蜜、山藥之類滋補脾胃的中藥，多飲花茶以疏肝理氣。
夏季涼補養心	夏季陽氣充盈，人也容易浮躁，應選用涼補中藥，如麥冬、薏米、蓮子等。夏季心臟功能旺盛，很多涼補中藥都帶苦味，可消暑解悶。
秋季潤燥養肺	秋季氣候乾燥，可選用百合、銀耳、桂圓、紅棗等，調補脾胃、滋養肺部、益氣養血。 滋補津液是重點，可服用人參、沙參、麥冬、冬蟲夏草、核桃仁、杏仁、川貝、膨大海等益氣滋陰、潤肺化痰的中藥來保養。若容易發燥病，則用生地黃、百合、黨參、麥冬、甘草來預防。
冬季滋陰養腎	冬季滋補是中國人的一種傳統習俗，選用一些補益中藥有利於身體的保健，如人參、當歸、黃耆等。冬季是個養腎的季節，何首烏、黑芝麻等都有滋補腎陰、補益氣血的作用。冬季也不可盲目滋補，如身體功能偏於興奮、代謝旺盛者，亂補會導致陽氣過盛，對健康不利，口舌乾燥、面頰潮紅、手足心熱者也切忌亂補。

性味歸經學問大

中藥與西藥不同，具有三個特點，即性、味、歸經，就是說每味中藥都有其屬性、味道和歸經。

【中藥之「四性」】

中國最早的藥學專著《神農本草經》中即指出「藥有寒、熱、溫、涼四性」，「療寒以熱藥，療熱以寒藥」，指出了以病證寒熱作為用藥依據的基本治療原則。中藥中的寒涼與溫熱是絕對不同的兩類藥性，而寒與涼、溫與熱只是程度上的差異，寒性較小的即為涼性，熱性較小的即為溫性。其實，除了寒、涼、溫、熱四性之外，還有平性，即寒熱之性較不明顯，作用比較平和，既可用於熱證，又可用於寒證。

【中藥有「五味」】

實際上中藥的味道不止五種，有些中藥具有淡味和澀味，但「五味」是中藥最基本的五種味道。

五味入五臟：酸入肝，甘入脾，苦入心，辛入肺，鹹入腎。

肝虛血枯者，喜酸味，因酸能補肝；脾虛者，喜甘甜的味道，因甘能補脾；心火重者，喜苦味，因苦能瀉火；肺虛有寒者，喜辛味，因辛能祛寒；腎虛者，喜鹹味，因鹹味能滋養腎。

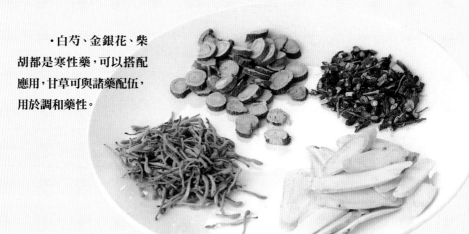

·白芍、金銀花、柴胡都是寒性藥，可以搭配應用，甘草可與諸藥配伍，用於調和藥性。

味道	功效	中藥舉例
酸（澀）味藥	有收斂、固澀的作用，能生津開胃、收斂止汗，多用於治療虛汗、泄瀉等症。	五味子、蓮子、石榴皮等。
甘味藥	有補益、緩急等作用，一般為治療虛證的滋補強壯藥。	黨參、熟地黃、甘草等。
苦味藥	有瀉火、清心、祛濕的作用，一般治療濕熱內積等裡證。	蓮子心、苦丁茶、陳皮等。
辛味藥	有發散、行氣、活血的作用，一般治療外感風寒等表證。	薄荷、胡椒、小茴香等。
鹹味藥	有瀉下、疏散作用，多用於治療痰核①、熱結便祕等。	杜仲、海藻等。

【歸經起藥效】

歸有歸屬的意思，經是人體經絡的概稱，中藥歸經表示的是中藥的性味可進入人體經絡，從而產生作用。人體有十二經脈，對應五臟六腑，一種中藥一般對一個或幾個部位起作用，也就是一種藥材有一個或幾個歸經。

中醫的經絡和臟腑與西醫的器官系統是完全不同的概念。中醫的「心」不等同於西醫的「心臟」，「肝」不等同於西醫的「肝臟」。

肝臟的主要功能是調節氣血，肝臟功能正常則氣血調和，肝氣鬱結則乳房和腹部脹痛、經常嘆氣、食欲不振，肝鬱化火、肝陽上亢則頭暈目眩、易躁怒、面紅目赤等，故肝與消化功能關係密切，在情志上與「怒」相聯繫。由此可見，在中醫學中，肝的生理功能包括現代醫學的循環、消化、神經、內分泌等系統的部分功能。

了解中藥的歸經，有助於提高用藥的準確性。如治療各種原因的喘症，苦杏仁歸肺經，能宣降肺氣而平喘，治療肺氣上逆引起的喘咳。

注①痰核：指皮下腫起如核的結塊，多由濕痰流聚而成，結塊多少不一，不紅不腫，不硬不痛，用手觸摸，如同果核狀軟滑而能移動，一般不會化膿潰破。

中藥配伍有講究

中醫開藥叫「開方子」，因為中藥講究配伍，講究藥性的整體效應，而不是某種成分的單打獨鬥。中藥配伍是有規矩的，不能亂來。比如說有人咳嗽了，就把中藥裡能治咳嗽的藥都用上，這樣不僅治不好病，還會延誤病情。

【君臣佐使，搭配有道】

講到中藥，常會提到方劑，所謂方劑，是指依據病情需要，在辨證的基礎上，選用適當的藥材，酌定適當的劑量和劑型的藥方。方劑的組成，既非簡單藥材的堆砌，也不是簡單藥效的相加，而是有一定原則的，方劑的使用原則是「君、臣、佐、使」。

「君」為方劑的主藥。「臣」為輔助藥，幫助主藥，增進主藥的效果。「佐」用來協助主藥作用，或治療次要兼證，或減除主藥的副作用。「使」引導各藥到達疾病部位或調和各藥的藥性。用藥如用兵，遵循「君臣佐使」開方子，使不同藥材的使用分出主次，相互制約又相互補充協調，形成一股強大的藥力，去攻克疾病的堡壘。

【中藥「十八反」】

有的中藥共用會產生副作用，對人體造成損害，所以不能相互配伍應用。《神農本草經》將這些不宜配伍的中藥編成了「十八反」歌訣：『本草明言十八反，半蔞貝蘞芨攻烏，藻戟遂芫俱戰草，諸參辛芍反藜蘆。』

「十八反」歌訣的意思是：半夏、瓜蔞、貝母、白蘞、白芨等中藥反烏頭；海藻、大戟、甘遂、芫花等中藥反甘草；人參、丹參、玄參、沙參、細辛、芍藥等中藥反藜蘆。

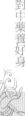

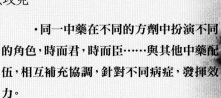

·同一中藥在不同的方劑中扮演不同的角色，時而君，時而臣……與其他中藥配伍，相互補充協調，針對不同病症，發揮效力。

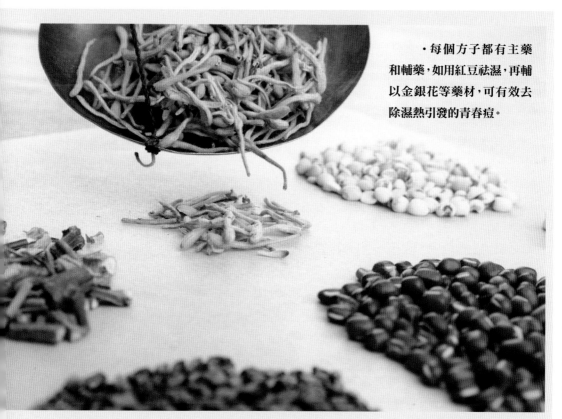

・每個方子都有主藥和輔藥，如用紅豆祛濕，再輔以金銀花等藥材，可有效去除濕熱引發的青春痘。

【中藥「十九畏」】

　　十九畏，也是某幾種中藥共用會產生副作用，十九畏最早見於明朝劉純《醫經小學》，列述了九組十九味相反藥。

十九畏歌訣

硫黃原是火中精，朴硝一見便相爭；

水銀莫與砒霜見，狼毒最怕密陀僧；

巴豆性烈最為上，偏與牽牛不順情；

丁香莫與鬱金見，牙硝難合荊三稜；

川烏草烏不順犀，人參最怕五靈脂；

官桂善能調冷氣，若逢石脂便相欺；

大凡修合看順逆，炮爁炙熔莫相依。

　　歌訣的意思是：硫黃與朴硝，水銀與砒霜，狼毒與密陀僧，巴豆與牽牛，丁香與鬱金，牙硝與三稜，川烏、草烏與犀角，人參與五靈脂，官桂與石脂，均不能相互配伍應用，使用過程中要特別注意。

中藥養生因人而異

中藥養生保健，主要適用於身體處於亞健康或疾病狀態，以及用精神、飲食、運動等養生保健法難以迅速取得療效的人，不適合兒童和青少年。中醫學認為，兒童和少年正處於生長發育時期，應按照人體正常規律成長，如服用過多補益藥，有如揠苗助長，非但無益，反而有害。青壯年時期血氣方剛、身體強壯，除非某些原因引起身體虛弱，可以在中醫師指導下酌情服用補益藥，否則也沒必要用中藥來養生。

除了上述情況，中藥養生很關鍵的一點是要「辨體施藥」。根據中醫理論，人的體質因遺傳、生活環境、飲食、生活習慣等有所不同，在生理、病理、心理上會有不同的表現，如陰虛、陽虛、陰盛陽衰、氣血兩虛等。中藥的屬性分寒、涼、溫、熱，選擇藥膳應根據藥材的屬性和功用，如體質陽虛型，使用具有清熱瀉火的藥膳，則會使原有的症狀進一步加重。故製作和食用藥膳，其中最重要的一點就是根據不同體質特點選擇中藥。

體質類型	表現	適宜中藥
氣虛體質	食欲不振，臉色蒼白，講話聲音低弱，容易氣喘吁吁，易出虛汗。	有補氣作用的人參、黃耆、山藥、白朮等。
陽虛體質	手腳發涼，腹部、腰部、膝關節怕冷，不耐寒，喜歡吃熱燙的食物，不愛吃涼的，精神不振，睡眠較多。	有補陽作用的鹿茸、冬蟲夏草、肉蓯蓉等。
陰虛體質	手腳心發熱，皮膚乾燥，眼睛乾澀，面色發紅，喜歡吃涼的食物，經常大便乾結、便祕，容易失眠。	有補陰作用的女貞子、銀耳、枸杞、百合、麥冬等。

體質類型	表現	適宜中藥
血虛體質	易出現目眩、心慌、失眠多夢，勞累易頭痛，怕冷不怕熱，手足麻木，冬季皮膚乾燥瘙癢，指甲淡白變軟、易裂，易便祕，面色淡白或萎黃，唇舌淡白，女性月經減少或延遲。	有補血作用的當歸、白芍、阿膠、桂圓肉、桑葚、木耳等。
痰濕體質	面部皮膚多油脂，面色暗黃，舌苔厚，痰多，容易困倦，還易關節痠痛、腸胃不適，不適應潮濕的環境。	具祛痰利濕作用的茯苓、薏米、冬瓜皮、荷葉等。
濕熱體質	面部和鼻尖總是油油的，易生痤瘡、粉刺，常感到嘴裡乾、苦或有異味，身體一些部位易出現濕熱。	有清熱去濕作用的枇杷葉、金銀花、川貝母等。
血瘀體質	皮膚粗糙、容易出現瘀青，臉色、口唇暗淡，常有「熊貓眼」，女子多有痛經症狀。	有活血化瘀作用的丹參、三七、益母草、紅花等。
氣鬱體質	常感到情緒低沉，容易受驚嚇，焦慮不安，常無緣無故嘆氣，容易失眠、健忘。	有舒肝理氣作用的枳實、檀香、陳皮、玫瑰花等。
特稟體質	常見有遺傳性疾病、胎傳性疾病以及過敏體質等特殊情形，如容易對花粉過敏，容易患哮喘，皮膚一抓就紅等。	有益氣固表作用的黃耆、白朮、荊芥等。

藥食同源吃對最關鍵

許多食物即藥材，它們之間並無絕對的分界線，中藥與食物是同時起源的，隨著經驗的累積，藥食才開始分化。唐朝時期的《黃帝內經太素》一書中寫道：「空腹食之為食物，患者食之為藥物」，表現出「藥食同源」的思想。

中藥的治療藥效強，也就是人們常說的「藥勁大」。用藥正確時，效果突出；用藥不當時，容易出現較明顯的副作用。而食物的治療效果不及中藥那樣突出和迅速，配食不當，也不至於立刻產生不良的結果。

但不可忽視的是，藥材雖然作用強，但一般不會經常吃，食物雖然作用弱，但天天都離不了。中醫以辨證論治理論為指導，將中藥與食物搭配，或製作簡單的藥茶，或加入調味料，製成色、香、味、形俱佳的藥膳食療，因其膳中有藥，兼具營養保健、防病治病的多重功效。

【 藥食選用學問大 】

古代醫學家將中藥的「四性」、「五味」理論運用到食物之中，認為每種食物也具有「四性」、「五味」，因而藥膳的應用也講究「辨證用膳」、「因人用膳」、「順應天時」和「因地制宜」。此外，飲食有節是中醫養生保健的一個重要原則，藥膳食療更應適量和節制，不可貪多或和急於求成，少量長期食用，才是藥膳調理體質的優勢所在。

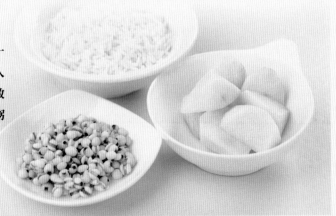

·薏米是常用的中藥，又是家常食物，有利水消腫、健脾祛濕等功效。薏米又是一種美容食品，常食可以保持人體皮膚光澤細膩，有祛斑的效果。薏米與山藥、米同煮成粥可補中益氣、滋陰補腎。

辨證用膳

中醫講究辨證施治，製作藥膳時也應當在辨證的基礎上選料配伍。如高血壓有四種症型，肝陽上亢型、肝腎陰虛型、腎陽虛衰型、氣滯血瘀型，應分別選用對症的中藥和食物配伍，而不是一個方子打天下。

因人用膳

人的「年齡」和「體質」各有不同，使用藥膳時也應有所差異。老人多肝腎不足，用藥不宜溫燥。孕婦怕動了胎氣，不宜用活血滑利、大寒大熱的中藥。血虛體質者要多選用補血藥，血瘀體質者要多選用活血化瘀的中藥等。

順應天時

一天有十二個時辰，配合人體的十二條經脈，恰好是一條經脈對應一個臟腑，人體臟腑氣血的運行和自然界的各種變化密切相關，故中醫學提倡「順應天時」而養生。中醫古籍《素問·六元正紀大論》有言：「用寒遠寒，用熱遠熱」，指的是採用性質寒涼的藥材時應避開寒冷的冬天，採用性質溫熱的藥材時應避開炎熱的夏天，這也是在選用中藥時值得注意的。

因地制宜

世界地大物博，不同的地域，水土、氣候、生活習慣都會有一定差異，造成人體生理和病理上也有所不同。這和我們常說的人換了地方以後會「水土不服」有相似之處。有的地區氣候潮濕，飲食多溫燥辛辣，四川地區就是個典型的例子。廣東氣候炎熱，飲食多清涼甘淡。選用中藥製作藥膳時，也要遵循這個原理。

【藥膳配伍有宜忌】

不僅藥材之間講究配伍，藥材和食物也要適宜地搭配，搭配得好有助於藥效的發揮，搭配不好則會減弱藥效，甚至引起中毒反應。比如川貝母和雪梨，一個祛痰止咳，一個潤肺祛燥，兩者搭配食用，功效相加，相互助益，是止咳化痰的良方。又如人參和白蘿蔔，一個補氣，一個破氣，兩者搭配食用，功效相抵。

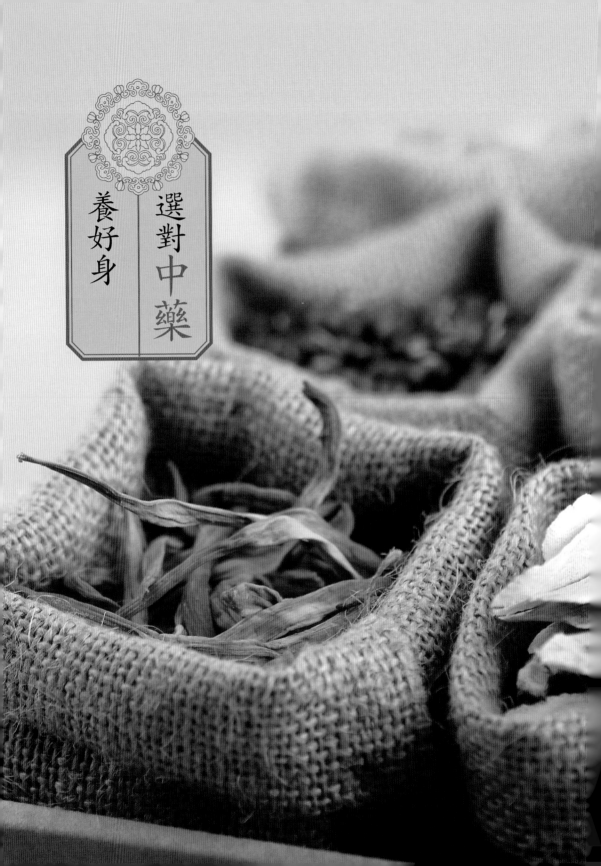

選對中藥　養好身

第二章

補益最佳的38味中藥

中醫將體質虛弱稱體虛，把慢性疾病的虛弱稱虛證，並將虛弱分為氣虛、血虛、陰虛、陽虛四種類型。體虛需進補，進補要視個人體質而定，用藥的量還應控制在合理的範圍內。

用對補益藥就可補血、補氣、補陰、補陽，將身體調養到一個均衡的狀態，也不會輕易得病了。

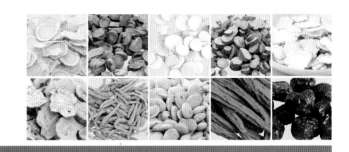

補氣

又稱益氣，可預防和治療精神萎靡、疲倦無力、食欲不振、消化不良。

人參 ——補氣之最

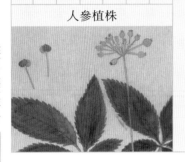

人參植株

【性味】味甘、微苦，性微溫

【歸經】歸脾、肺、心經

【功效】有大補元氣，補脾益肺，生津止渴，安神益智的功效，被尊為「補氣第一聖藥」。

【本草成分】

人參含有人參皂苷的功能性成分，對中樞神經、血糖、血壓和血管的收縮和擴張都有調節作用，並可改善記憶力、消除疲勞、提高心肌收縮能力、增強免疫力。

【這樣用最養生】

人參以含服效果最佳，待無參味時嚼服。也可將人參切成薄片，用開水沖泡，當茶飲用，待多次沖泡參味變淡後，將參渣嚼服。

⊙ 體質虛弱

人參適宜小量長期服用，一般每天1～2克。體質虛弱較嚴重者，可適當增加用量，但也不可超過3克。如希望加大用量，需遵照中醫師指導。

⊙ 脾胃虛弱

中醫著名方劑「四君子湯」可治脾胃虛弱導致的胃脹。用的是紅參5克，炒白朮10克，茯苓10克，炙甘草6克，生薑3片，紅棗5枚，水煎服用。

【服用禁忌】

當罹患急性病或發熱時不可服用人參，相當於火上澆油。個別對人參不能耐受或過敏者不可服用。高血壓患者要慎用人參，人參會使血壓升高。服用人參時要忌蘿蔔、濃茶，以免減弱人參的作用，蘿蔔的下氣功效會降低人參的補氣作用，茶葉含有咖啡因等物質，與人參同用，很容易導致失眠。

❧ | 治病小驗方 | ❧

糖尿病（氣陰兩虛型） 二冬湯	人參、甘草各1.5克，天冬、麥冬各6克，花粉、黃芩、知母各3克，荷葉3克。水煎服，每日一劑。
冠心病（氣虛血瘀型） 雙參山楂酒	人參10克，丹參30克，山楂30克，白酒750cc。將人參、丹參和山楂洗淨，切片，放入白酒中，密封浸泡30天即成。每日早晚各服15cc。
咳嗽（風寒型） 人參定喘湯	人參25克，陳皮（去白）12.5克，甘草12.5克，炒杏仁（去皮尖）25克，木香7.5克。用水濃煎至湯稠，飯後服用，每次服15克。

❧ | 養生方 | ❧

增強免疫力 參枸耆棗茶	生曬參5克，枸杞10克，黃耆20克，紅棗10枚。水煎當茶飲。
益氣生津 五味冬參茶	人參9克，麥冬9克，五味子6克。水煎當茶飲。適用於溫熱、暑熱耗氣傷陰引起的神疲乏力、氣短懶言、咽乾口渴或久咳肺虛、氣陰兩虛等證。
補氣養血 人參桂圓粥	人參3克，桂圓肉20克，米100克。同煮為粥，每日早晚各服一次，連服1週，適用於氣血兩虛證者食用。
健脾益氣 人參粥	人參末3克，米60克，共煮成粥，適合脾氣不足者食用。
補氣安神 人參豬心湯	人參5克，玉竹15克，五味子10克，豬心100克。將藥材裝入豬心中，煮熟，去掉玉竹、五味子，吃豬心和人參，喝湯，適用於心氣虛損、驚悸怔神、自汗失眠。

人參紅棗茶

原料：人參5克，紅棗10枚，紅茶5克。

作法：用水煎成人參紅棗茶，每日當茶飲。

適用人群：適合氣血不足的女性和老年人，有很好的補益效果。

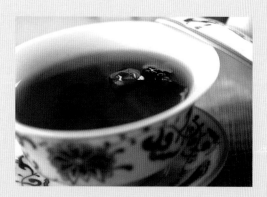

黨參
——補中益氣養肝血

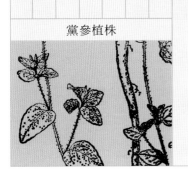

黨參植株

【性味】味甘，性平

【歸經】歸脾、肺經

【功效】有補中益氣、生津養血的功效，特別適合老年人脾肺虛弱、心悸氣短、食欲不振、大便溏瀉等症。

【本草成分】

　　黨參含有固醇、皂苷等功能性成分，可增強記憶力、安眠、提高機體耐受力和免疫力、改善心功能、抗潰瘍和促進機體造血功能等。

【這樣用最養生】

　　黨參治療用量為每日10～30克，養生保健用量為每日5～10克。

⊙ 食欲不佳

　　中老年氣虛，有食欲不佳、疲倦乏力、大便溏瀉等症狀者，每日服用黨參10克。將黨參洗淨後蒸1小時，冷卻後質地柔軟時切為薄片，每日早晚嚼服5克。也可用開水浸泡黨參片，當茶飲用，對消化不良、慢性胃炎、十二指腸潰瘍等有輔助治療效果。

⊙ 身體虛弱

　　大病或久病後身體虛弱、體倦乏力、食欲不佳、心悸氣短等症狀者，每日用黨參10克，枸杞10克，山藥30克，桂圓肉10克，紅棗10枚，米100克，同煮成粥，每日晚飯時食用。有益氣養血、滋陰補虛的功效。

【服用禁忌】

　　外感風寒、暑熱的疾病不可用黨參，會加重症狀。

　　黨參與蘿蔔、濃茶避免同時食用。黨參補氣，蘿蔔下氣，功效相反。茶葉含有咖啡因等物質，若與黨參同用，容易使中樞神經興奮，導致失眠。

　　黨參與藜蘆藥性相反，也不可配伍使用。

治病小驗方

胃下垂 參耆麻胡茶	黨參20克，黃耆30克，升麻5克，柴胡5克，生薑5片，紅棗10枚。用清水煎煮2次，每次半小時。將2次藥汁合併，分為3份，每日早中晚各服1次。
貧血 參耆歸芍茶	黨參10克，黃耆20克，當歸10克，白芍10克，熟地黃15克，生薑1克，紅棗7枚。用清水煎煮2次，合併藥汁，分為2份，早晚服用。
厭食症 參藥粥	黨參10克，山藥30克，薏米30克，紅棗10枚，米100克。煮粥食用。
前列腺增生 參耆燉母雞	黨參10克，黃耆10克，當歸10克，山藥15克，老母雞1隻。用紗布包裹藥材塞入洗乾淨的母雞肚中，將母雞放入鍋中，最好用砂鍋，加清水沒過雞身，大火煮開10分鐘，小火慢燉半小時，起鍋時加鹽調味。

養生方

增強記憶力 參芝桂棗茶	黨參10克，靈芝5克，桂圓肉5克，紅棗10枚。水煎當茶飲。
提高免疫力 參耆朮棗茶	黨參10克，炙黃耆10克，白朮5克，紅棗5枚。水煎當茶飲。
防感冒、解困乏 參耆茶	黨參20克，黃耆10～15克。用水煮10分鐘，當茶飲。
益氣安神 參棗茶	黨參10克，紅棗20枚。用清水煎煮2次，每次40分鐘，合併藥汁後當茶飲。
健脾益氣 參藥棗粥	黨參10克，山藥30克，薏米30克，紅棗10枚，米100克。煮粥食用。
益氣養血 黨參燉仔雞	黨參10克，當歸5克，紅棗10枚，童子雞1隻。童子雞去毛、洗淨、切塊，沸水煮3～5分鐘，將雞塊取出，棄水不用。在雞塊中放入黨參、當歸等藥材，加清水適量，燉煮1～2小時後，放適量調味料，吃肉喝湯。

黨參紅茶

原料：黨參10克，紅茶1克。

作法：沸水沖泡後燜10分鐘，去渣取汁，每日當茶飲。

適用人群：可生津補血，對營養不良性貧血者療效較好。

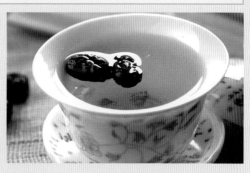

西洋參

——補氣養陰清虛火

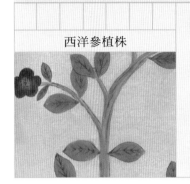

西洋參植株

【性味】味甘、微苦，性涼

【歸經】歸心、肺、腎經

【功效】有補氣養陰、清熱生津的功效。

【本草成分】

　　西洋參含有人參皂苷和多種胺基酸等功能性成分，可增強中樞神經系統功能、保護心血管系統、提高免疫力、促進血液流通、治療糖尿病。

【這樣用最養生】

　　西洋參治療用量為每日3～6克，養生保健用量為1～2克。

⊙ 身體虛弱

　　中老年人身體虛弱、精神恍惚、四肢無力、食欲不振、失眠多夢、心悸氣短等，每日服用西洋參1～2克。可將切成薄片的西洋參直接放入口中含服，參味消失時嚼碎吞下，或用開水浸泡西洋參切片，當茶飲，服用西洋參膠囊時注意用溫水送服。

⊙ 益氣養陰

　　癌症患者進行放化療後身體衰弱、食欲不振、口燥咽乾等，可用西洋參5克，黃耆20克，麥冬10克，香菇10克，紅棗10枚，雞肉100克，同煮1小時。吃肉喝湯，有益氣養陰、生津止渴的功效，也有助於放化療後身體的康復。

【服用禁忌】

　　服用西洋參期間不宜吃蘿蔔，因西洋參補氣，而蘿蔔破氣。

　　西洋參不宜與茶同飲，茶葉中含有鞣酸，能與西洋參的有效成分結合，阻礙其吸收。

治病小驗方

冠心病（氣虛血瘀型） 洋參三七茶	西洋參片3克，三七粉1克。將西洋參片用清水煎煮40分鐘，將藥汁分為2份，三七粉也分為2份，用西洋參藥汁沖服三七粉，早晚各1次，並將參片嚼服。
糖尿病（陰虛熱盛型） 洋參枸杞茶	西洋參5克，枸杞10克，生地黃5克，葛根5克。用清水浸泡半小時後，煎煮3次，合併藥汁後，當茶飲。
失眠（陰虛火旺型） 洋參合歡茶	西洋參5克，合歡皮5克，遠志3克，紅棗10枚。水煎後早晚服用。
胃炎（脾胃陰虛型） 洋參銀耳茶	西洋參6克，銀耳15克，冰糖15克。小火煎濃，取汁當茶飲。
咳嗽（體虛型） 洋參銀耳羹	西洋參5克，銀耳3克，麥冬10克，紅棗20枚。將銀耳用清水泡發後，去掉雜質，麥冬洗淨切碎，紅棗洗淨切開，4味藥放入大碗，加清水適量，放入蒸屜蒸1小時以上，加紅糖適量調味，分早中晚3次服用，並將西洋參、銀耳、紅棗吃掉。

養生方

補氣養血 洋參桂圓茶	西洋參6克，桂圓肉5克，紅棗10枚，紅糖適量。將3味中藥水煎2次，每次40分鐘，合併藥汁後加入紅糖，分早晚服用。
養心健脾 洋參芝杏茶	西洋參5克，靈芝5克，銀杏葉3克，紅棗5枚。水煎當茶飲。
滋補肝腎 洋參枸杞粥	西洋參3克，枸杞15克，紅棗10枚，米100克。將枸杞和紅棗洗淨切碎，和西洋參、米共煮為粥，每晚食用。
改善睡眠 洋參燉烏雞	西洋參20克，烏骨雞1隻（去毛和內臟），香菇6朵，陳皮5克，蜜棗3枚。洗淨後共同煮湯，1～1.5小時後加入適量鹽調味即可，喝湯吃肉。
益智健腦 洋參靈芝茶	西洋參5克，靈芝10克。水煎後早晚服用。

西洋參蓮子粥

原料：西洋參3克，去心蓮子12枚，冰糖25克。

作法：將西洋參切片，與蓮子一起放在小碗內加水泡發後，再加冰糖，隔水蒸1小時即可，每週食用2次。

適用人群：心脾兩虛者。

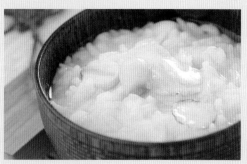

黃耆

——補氣升陽健脾

黃耆植株

【性味】味甘、性微溫

【歸經】歸脾、肺經

【功效】補氣升陽、益氣固表、利水退腫、排膿生肌。

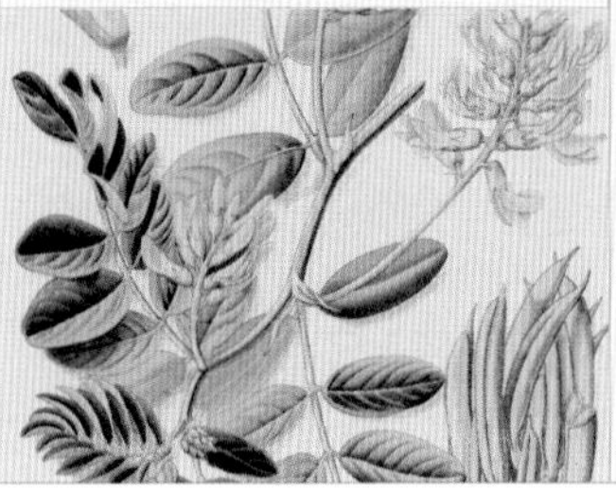

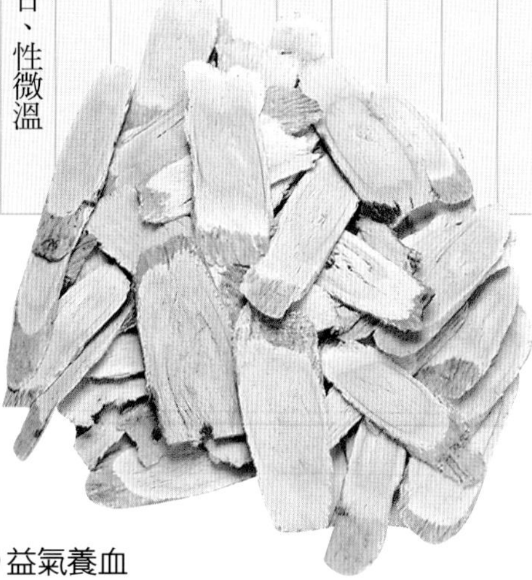

【本草成分】

　　黃耆含有三萜皂苷類衍生物、黃酮類化合物等功能性成分，有保護胃黏膜、護腎強心、抗衰老和提高免疫力的作用。

【這樣用最養生】

　　黃耆藥性平和，治療用量為15～50克，養生保健用量5～10克。生黃耆用蜂蜜拌炒後稱為炙黃耆，補氣作用增強。

⊙ 困倦無力、氣短

　　黃耆泡水飲用，可治身體困倦無力、氣短。如果老師易體乏倦怠，可在講課前喝幾口黃耆水，可以精力倍增，講話聲如洪鐘。

⊙ 防治感冒

　　用生黃耆15克，紅棗10枚，水煎當茶飲，連服2～4週，可有效防治感冒，並明顯降低慢性支氣管炎、支氣管哮喘及過敏性鼻炎的發病率。

⊙ 益氣養血

　　中老年人貧血所致的身體虛弱、面色蒼白，可用炙黃耆30克，當歸5克，紅棗10枚，豬肝100克。將豬肝洗淨切片，放入3味中藥，加水適量，燉煮1小時，加少許調味料，吃肉喝湯，有益氣養血的功效。

⊙ 提高免疫力

　　如果是中老年人體虛導致的免疫力低下、多汗、易患感冒，可用生黃耆10～20克，水煎2次，每次煮沸30分鐘，當茶飲。也可用黃耆20克，白朮10克，防風5克，水煎2次後，分早中晚服用。

【服用禁忌】

　　黃耆適合脾胃虛弱的食欲不振者，不適合因食積所致的食欲不振者。有外感風寒所致的發燒等急症者忌用黃耆。

治病小驗方

胃炎 （慢性萎縮性） 耆苓茶	炙黃耆30克，茯苓10克，白朮10克，白芍10克，桂枝5克，甘草3克，紅棗10枚。水煎後分早中晚服用，有溫中健脾、和胃止痛的作用。
腸炎 耆參茶	炙黃耆30克，黨參10克，白朮10克，木香5克，甘草3克。水煎後分早中晚服用，有理氣止痛的作用。
肝炎 耆陳茶	炙黃耆30克，茵陳10克，柴胡5克，紅棗10枚。水煎當茶飲，有舒肝止痛的作用。
胃下垂 耆麻茶	炙黃耆30～50克，升麻10克，柴胡10克，枳實10克，紅棗10枚。水煎後分早中晚服用。
冠心病（血虛型） 耆歸茶	黃耆30克，當歸12克，白芍12克，川芎9克，地黃15克，炙甘草6克。水煎後早晚服用。
中風後遺症 耆芎茶	炙黃耆30克，川芎10克，紅花5克，當歸5克。水煎2次，分早中晚服用，有益氣活血、化瘀通絡的功效。

養生方

提高免疫力 黃耆燉烏雞	黃耆30克，防風15克，焦白朮15克，烏雞1隻，鹽適量。將雞去內臟，洗淨後放入沸水中汆一下。將幾味中藥用紗布包好，裝入雞肚內，放入鍋中，加清水和鹽，燉至雞爛熟即可。
增進食欲 耆參燉豬肚	炙黃耆30克，黨參10克，豬肚250克。將豬肚洗淨切塊，放入藥材，加清水適量，燉1～2小時，加鹽調味，吃豬肚喝湯，有益氣、健脾、養胃的功效。
滋養腸胃 耆藥粥	炙黃耆30克，山藥20克，蓮子10克，芡實10克，米100克。將黃耆水煎40分鐘後取出，用藥汁將其餘藥材和米煮成粥，分早中晚食用。
補氣養血 黃耆鱔魚湯	黃耆30克，紅棗5枚（去核），分別洗淨。生薑洗淨切片，鱔魚300克宰殺後去腸雜、洗淨、斬塊。起油鍋放入鱔魚塊、生薑、鹽，炒至鱔魚塊半熟。將黃耆、紅棗放入鍋內，加清水適量，大火煮沸後，改小火熬煮約1小時，加適量料酒、醬油調味即可。

黃耆棗茶

原料：黃耆5克，紅棗6枚。

作法：將黃耆、紅棗洗淨，然後放入冷水中煮沸，改小火再煮10分鐘，加入枸杞，再煮1～2分鐘，濾出茶汁即可。每日當茶飲。

適用人群：有增強免疫力的功效，適用於免疫力低下者。

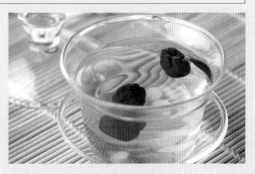

山藥

——益氣滋陰養肝腎

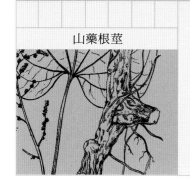

山藥根莖

【性味】味甘、性平

【歸經】歸脾、肺、腎經

【功效】有益氣養陰，補脾、肺、腎的功效，慈禧為健脾胃而吃的「八珍糕」中就含有山藥。

【本草成分】

山藥又名薯蕷，含有黏蛋白、澱粉酶等功能性成分，有健脾益胃、助消化、潤肺止咳、降血糖、降血脂、促進肝腎功能、增強免疫力的作用。

【這樣用最養生】

藥用山藥治療用量為每日15～30克，養生保健用量為每日10～20克，鮮食山藥可用至100～200克。藥用山藥為鮮食山藥乾製後所得，一般稱之為乾山藥。

⊙ 補益脾胃、滋養肺腎

脾胃虛弱所致的食欲不振、消化不良、體弱無力；肺虛所致的虛勞乏力、氣短喘咳；腎虛所致的腰膝痠軟無力等，都可用鮮山藥100克，洗淨後蒸半小時，去皮食用，或蘸適量白糖食用。有補益脾胃，滋養肺腎的作用。

⊙ 神經衰弱

如果中老年人有神經衰弱、失眠多夢、心悸健忘等症，可用山藥50克，枸杞10克，桂圓肉10克，紅棗10枚，豬腦100克，調味料適量共煮。有補虛健腦、養血安神的功效。

【服用禁忌】

山藥助濕，體內有積滯或濕盛者不宜單獨服用，應酌情配伍理氣藥或祛濕藥。感冒發燒等急症不宜服用。山藥有收斂作用，老年人大便祕結者不可服用。少數人食用山藥有過敏現象，要避免食用。

治病小驗方

高血壓 （肝陽上亢型） 山藥決明茶	鮮食山藥60克切丁，決明子15克，鮮荷葉30克。將荷葉放入紗布袋中，與決明子水煎15分鐘，再放入山藥丁，小火煮10分鐘，取汁，分早晚服用。
腹瀉 （脾胃虛弱型） 山藥蓮子粥	乾山藥20克或鮮山藥50克，蓮子10克，芡實10克，薏米10克，米100克。將上述藥材和米洗淨，加清水適量，煮成粥食用。
糖尿病 （陰陽兩虛型） 山耆燉豬胰腺	乾山藥30克，黃耆30克，生地黃15克，天花粉10克，葛根10克，豬胰200克。將上述藥材和豬胰洗淨，加清水適量，燉煮1小時，以鹽調味後，吃肉喝湯。
前列腺炎 山藥生地黃粥	鮮山藥50克，生地黃20克，南瓜子10克，金櫻子5克，米100克。山藥洗淨去皮切小塊，南瓜子去皮搗碎，將幾味中藥和米同煮成粥食用。

養生方

健脾益胃 山藥紅茶	乾山藥50克，紅茶5克。水煎當茶飲。
健胃補脾止瀉 山藥白朮茶	乾山藥25克，白朮25克，桂圓肉25克。將所有材料洗乾淨放入鍋中，以沸水煎煮半小時，當茶飲用。
益氣化濕 山藥扁豆茶	乾山藥20克，白扁豆20克。山藥切片，白扁豆炒黃、搗碎，水煎取汁，加白糖，當茶飲用。
安神斂汗 山藥小麥茶	乾山藥30克，浮小麥30克。浮小麥用紗布袋包，和山藥共煎成湯，去渣，當茶飲用。
補腎壯陽 山藥羊肉湯	乾山藥30克，枸杞20克，韭菜子10克，羊肉100克。羊肉洗淨切小塊，和幾味藥一起燉煮1小時，加適量調味料後，吃肉喝湯。
益氣養血 山藥豬肝湯	鮮山藥100克，當歸10克，豬肝100克，紅棗10枚。將山藥洗淨去皮，切塊，豬肝洗淨切片，加入當歸、紅棗和適量清水，燉煮1小時，加調味料適量，吃豬肝和山藥，喝湯。

枸杞山藥

原料：山藥200克，枸杞適量，鹽、香油各適量。

作法：山藥去皮切菱形塊，放入加有適量鹽的沸水中汆一下。待山藥冷卻後撈出瀝乾水分，放入枸杞、鹽、香油拌勻即可。每週食用2次。

適用人群：脾胃虛弱者。

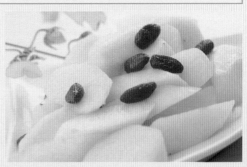

甘草
——調和諸藥解百毒

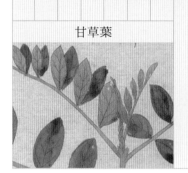

甘草葉

【性味】味甘、性平

【歸經】歸心、肺、脾、胃經

【功效】補脾益氣、清熱解毒、祛痰止咳、緩急止痛、調和諸藥。

【本草成分】

　　甘草含有甘草酸、甘草素等功能性成分，有調節機體免疫功能、抗菌、抗炎、抗病毒、抗潰瘍、鎮咳祛痰、解毒保肝的功效。

【這樣用最養生】

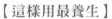

　　甘草內服、煎湯用量2～6克，調和諸藥用量宜少，作為主藥用量宜大，可用10克左右，中毒搶救可用30～60克。生甘草用蜂蜜拌炒後稱為炙甘草，潤燥功效增強。

⊙ 咽喉腫痛

　　生用甘草能治咽喉腫痛、消化性潰瘍，能解藥毒和食物中毒。蜜炙甘草能治脾胃虛弱、腹脹腹痛、腹瀉乏力、咳嗽痰多、心悸。

⊙ 解毒潤肺

　　由於甘草是解毒的良藥，加上有清熱解毒功效的綠豆，用清水煎煮後飲用，是夏天祛暑熱、解濕毒的良方。綠豆還有養肝作用，做一道甘草綠豆燉鴨藥膳，非常適合中毒性肝炎患者食用。也可以用甘草加上幾枚蜜棗，煎煮成湯，適合慢性支氣管炎患者的自我調理，有補中益氣、解毒潤肺的功效。

【服用禁忌】

　　甘草助濕，濕濁阻滯所致的腹脹、嘔吐、水腫者忌用。

　　甘草不可與海藻、大戟、甘遂、芫花同用，藥性相反。甘草中的皂苷會與鐵離子形成沉澱，且在酸性環境下，極易在酶的作用下水解失效，因此不能與富含鐵質的食物，如豬血、菠菜等同食，也不能與有機酸含量高的水果，如橘子、奇異果等同食。

治病小驗方

慢性咽喉炎 甘草茶	生甘草10克。開水沖泡,當茶飲,甘味變淡時換藥,直至症狀消失,一般1～2個月即可,服用期間禁食魚腥、辛辣食物及糖等。
慢性咽喉炎 甘草桔梗茶	生甘草5克,桔梗10克。開水沖服。
咳嗽(風熱型) 甘草黃芩茶	生甘草(體質虛弱者用炙甘草)12克,百部10克,桔梗10克,魚腥草10克,黃芩10克,陳皮5片。每日1劑,水煎當茶飲。
咳嗽(燥火型) 甘草桑白茶	生甘草(體質虛弱者用炙甘草)12克,百部10克,桔梗10克,魚腥草10克,沙參10克,桑白皮10克,陳皮5片。每日1劑,水煎當茶飲。
血小板減少性紫癜 甘草花生衣茶	生甘草20～30克,紅色花生仁皮衣3～10克,紅棗5枚。每日1劑,水煎當茶飲,連服7～14天見效。

養生方

清熱平肝 甘草耆菊茶	生甘草20克,黃耆20克,菊花15克。開水沖泡,當茶飲,適合咽痛乾咳、頭暈目眩等症。
清熱解毒 甘草六味茶	生甘草、沙參、麥冬、桔梗、玄參、烏梅肉各10克。搗碎,每次用15克,用沸水沖泡,溫浸1小時,飲汁,每日1劑,適用於扁桃腺炎。
益氣養陰 甘草耆冬茶	生甘草3克,黃耆15克,麥冬10克。水煎當茶飲,適用於反覆感冒兼口乾咽乾。
補氣養胃 甘草燉雞	炙甘草6克,人參4克(或黨參15克),桂圓肉10克,紅棗5枚,生薑3片。諸藥與100～250克雞肉或鴿子肉共煮湯,服食1～2次後精神倍增。
清暑益氣 甘草西瓜飲	生甘草3克,西洋參3克,石斛10克,麥冬10克,竹葉6克,米30克,鮮西瓜皮500克,白糖適量。先煎西洋參,取汁備用。西瓜皮打碎後擠汁備用。其餘藥材用涼水浸泡10分鐘後,水煎取汁,入米煮粥,快熟時加入西洋參湯及西瓜皮汁,加白糖即可。

甘草薑片茶

原料:紅茶2克,生薑6克,甘草4克。

作法:將生薑切片,放入鍋中炒乾,然後與甘草、紅茶一起放入杯中,沖入沸水,浸泡10分鐘即可。每日當茶飲。

適用人群:胃寒嘔吐者。

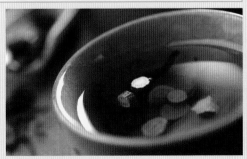

紅棗

——補氣養血安心神

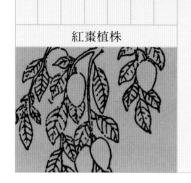

紅棗植株

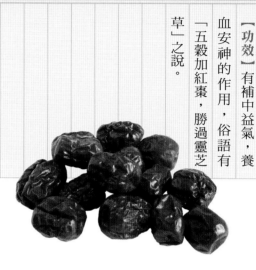

【性味】味甘、性溫

【歸經】歸脾、胃經

【功效】有補中益氣，養血安神的作用，俗語有「五穀加紅棗，勝過靈芝草」之說。

【本草成分】

紅棗含有多糖、皂苷類、黃酮類等功能性成分，有抗腫瘤、降血壓、降膽固醇、防治骨質疏鬆和貧血、抗過敏、保肝和提高免疫力的作用。

【這樣用最養生】

紅棗的用量為10～30克，鮮棗食用為50～100克。食用紅棗雖無副作用，但也不能大量進食，以免引起腹瀉。

⊙ 過敏性疾病

服用紅棗時，如用煎煮的方法，一定要將紅棗破開，有利於有效成分的煎出。食用紅棗後要及時漱口，否則易引起齒黃或齲齒。

⊙ 保護脾胃

每日服用鮮棗50～100克或紅棗20～50克，可作為過敏性疾病的輔助治療，如過敏性鼻炎、過敏性哮喘、過敏性紫癜、蕁麻疹等。

⊙ 防治感冒

紅棗還常用於緩和藥性、保護脾胃之氣，與滋補藥材搭配，還有增強滋補功能的作用。

【服用禁忌】

紅棗食用過多會助生痰濕，有濕熱、痰熱者不宜食用。紅棗糖酸含量高，牙齒不好的人要少吃。

紅棗不能與胡蘿蔔或黃瓜一起生吃，因胡蘿蔔和黃瓜中都含有維生素C分解酶，會分解紅棗中的維生素C。

紅棗中的皂苷會與鐵離子形成沉澱，因此不可與鐵離子含量高的豬血、菠菜等同食，且這種皂苷在酸性環境中，易被酶分解失效，故也不可與橘子、奇異果等有機酸含量高的水果同食。

治病小驗方

神經衰弱 棗葚茶	去核紅棗50克，桑葚30克，白糖適量。加清水以小火煮爛，加白糖，當茶飲用，吃棗和桑葚。
慢性肝炎 （肝鬱脾虛型） 紅棗花生湯	紅棗50克，花生50克，冰糖50克。先煮花生，後下紅棗、冰糖，每晚睡前服用，連服30天。
咳嗽（風寒型） 紅棗薑糖茶	紅棗30克，紅糖30克，生薑15克。用500cc清水煎煮後當茶飲，每日1次。
氣管炎 紅棗蘿蔔茶	紅棗7枚，去核，白蘿蔔1根，切成塊或條。加清水煎煮約半小時，當茶飲用。
失眠 （心脾兩虛型） 紅棗蔥白茶	紅棗30克，蔥白5根。將以上2味藥洗淨，放入鍋中，加入適量清水，煎煮取汁即可。每日1劑，每晚1次，睡前飲服。

養生方

補氣益血 參棗茶	黨參10克，紅棗20枚。用清水煎煮2次，每次40分鐘，合併藥汁後當茶飲。
健脾 補血助消化 棗薑茶	紅棗25～30克，生薑10克，紅茶1克。將紅棗加清水煮熟晾乾，生薑切片炒乾，加入蜂蜜炒至微黃。再將紅棗、生薑和紅茶用沸水沖泡5分鐘即可。每日1劑，分3次，趁溫熱時飲用，吃棗。
補精養血 紅棗茶	紅棗10枚，白糖10克，加清水共同煎煮至紅棗熟透。綠茶5克，用沸水沖泡5分鐘後取汁。將茶葉倒入紅棗湯內煮沸即可。每日1劑，多次趁溫飲用。
助眠安神 麥棗茶	小麥30克，紅棗10枚，甘草6克，綠茶6克。甘草和小麥研磨成粗末，每日用30～50克，加紅棗12枚（去核），放入保溫杯中，沖入沸水，蓋上杯蓋燜10～15分鐘，飲用時間不拘，最後可將紅棗嚼服。如治失眠，可在臨睡前1小時飲用。

烏雞紅棗湯

原料：烏雞1隻，生薑20克，紅棗6枚，鹽、料酒各適量。

作法：將紅棗、枸杞、生薑放入烏雞腹中，放入鍋內，加料酒，燉至烏雞肉熟爛，出鍋時加適量鹽調味即可。每週食用2次。

適用人群：貧血氣虛者。

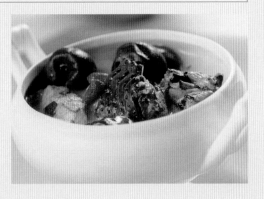

蜂蜜
——補氣潤燥通大腸

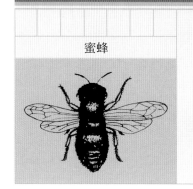

蜜蜂

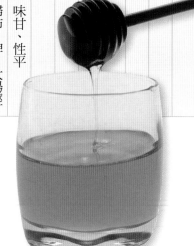

【性味】味甘、性平

【歸經】歸肺、脾、大腸經

【功效】有補益健脾、潤肺止咳、滑腸通便、緩中止痛、解毒的功效。

【本草成分】

蜂蜜含有各種糖類、酶類、有機酸類等功能性成分，有抗菌通腸、增強免疫力、保護肝臟、促進發育的作用。

【這樣用最養生】

蜂蜜的治療用量為15～30克，養生保健用量為10～20克。荊花蜜、紫雲英蜜、槐花蜜去火作用較好。玫瑰蜜、益母草蜜養顏美容效果較好；枸杞蜜、柑橘蜜、枇杷蜜對肺有益。桂花蜜、五味子蜜、棗花蜜、柑橘蜜對胃有益。桂圓蜜、五味子蜜、棗花蜜對失眠有益。

☉ 增強體質

每日早晚溫水沖服蜂蜜10～20克，就可增強體質、滋養容顏。加入蜂蜜時，水溫不可過高，否則會破壞其中的維生素C，降低抗氧化能力。

☉ 滋養容顏

老年人可取新鮮生薑10～15克，用200～300cc熱開水，浸泡5～10分鐘，待水變溫後，加入10～15克蜂蜜拌勻飲用。長期持續飲用，不僅能在一定程度上防止老年斑繼續生長，還能使已經出現的老年斑漸漸變淺、縮小。

【服用禁忌】

蜂蜜為黏膩之物，體內有痰濕、大便溏瀉者不宜服用。對蜂蜜過敏者，也不可服用。糖尿病患者服用蜂蜜的用量不可過大，以免引起血糖波動。

蜂蜜不可與富含蛋白質的豆漿、鯽魚等同食，以免蜂蜜中的有機酸與蛋白質反應。蜂蜜不可與寒涼滑利的食物，如毛蟹、李子等同食，以免引起腹瀉。

治病小驗方

胃潰瘍 蜂蜜茶	每日早午飯前1小時，晚飯後3小時服用蜂蜜1～2湯匙，溫水沖服，有健脾止痛、促進潰瘍癒合的作用。
支氣管炎 蜂蜜梨湯	蜂蜜20克，梨1顆，貝母3克。將梨洗淨去核切塊，和貝母一起放入碗中蒸1小時，喝湯吃梨，加蜂蜜調和服用，有潤肺止咳、滋陰潤燥的功效。
慢性咽喉炎 蜂蜜蘿蔔汁	蜂蜜30克，白蘿蔔汁100cc。攪拌均勻後慢慢服用。
咳嗽（體虛型） 銀耳蜜汁	蜂蜜30克，銀耳20克。將銀耳洗淨，用清水發開，蒸半小時後，加入蜂蜜服用。
慢性肝炎 （肝腎陰虛型） 棗蜜羹	蜂蜜500克，紅棗肉500克，枸杞50克。將紅棗和枸杞洗淨切碎後，加清水適量，煎煮至爛熟，搗爛成糊，加入蜂蜜攪拌，再煮沸3～5分鐘，冷卻後放入瓶中，每日不時服用。

養生方

美容通便 蜂蜜柚子茶	將柚子皮切絲，柚子肉用攪拌機攪碎，加清水、冰糖各適量後，以小火煮至黏稠，一般2小時即可。放涼，加入蜂蜜適量，密閉冷藏3天後即可，食用時用溫水沖泡。
補氣通便 蜂蜜奶茶	蜂蜜50克，牛奶50cc，黑芝麻25克。拌勻，可加適量溫水，早起空腹服用，適用於產後血虛、腸燥便祕、皮膚不潤澤等。
改善睡眠 百合蜜膏	新鮮百合50克，蜂蜜1～2湯匙。拌勻，蒸熟，睡前服用，可用溫水沖服。
生津解乏 蜂蜜綠茶	蜂蜜25克，綠茶2克。混合後加開水沖泡5分鐘即可。每日1劑，趁溫飲用。
解除煩悶 玫瑰普洱蜜茶	玫瑰花15克，普洱茶3克，蜂蜜適量。普洱茶放入杯中，注入開水泡3分鐘後再倒掉水，加入玫瑰花，再次注入開水沖泡，待涼些加入蜂蜜即可。

肉桂蜂蜜茶

原料：茶葉4克，肉桂3克，蜂蜜20克。

作法：將肉桂磨碎，加入適量水煎沸，然後放入茶葉煮3分鐘，待放溫後，調入蜂蜜即可。每日當茶飲。

適用人群：便祕腸燥者，可喝肉桂蜂蜜茶來潤腸。

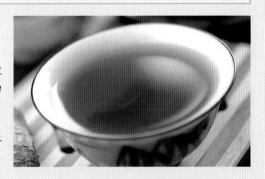

白术
——補氣燥濕健脾胃

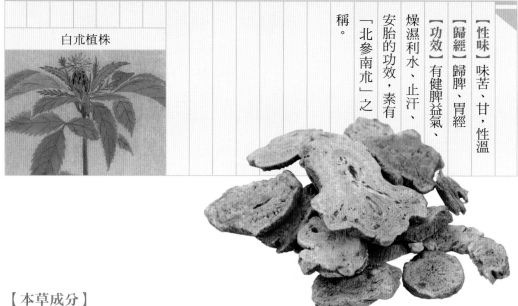

白术植株

058

【性味】味苦、甘，性溫

【歸經】歸脾、胃經

【功效】有健脾益氣、燥濕利水、止汗、安胎的功效，素有「北參南术」之稱。

【本草成分】

白术含有黃酮類化合物、白术內酯等功能性成分，有調整腸胃、抗潰瘍、抗凝血、保肝、降血糖、增強機體免疫力和造血等功能，並有利尿和延緩衰老的功效。

【這樣用最養生】

白术用量3～15克，通便時可用至60克，若大劑量服用白术，會抑制心臟搏動，嚴重時甚至會導致心臟停跳。生白术炒製後稱為炒白术，健脾功效增強。

⊙祛寒除濕

如果腹瀉嚴重，腹痛也比較厲害，就把乾薑6克，白术15克，大料2粒，花椒1小勺裝在紗布袋裡，與米60克一起煮粥，可祛寒除濕，還不會傷胃。也可用炒白术6克，炒白芍6克，防風3克，炒陳皮4.5克，用清水煎服。

⊙治療脂肪肝

如有下述症狀：大便乾結、形體消瘦、頭暈耳鳴、兩顴紅赤、心煩少眠、潮熱盜汗、腰膝痠軟，可用炒枳實15克，炒白术30克，生地黃30～40克，按原方比例加大劑量，研磨成粗粉，每次取藥50～60克，用紗布包好，放在保溫瓶中，用沸水適量沖泡，蓋好蓋燜15分鐘即可。當茶飲用，症狀將得以改善。此方也可用於治療脂肪肝伴大便祕結、腹脹、不思飲食。

【服用禁忌】

白术易傷陰，陰虛內熱或津液不足者不宜用。

白术不得與寒涼性質的白菜、梨等共同食用，藥性相反，藥效降低。也不可與過於燥熱的食物，如大蒜共同食用。

太子參

——補氣生津潤肺燥

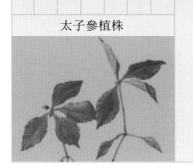

太子參植株

【性味】味甘、微苦，性平

【歸經】歸心、脾、肺經

【功效】有補益脾肺、益氣生津的功效。

【本草成分】

太子參含有人參皂苷等功能性成分，對上呼吸道感染有療效，可提高人體免疫力。

【這樣用最養生】

太子參的治療用量為每日10～15克，養生保健用量為每日5～10克。

太子參配麥冬，補肺且潤肺養陰，適合治療肺陰虛的咳嗽。配黃耆，補益之效大增，常用於勞倦乏力。配白朮，共奏補脾肺之功，同治勞倦乏力。

⊙ 治療慢性支氣管炎

治療慢性支氣管炎，可用太子參80克，蘇葉100克，蘇梗100克，紗布包裝袋，每包6克，每次1包。沸水沖泡，燜15分鐘，去渣。兌入蜂蜜15克，當茶飲，早晚各1包。

⊙ 消化不良

小兒易感冒、胃口不好、消化不良，可用太子參10～15克，山楂50克，洗淨去核，與適量米一起煮粥食用。

⊙ 補氣生津

太子參補氣生津效果顯著，可用太子參10克先煮約40分鐘，再放麥冬、百合各12克，雪梨1顆，鮮蓮藕200克，甘蔗汁50克，共煎煮後食用。或用太子參15克，沙參15克，石斛15克，麥冬15克，加清水浸泡約1小時，放入砂鍋，加清水煮沸約半小時，加白糖攪拌晾涼，擠入檸檬汁數滴後，放冰箱冷藏，尤其適合夏天飲用。

【服用禁忌】

感冒、暑熱等急症不可服用太子參。太子參與藜蘆藥性相反，不可配伍應用。

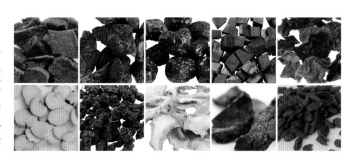

補血

可預防和治療面色蒼白或萎黃、心悸、失眠、手足發麻等症狀。

當歸
——補血之最

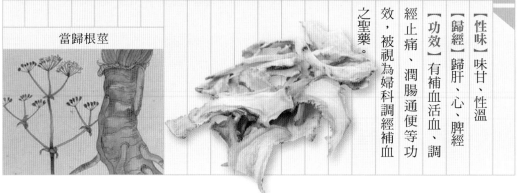

當歸根莖

【性味】味甘、性溫

【歸經】歸肝、心、脾經

【功效】有補血活血、調經止痛、潤腸通便等功效，被視為婦科調經補血之聖藥。

【本草成分】

當歸含有內酯類、有機酸等功能性成分，有促進造血、增強心臟功能、調節血脂、增強免疫力、保護肝臟和抗輻射的作用。

【這樣用最養生】

當歸治療用量為每日10～15克，養生保健用量為每日3～5克。當歸藥味偏重，食療方可根據情況適量減少用量。

⊙ 治療貧血症

當歸為治療各種貧血症的首選。用當歸10克，熟地黃15克，白芍10克，川芎5克，4味藥共煎煮，所得的湯劑稱為「四物湯」，是中醫用於補血調經的主要方劑，對貧血所致的面色蒼白、倦怠乏力、頭暈目眩、視物昏花有顯著改善作用。也可用當歸10克，熟地黃10克，紅棗10枚，牛肉250克，燉煮1～2小時，吃肉喝湯。

⊙ 祛風止癢

如果是老年性皮膚瘙癢，可用當歸10克，白芍10克，生地黃15克，地膚子10克，防風6克，甘草5克，用清水煎2次，每日早晚服用。有養血潤燥、祛風止癢的功效，瘙癢症狀可大為改善。

【服用禁忌】

腹脹、腹瀉者忌用當歸，當歸的潤腸通便作用會加重腹脹、腹痛的症狀。體內火熱所致出血者忌用當歸，當歸的活血作用會加重出血症狀。

治病小驗方

貧血 當歸阿膠糖茶	當歸15克，阿膠3克，紅棗10枚，紅糖適量。將當歸、紅棗水煎2次，合併藥汁，阿膠打碎，與紅糖放入碗中，用熱藥汁將阿膠、紅糖溶化，分三餐飯前半小時服用。
支氣管炎 當歸白芍茶	當歸20克，白芍12克，炙麻黃6克，乾薑6克，五味子10克，甘草5克。水煎當茶飲，有溫肺散寒、化痰止咳的功效。
便祕（血虛型） 當歸生地黃茶	當歸10克，生地黃15克，生首烏10克，肉蓯蓉10克，蜂蜜適量。將上述藥煎煮2次，每次半小時，當茶飲，有滋陰養血、潤腸通便的功效。
冠心病 （氣虛血瘀型） 當歸川參茶	當歸10克，川芎5克，丹參5克。加清水適量，煎煮2次，每次半小時，加糖適量，當茶飲。

養生方

益氣養血 當歸燉母雞	當歸10克，黃耆20克，紅棗10枚，老母雞1隻。將雞洗淨、切小塊，放入當歸、黃耆和紅棗，加清水適量，燉煮1小時，加調味料適量，吃肉喝湯。
養血安神 當歸桂圓粥	當歸10克，桂圓肉20克，紅棗10枚，米100克，紅糖適量。共煮成粥，早晚食用。
補血 當歸血湯	當歸10克，紅棗10枚，動物血製品（豬血、鴨血等）500克。將動物血製品洗淨切小塊，當歸、紅棗煎煮1小時後，放入動物血，加調味料適量即可，吃血喝湯。
補血助消化 當歸山楂茶	當歸6克，洗淨切段。山楂10克，去核洗淨切片。紅棗5枚，洗淨去核。白糖5克。將山楂片、紅棗、當歸段、白糖放鍋內，加清水250cc，大火煮沸，小火煮15分鐘即可。
溫中補血 當歸羊肉羹	羊肉500克洗淨，放鍋中（勿用鐵鍋）。另取當歸25克，黃耆25克，黨參25克，用紗布包好，放鍋內，加清水、蔥段、生薑各適量，小火煮至熟爛，加鹽調味即可。

歸芍藥肉湯

原料：當歸、赤芍各13克，枸杞20克，牛肉250克，山藥10克，蔥、薑等調味料各適量。

作法：當歸、赤芍用布包，牛肉洗淨切塊，加清水適量與諸藥同燉，待熟時去藥包，加調味料調味即可。每週食用2次。

適用人群：腎虛者，可用歸芍藥肉湯來補腎。

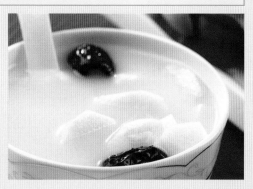

白芍

——補血養肝止瀉痢

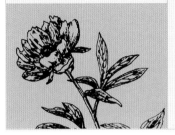

白芍植株

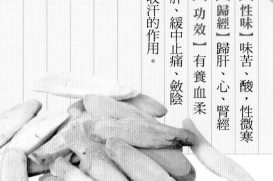

【性味】味苦、酸，性微寒

【歸經】歸肝、心、腎經

【功效】有養血柔肝、緩中止痛、斂陰收汗的作用。

【本草成分】

白芍含有白芍苷、牡丹酚、黃酮類化合物等功能性成分，有抗腫瘤、抗病毒、抗疲勞、抗潰瘍、保肝消炎、改善記憶力等作用。

【這樣用最養生】

白芍的治療用量為每日10～30克，養生保健用量為每日5～10克。

⊙ 養血健脾

中老年人的貧血症，可用白芍10克，桂圓肉20克，紅棗10枚，紅糖適量，用清水煎煮後加入紅糖調味，當茶飲，有養血健脾的功效。

⊙ 平肝養陰

老年人高血壓，伴有頭痛目脹、頭暈目眩、煩躁易怒、失眠多夢，可用白芍10克，牛膝10克，決明子10克，牡蠣30克，先將牡蠣打碎，煎煮半小時，再放入其他藥材煎2次，每次半小時，合併藥汁，分早中晚服用，有平肝養陰的功效。

⊙ 治療月經不調

女性月經不調，可用熟地黃15克，當歸15克，白芍10克，川芎8克。若痛經可加香附12克，延胡索10克。兼有氣虛者，可加入黨參18克，黃耆18克。若血虛有寒者，則加入肉桂粉4克，炮製薑4片。若出現崩漏，則加入茜草根8克，艾葉10克，阿膠10克，水煎服用。

【服用禁忌】

白芍性寒，抑制陽氣，陽衰虛寒的人不可單獨服用。

白芍與藜蘆藥性相反，不可搭配應用。

治病小驗方

胃潰瘍 白芍棗茶	白芍20克，白朮10克，甘草10克，紅棗5枚。水煎2次，合併藥汁，分三餐飯前半小時服用，有健脾養血、緩急止痛的功效。
慢性肝炎 （肝腎陰虛型） 白芍銀花茶	白芍10克，金銀花10克，柴胡5克，甘草5克。水煎煮後飲用，有養血保肝的功效。
便祕（血虛型） 白芍甘草茶	白芍20～50克，甘草10克。水煎當茶飲。
類風濕性關節炎 白芍加皮茶	白芍30克，五加皮10克，甘草10克。水煎當茶飲，有祛風除濕、養血止痛的功效。
哮喘 白芍甘麻茶	白芍20克，甘草10克，麻黃5克。水煎當茶飲。

養生方

補肝 白芍熟地茶	白芍10克，熟地黃20克，枸杞10克，甘草6克。水煎當茶飲，有補益肝腎、養血滋陰的作用。適用於肝腎陰血不足所致的體弱無力、面色無華、兩目乾澀、目暗不明等。
改善睡眠 白芍棗仁茶	白芍10克，靈芝6克，酸棗仁15克，遠志9克，茯苓10克。加清水煎煮之後取汁，加入適量蜂蜜拌勻之後飲用。每日1劑，可連服7天，有補心血、安心神的功效。
補血止汗 白芍桂枝茶	白芍12克，桂枝10克，甘草6克，生薑3片，紅棗5枚。加清水煎煮之後取汁服用。
補血養顏 白芍益母煮蛋	白芍15克，益母草30克，當歸10克，雞蛋2顆。加清水適量同煮，雞蛋煮熟後去殼，再煮數分鐘，吃蛋、喝湯，經前每天服1次，連服3～5天。
養陰瀉火 白芍阿膠蛋湯	白芍10克，加清水煎汁至100cc，加入已溶解的阿膠30cc，鮮雞蛋2顆，去蛋清取蛋黃，加入藥汁中，煮沸喝湯。

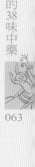

當歸白芍飲

原料：當歸10克，白芍10克，川芎5克。

作法：將以上藥材用水煎後，每日當茶飲。

適用人群：糖尿病患者。

熟地黃 ——補血養陰填精髓

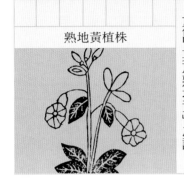

熟地黃植株

【性味】味甘、性溫

【歸經】歸肝、腎經

【功效】滋陰補血，益精填髓的功效，俗語有：「補腎莫忘熟地黃」之說

【本草成分】

熟地黃含有穀固醇、甘露醇等功能性成分，有促進造血、降血壓、調節血脂、抗腫瘤的作用。

【這樣用最養生】

熟地黃的治療用量為每日10～30克，養生保健用量為每日5～10克。熟地黃為生地黃加黃酒拌勻，蒸至內外色黑、油潤，或直接蒸至黑潤而成，生地黃製成熟地黃後，藥性由寒變微溫，功效由減緩血液流速的涼血變為補血。

⊙ 身體虛弱

老年人身體虛弱、倦怠乏力、食欲不振、鬚髮早白。可用熟地黃10克，人參5克，茯苓5克，蜂蜜適量。將前3味藥用清水煎煮，加蜂蜜調味。

⊙ 治療老年精血不足

如果老年人因精血不足，導致視物昏花、失眠健忘等症狀。可用熟地黃20克，制首烏15克，枸杞15克，鹿角膠5克，將熟地黃、制首烏和枸杞用清水煎煮2次，藥汁合併，分早晚2次服用。將鹿角膠分為2份，搗碎，用熱藥汁溶化後服用。

⊙ 預防食道癌和胃癌

國內外均有報導，服用以熟地黃為主的中成藥六味地黃丸，可預防食道癌和胃癌，抑制食管上皮增生。

【服用禁忌】

熟地黃性滋膩，有助濕氣，妨礙消化，故氣滯多痰、腹部脹痛、食欲不佳、大便溏瀉的人不宜服用。如服用熟地黃後出現消化系統症狀者，可加用陳皮、砂仁等理氣中藥，以健脾行氣。

長期大量服用熟地黃易引起水腫，應及時調整用量，遵從中醫師的囑咐。

治病小驗方

頭暈 地黃山萸糖茶	熟地黃20克，山萸肉10克，紅糖適量。將熟地黃和山萸肉水煎1小時，加紅糖調味，當茶飲，有滋補肝腎、養陰補血的功效。
糖尿病（氣陰兩虛型） 地黃五味茶	生地黃15克，熟地黃15克，五味子5克，西洋參10克。用清水煎煮，當茶飲，有滋陰補腎、生津止渴的功效。
糖尿病（併發腎病） 地黃黃耆茶	生地黃10克，熟地黃10克，生黃耆30克。用清水煎煮，當茶飲，有益氣滋陰的功效。
月經不調 地黃歸芍茶	熟地黃20克，當歸10克，白芍10克，川芎5克。水煎當茶飲。
咳嗽（體虛型） 地黃百合茶	熟地黃9克，生地黃9克，當歸9克，麥冬9克，百合12克，白芍6克，桔梗6克，貝母6克，玄參3克，甘草3克。水煎當茶飲，適用於肺腎陰虛引起的咳嗽氣喘、痰中帶血、咽喉燥痛、頭暈目眩等。

養生方

養血安神 地黃麥冬藕茶	熟地黃15克，麥冬10克，加清水煎煮取汁。將鮮藕2節洗淨搗爛擠汁，把鮮藕汁煮熟放溫，再與煎出的藥汁混合服下。
滋陰養血 地黃酒	熟地黃60克，洗淨，泡入500cc白酒罐。用不透氣的塑膠皮封嚴口，浸泡7天後飲用。
益氣養陰 地黃枸杞甲魚湯	枸杞30克，熟地黃15克，北黃耆10克，裝入布包。甲魚宰殺後去甲殼、頭、爪，洗淨切塊，放砂鍋內，加清水和藥包，大火煮沸，小火煮至甲魚熟透，去藥包，加鹽、味精調味即可。
補血益氣 地黃黑米粥	黑米100克煮粥。另取砂鍋，用於熟地黃煎後取汁，等黑米粥煮成時，加入地黃汁和生薑2片，粥沸後即可食用。
補肺滋腎 蟲草熟地老鴨湯	冬蟲夏草10克，熟地黃40克，去核紅棗6枚，老鴨1隻。將冬蟲夏草、熟地黃、紅棗放入鴨腹，加開水適量，小火隔水燉3小時，調味後喝湯吃肉，適用於肺腎陰虛所致的乾咳、咽乾、口渴等。

熟地黃茶

原料：熟地黃30克。

作法：熟地黃水煎煮後，每日當茶飲。

適用人群：高血壓患者。

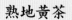
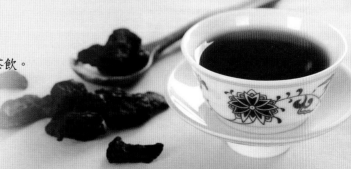

何首烏

——養血填精補肝腎

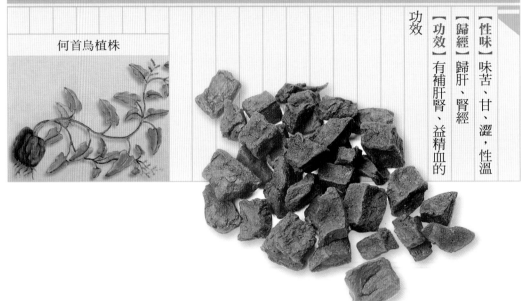

何首烏植株

【性味】味苦、甘、澀，性溫

【歸經】歸肝、腎經

【功效】有補肝腎、益精血的

功效

【本草成分】

何首烏含有蒽醌化合物、卵磷脂等功能性成分，有保肝、延緩衰老、調節血脂、提高免疫力的作用。

【這樣用最養生】

將生首烏用黑豆汁拌勻蒸製，使黑豆汁全部浸入生首烏中，取出曬乾者為制首烏。生首烏可用於大便乾燥便祕者，而制首烏可用於中老年人體虛滋補。制首烏治療用量為每日10～30克，養生保健用量為每日5～10克。生首烏用量為10～20克。

何首烏含有鞣質類物質，遇鐵極易產生化學變化，煎何首烏忌用鐵器。在家烹製何首烏藥膳一般使用的是何首烏藥汁，將何首烏洗淨敲碎，按何首烏與清水1：10的比例，將何首烏浸入清水約2小時，再煎煮1小時，去渣取汁備用。

⊙ 益智健腦

仙人首烏粥可益智健腦、強健體魄、延緩衰老。用黑豆10克，黃豆10克，花生仁10枚，紅棗5枚，核桃仁2枚。將材料洗淨後，以清水中浸泡1小時，將泡好的材料和50cc制首烏藥汁倒入砂鍋，加適量清水，熬煮約15分鐘即可。

【服用禁忌】

生首烏通便作用強，大便溏瀉者忌用。何首烏經炮製後有收斂作用，體內有痰濕者忌用。

何首烏不宜與動物血製品、無鱗魚和蔥、蒜、蘿蔔同食，會降低何首烏的的藥效。

治病小驗方

高脂血（腎虛濕盛型）首烏決明茶	生首烏10克，決明子10克，山楂5克。用清水煎煮2次，將藥汁合併後，當茶飲用，有補腎清肝、消食降脂的功效。
高血壓（肝腎陰虛型）首烏芹菜粥	生首烏20克，芹菜50克，瘦肉30克、米100克。將生首烏煎煮取藥汁，芹菜、瘦肉洗淨切碎，與米共同放入藥汁，同煮成粥，加調味料適量，每晚食用。
氣管炎 首烏芝參茶	生首烏15克，靈芝10克，黨參10克，紅棗7枚。用清水煎煮2次，分早晚服用，有益氣固本、補腎止咳的功效。
肥胖（腎陰虛型）首烏決瀉茶	生首烏10克，決明子10克，澤瀉5克。水煎當茶飲，有降脂減肥的功效。
神經衰弱 首烏交藤茶	制首烏15克，夜交藤10克，酸棗仁10克，紅棗10枚。用清水煎煮後，分早晚服用，有補腎安神的功效。

養生方

補血烏髮 首烏桑葚茶	制首烏20克，桑葚20克，女貞子10克。水煎當茶飲，有益精血、烏鬚髮的功效。
補血養髮 首烏燉烏雞	制首烏50克，童子烏雞1隻，調味料適量。將雞洗淨切塊，加清水適量，燉煮1小時，吃肉喝湯，有烏髮養顏的功效。
補血養顏 首烏桂圓糖茶	生首烏20克，桂圓肉15克，紅棗10枚，紅糖適量。將生首烏、桂圓肉和紅棗煎煮2次，每次40分鐘，合併藥汁後加紅糖適量，分早中晚服用。
補血降脂 首烏決明茶	生首烏10克，決明子10克，山楂5克。用清水煎煮2次後，將藥汁合併，當茶飲用。
固髮生髮 首烏燉豬腦	將生首烏10克，加300cc清水煎煮，取汁。用汁燉核桃仁30克和豬腦1個，熟後加鹽調味。
滋補脾腎 首烏羊髓粥	紅棗30枚，羊脛骨的骨髓10克，生首烏10克，米100克。將生首烏煎煮約40分鐘，在藥汁中放入洗淨的紅棗、骨髓和米，同煮成粥，早晚食用。

枸杞何首烏茶

原料：枸杞20克，何首烏10克。

作法：將枸杞、何首烏煎煮1小時。每日當茶飲。

適用人群：男性不育症者，可用此茶來調理身體。

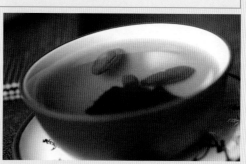

阿膠
——滋陰養血潤肺燥

【性味】味甘、性平

【歸經】歸肺、肝、腎經

【功效】具有滋陰養血，補肺潤燥，止血安胎的功效。阿膠為驢皮熬成的膠塊，因出自東阿而得名，與人參、鹿茸並稱「中藥三寶」。

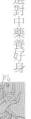

【本草成分】

阿膠含有氨基多糖等功能性成分，有促進造血、止血活血、提高免疫力、防治骨質疏鬆的作用。

【這樣用最養生】

阿膠治療用量為每日5～10克，養生保健用量為每日3～5克，因阿膠是動物皮的熬製品，故不能入湯煎煮，只能用開水或溫黃酒溶化後服用。

阿膠為補血佳品，尤為適宜出血、血虛證者，常用於治療由血虛或陰虛引起的眩暈、心煩、失眠、咳嗽、心悸、乏力、吐血、尿血、便血、崩漏等病症。可用阿膠5～10克，打碎，紅棗5枚，紅糖適量，放入碗中，加清水適量，隔水蒸半小時服用，有較好的滋陰養血的功效。

家庭可自製阿膠膏，方便隨時取用。

用阿膠250克，打碎，放入大碗中，加入黃酒50cc，紅糖50克，清水200cc，冰糖200克，隔水蒸半小時，拌勻，冷卻後成軟糖狀，切塊冷藏，每日早晚空腹服用。

【服用禁忌】

阿膠性質黏膩，有礙消化，故脾胃虛弱、食欲不振者不可服用。

阿膠較滋膩，體內有痰濕或嘔吐、泄瀉者不宜服用，感冒發燒等急症時不可食用。

治病小驗方

咳嗽（體虛型） 阿膠七味茶	阿膠10克，生曬參5克，貝母10克，杏仁10克，百部5克，五味子5克，炙甘草5克。除阿膠外，其餘藥用清水煎2次，合併藥汁，阿膠打碎，分為2份，用熱藥汁溶化，早晚服用。
咳嗽（燥火型） 阿膠桑冬茶	阿膠10克，桑葉10克，麥冬10克，杏仁10克。除阿膠外，其餘藥用清水煎2次，合併藥汁，阿膠打碎，分為2份，用熱藥汁溶化，早晚服用。
便祕（血虛型） 阿膠蜜茶	阿膠10克打碎，放入碗中，用開水溶化，加入蜂蜜20克，當茶飲，有滋陰養血、潤燥通便的功效。
慢性崩漏 雙膠紅糖茶	阿膠5克，鹿角膠5克，紅棗10枚，紅糖適量。將阿膠和鹿角膠打碎，放入碗中，加紅糖、紅棗，隔水蒸，每日早晚服用，有補肝腎、益精血、止血的功效。

養生方

滋補肝腎 阿膠杞地茶	阿膠10克，枸杞10克，生地黃10克，麥冬10克，炙甘草5克。除阿膠外，其餘藥用清水煎2次，合併藥汁，阿膠打碎，分為2份，用熱藥汁溶化，早晚服用，對老年人肝腎陰虛所致腰膝痠軟、五心煩熱有改善作用。
潤肺 阿膠銀耳羹	阿膠5克，銀耳5克。將銀耳水發洗淨，與打碎的阿膠同放碗中，隔水蒸約3小時，可加冰糖適量調味。
補血養顏 阿膠燉蛋	阿膠適量，剁塊，小火將阿膠與適量糖煮融化，邊煮邊攪。雞蛋3顆，打成蛋液。將雞蛋液加入放涼的阿膠糖液中，拌勻，倒入燉盅，蓋上蓋子，上鍋大火煮10分鐘，小火煮20分鐘即可。
益氣養血 阿膠參棗茶	阿膠15克，紅參10克，紅棗10枚。阿膠、紅參、紅棗同放大瓷碗中，注入300cc清水，蓋好蓋，隔水蒸約1小時即可，分2次，吃參喝湯。
養血健脾 阿膠棗茶	紅棗10枚，放鍋內，加清水適量煮熟，加入搗碎的阿膠6克，待其溶化，加紅糖適量調味，喝湯吃棗。

阿膠紅茶

原料：阿膠6克，紅茶3克。

作法：先將阿膠蒸化，紅茶放入茶壺中，用沸水沖泡3分鐘，濾去茶渣，將茶湯倒入蒸化的阿膠中攪勻，趁溫飲服。每週2次。

適用人群：血虛頭暈，面色萎黃者，可用阿膠紅茶來調理。

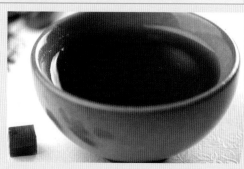

桂圓肉

——養血開胃安心神

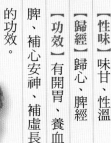

【性味】味甘、性溫

【歸經】歸心、脾經

【功效】有開胃、養血益脾、補心安神、補虛長智的功效。

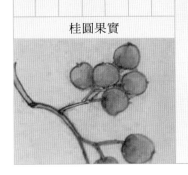

桂圓果實

【本草成分】

桂圓又名龍眼，含有多種糖類、膽鹼等功能性成分，有抗衰老、降血脂、增強免疫力的作用。

【這樣用最養生】

桂圓肉治療用量為每日10～30克，養生保健用量為每日5～10克，食用桂圓肉無副作用，可以適當大劑量應用。

⊙ 補心脾、益氣血

桂圓肉30克，紅棗10枚去核，與米100克，加清水煮成粥，再加適量紅糖調味，早晚吃一碗。可補心脾、益氣血、提高記憶力。也可用桂圓肉30克，10枚去核紅棗，加黑芝麻20克，大火煮沸10分鐘，打入2顆雞蛋，加適量紅糖，這道甜點養心補腎的功效尤佳。

⊙ 烏髮養顏

頭髮早白者，可用桂圓肉5克，木耳3克，加清水同煎。加冰糖調味，當茶飲用，有養血活血、烏髮養顏的功效。

⊙ 安神鎮靜

桂圓肉放碗中，加白糖適量，上鍋隔水蒸，蒸3次後桂圓變黑，拌適量白糖，裝瓶隨時食用，有安神鎮靜的功效。

【服用禁忌】

桂圓肉甘溫，吃多了會上火，體內有火、氣滯有痰者忌用，風寒風熱感冒或發燒等急症不可食用桂圓肉。

孕婦不可食用桂圓肉，婦女懷孕後，大多數會出現陰血偏虛、滋生內熱的症狀，常有大便乾結、小便短赤、口苦咽燥等現象，食用桂圓肉會增加內熱，發生胎動不安、小腹墜脹，甚至大傷胎氣，導致流產。

治病小驗方

貧血 桂圓紅棗茶	桂圓肉20克，紅棗10枚，紅糖適量。加清水適量，隔水燉服。
貧血 桂圓桑葚茶	桂圓肉15克，桑葚30克。加清水燉煮，加蜂蜜適量調味，當茶飲用。
神經衰弱 桂圓棗仁茶	桂圓肉10克，酸棗仁10克，五味子5克，紅棗10枚。水煎當茶飲。
失眠（心膽氣虛型） 桂圓安神茶	桂圓肉10克，炒酸棗仁10克，芡實12克。用清水煎煮，睡前飲用。
心悸 桂圓蓮實茶	桂圓肉15克，蓮子20克，芡實各20克。水煎當茶飲，每日1～2次，
水腫 桂圓薑茶	桂圓肉30克，生薑5片，紅棗15枚。水煎當茶飲，每日1～2次，適用於水腫的食療。

養生方

養心安神健腦 桂圓綠茶	桂圓肉6克，綠茶3克。以水煎煮，當茶飲。
舒緩安神 桂圓人參茶	桂圓肉25克，人參5克，冰糖適量。將人參切片，桂圓肉切碎，放入茶杯中。用沸水沖泡，加入冰糖，燜10分鐘即可，當茶飲用。
補腎益精 桂圓芝麻燉雞	雞1隻，洗淨去腸雜，用薑汁擦勻雞肚。將黑芝麻洗淨，連同桂圓肉適量塞進雞肚，放入鍋中，加清水燉熟，加鹽調味。
大補氣血 桂圓洋參瘦肉湯	桂圓肉30克，西洋參5克，枸杞30克，豬瘦肉50克。豬瘦肉、西洋參切片。上述材料一起放入砂鍋，小火煮約3小時，煮熟後加鹽、味精、蔥末各適量調味，可經常食用，用於病後調理或久病體虛。
養陰潤肺 桂圓銀耳湯	乾銀耳15克，溫水泡發，洗淨去黑根，加清水上鍋蒸熟。枸杞15克，洗淨放小碗中蒸熟。桂圓肉15克切丁。水煮沸，加入冰糖150克，溶化後，放入銀耳、枸杞、桂圓肉，煮沸片刻即可。

桂圓蓮子湯

原料：桂圓肉10克，蓮子15克，銀耳6克，冰糖適量。

作法：銀耳泡發洗淨，與蓮子煮熟燉爛，加桂圓肉，稍煮，加冰糖溶化即可。每日服1次。

適用人群：煩躁失眠者，可用桂圓蓮子湯來幫助睡眠。

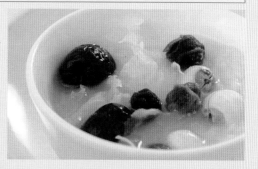

桑葚

——補血養陰生津液

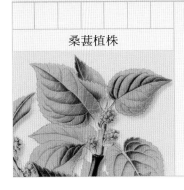

桑葚植株

【性味】味甘、酸，性涼

【歸經】歸肝、腎經

【功效】有補血滋陰、生津潤燥的功效。

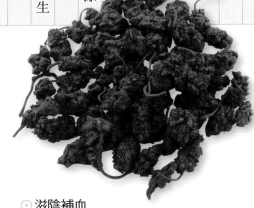

【本草成分】

桑葚含有白黎蘆醇、蘆丁、原花色素等功能性成分，具有預防心血管疾病、防癌、抗衰老、抗潰瘍、抗病毒等藥理作用。

【這樣用最養生】

桑葚治療用量為每日30～50克，養生保健用量為每日20～30克。桑葚中含有溶血性過敏物質及透明質酸，過量食用容易發生溶血性腸炎。

⊙ 治療各種神經痛

有風濕性關節疼痛、麻痺不仁以及各種神經痛患者，可用鮮黑桑葚30～60克，用清水煎煮後飲用。也可取新鮮熟透的桑葚500克，米酒1000cc，浸泡1～2個月後飲用，每日2次，每次1小杯。

⊙ 治療腸燥便祕

有腸燥便祕者，可用桑葚50克，肉蓯蓉15克，黑芝麻15克，炒貝殼10克，用清水煎煮後服用。

⊙ 滋陰補血

如果是婦女過早閉經，可用桑葚15克，紅花3克，雞血藤12克，加黃酒和清水煎，每日2次，趁溫飲用。或用桑葚、蜂蜜各適量，將桑葚水煎取汁，小火熬成膏狀，加入蜂蜜拌勻飲服，每次10～15克，每日2～3次。可滋陰補血，適用於陰血虧虛所致的鬚髮早白、頭目暈眩、女子月經不調、閉經等。

【服用禁忌】

桑葚內含有較多的胰蛋白酶抑制物——鞣酸，會影響人體對鐵、鈣、鋅等物質的吸收，青少年與兒童不宜多吃桑葚。桑葚性質偏寒，故脾胃虛寒、大便稀溏者不宜食用。桑葚含糖量高，糖尿病人應忌食。

木耳

——潤肺補血清腸胃

【性味】味甘、性平

【歸經】歸胃、大腸經

【功效】有潤肺、清滌腸胃、補血、止血的功效

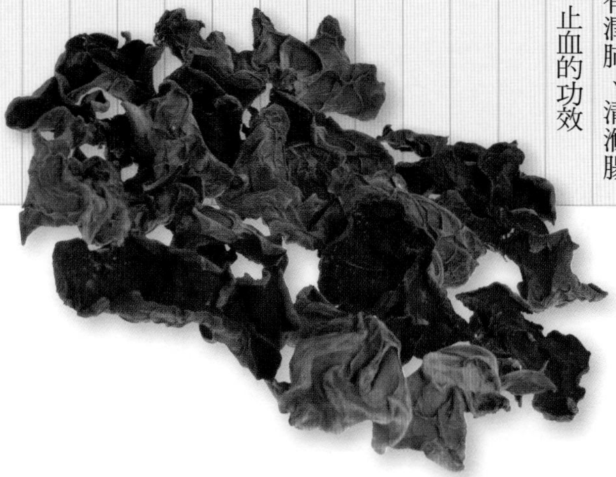

【本草成分】

木耳含有多糖、維生素K等功能性成分，有抗菌消炎、降血糖、降血脂、抗血小板凝聚、延緩衰老的作用。

【這樣用最養生】

木耳是人體血管的清道夫，可使血液不黏稠，還可與體內異物結合，促使其排出體外，尤其是從事理髮、開礦、粉塵、鋸木、修理、護路等工作的人士，更應經常吃些木耳。

⊙ 健腦益智

木耳蒸鯽魚，益氣補血，還可健腦益智。將100克木耳水發後洗淨，去根切成小片。鯽魚2條，約500克，洗淨，並放入盤中，加入生薑、蔥段、鹽、酒、白糖、豬油，然後蓋上木耳，放入蒸屜，蒸半小時即可。

⊙ 養血止血

對於婦女月經過多、痔瘡患者，可用木耳15～30克，紅棗20～30枚，鹽適量，將木耳洗淨，紅棗去核、洗淨，一起放入砂鍋，加清水煎成湯汁，有養血、止血的功效。

【服用禁忌】

乾木耳烹調前宜用溫水泡發，泡發後仍然緊縮在一起的部分不宜吃。

木耳有活血抗凝的作用，有出血性疾病的人不宜食用，孕婦不宜多吃。木耳有清腸作用，大便稀溏者不可食用。

吃木耳的同時喝綠茶，則會因木耳中的鐵與茶葉中的鞣質反應，降低其吸收率。

可預防和治療腰膝痠軟、倦怠無力、畏寒肢冷、性功能下降等。

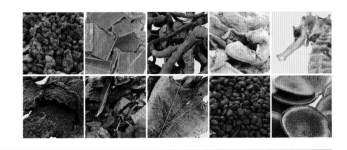

鹿茸

——補陽之最

【性味】味甘、鹹，性溫

【歸經】歸肝、腎經

【功效】有補精髓，助腎陽，強筋健骨的功效，被稱之為「補陽第一藥」。

鹿角

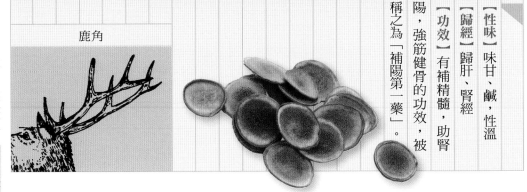

【本草成分】

鹿茸含有多胺、核酸等功能性成分，有增強記憶力、增強心臟功能、增強性功能、提高免疫力的作用。

【這樣用最養生】

鹿茸治療用量為每日1～2克，養生保健用量為每日0.3～0.5克。

⊙ 益氣補腎、強心安神

工作或學習過度緊張，導致倦怠乏力、食欲不振等亞健康狀態，可用鹿茸片1克，生曬參或西洋參3克，五味子5克，將3味中藥煎煮2～3次，每次40分鐘以上，合併藥汁，加糖適量調味，當茶飲，有益氣補腎、強心安神的功效。

⊙ 治療腎陽不足、精血虧虛

中老年人腎陽不足、精血虧虛導致的體質虛弱、神疲乏力、頭暈眼花、畏寒肢冷、腰膝痠軟、性功能減退，可用鹿茸磨成的粉0.3～0.5克，以溫開水或溫黃酒送服，每日2次，早晚服用。或用鹿茸50克，枸杞100克，白酒1000cc，將鹿茸、枸杞放入白酒中浸泡15天後飲用，每次20～30cc，每日1～2次。

【服用禁忌】

鹿茸為大補之物，應從小劑量開始服用，不可驟然大量使用。高血壓、陰虛陽亢、腎虛有火者不可服用鹿茸。風寒風熱感冒、發燒等急症期間不可服用鹿茸。對鹿茸過敏者不可服用。

治病小驗方

貧血 鹿茸歸棗茶	鹿茸1克，當歸5克，紅棗10枚。加清水適量煎煮，另加紅糖適量調味，當茶飲。
陽痿早洩 鹿茸蟲草酒	鹿茸片20克，冬蟲夏草30克，山藥30克，白酒1500cc。將藥浸於酒中，密封浸泡10天，取上清酒液飲用。每日2次，早晚各服10～15cc。本酒對中老年人肺腎兩虛，動則氣喘、怕冷、腰膝無力者有較好療效。
陽痿 鹿茸烏龍茶	鹿茸0.5克，烏龍茶5克。沸水泡茶飲用，1杯可沖泡3～5次。有溫腎壯陽作用，可治療陽虛肢冷、陽痿。
冠心病（陽虛型） 鹿茸茶	鹿茸粉0.5～1克。開水沖服，30天1個療程，可改善胸悶、心悸、心律不整等症狀，並能增加食欲、改善睡眠。
失眠 （心膽氣虛型） 鹿茸靈芝茶	鹿茸粉0.5克，靈芝10克。將靈芝煎煮2次，每次半小時，鹿茸粉分為3份，早中晚用靈芝藥汁沖服鹿茸粉。
低血壓 鹿茸枳殼茶	鹿茸粉0.6克，枳殼10克。枳殼用清水煎1小時，取藥汁，分早中晚沖服鹿茸粉0.2克。

養生方

增進食欲 鹿茸燉童子雞	鹿茸1克，人參3克，童子雞1隻。將雞去毛和內臟，洗淨切小塊，放入鹿茸、人參和調味料適量，加清水適量，燉煮1～2小時，吃肉喝湯，有益氣壯陽、補虛強身的功效。
溫腎壯陽 鹿茸燉魚肚	鹿茸1小片，魚肚15克，料酒、紅糖適量。小火燉稠，喝湯吃魚肚，鹿茸片可再燉1次後嚼食，適用於腎陽虛衰引起的腰膝痠軟、夜尿頻多。
益氣養心 鹿茸雙參茶	鹿茸1克，紅參3克，研細末。與丹參15克，紅棗10枚煎湯送服，適用於老年人心跳緩慢、頭暈乏力等。
緩解疲勞 鹿茸陳皮茶	鹿茸片1克，陳皮5克，甘草3克。紅棗、生薑、蜂蜜各適量，清水1000cc，熬湯服用。
壯陽益精 鹿茸海鮮湯	鹿茸片1.5克，水發海參20克，蝦10克，水發乾貝5克，火腿5克，水發口蘑、冬筍和調味料各適量。海參、蝦切丁，汆水後瀝乾，火腿、冬筍、口蘑切丁，所有材料放入鍋內，加鹽、料酒燒開，放鹿茸片，淋上油即可。

冬蟲夏草

——益肺止血補腎陽

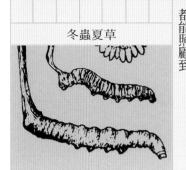

冬蟲夏草

【性味】味甘、性溫

【歸經】歸肺、腎經

【功效】有補肺益腎，止血化痰的功效，古代醫家說冬蟲夏草可補益『三焦』，人體的心肺、脾胃、肝膽、腎、生殖系統都能照顧到

【本草成分】

冬蟲夏草含有固醇類、核苷類等功能性成分，具有調節免疫功能、調節血脂、抗腫瘤、抗疲勞、調節心肝脾肺腎的功能等。

【這樣用最養生】

冬蟲夏草的治療用量為5～10克，養生保健用量為1～5克。

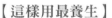 **補血安神**

各種貧血導致的血虛證，可用冬蟲夏草5克，桂圓肉10克，紅棗10枚，豬肝100克，加清水適量，燉煮1小時。加適量調味料調味，吃肉喝湯，有補血安神的功效。

⊙ **補虛健體**

病後體虛、體倦乏力者，可用冬蟲夏草3～5個，老公鴨1隻，鴨去毛和內臟，洗淨，劈開鴨頭，放入冬蟲夏草，燉煮2～3小時，加適量調味料調味後，吃肉喝湯，可補虛健體。

⊙ **輔助治療腫瘤**

腫瘤患者進行放化療後的輔助治療，可用冬蟲夏草3克，女貞子10克，紅棗10枚，用清水煎煮2次，合併藥汁當茶飲，有減少放化療副作用的功效。

【服用禁忌】

冬蟲夏草性溫，體內有熱的陰虛火旺者忌用，易導致口乾、鼻乾。

風寒風熱感冒、發燒等急症期間，不可用冬蟲夏草，病症會加重。

治病小驗方

腎炎 蟲草茶	冬蟲夏草5～10克。用清水煎煮1小時後，分早中晚服用。
支氣管炎 蟲草五味茶	冬蟲夏草5克，紅參5克，五味子5克，杏仁5克，紅棗10枚。用清水煎煮2次，分早中晚服用，有益氣補肺、止咳平喘的功效。
支氣管炎 蟲草蛤蚧茶	冬蟲夏草5克，蛤蚧1隻，白果5克，五味子5克。用清水煎煮2次，分早中晚服用，有補腎斂肺、止咳平喘的功效。
血小板減少性紫癜 蟲草棗茶	冬蟲夏草3克，紅棗20枚。用清水煎1小時，藥汁當茶飲，並吃紅棗，有減少皮下出血、增進食欲、改善睡眠的作用。
咳嗽（體虛型） 蟲草百合茶	冬蟲夏草3克，仙鶴草15克，百合20克。用清水煎煮服用，每日1次。
陽痿遺精 蟲草酒	冬蟲夏草50克，白酒500cc。浸泡30天後飲用，每次15～30cc，每日2次，有補虛益氣、止咳平喘、活血止痛的作用。

養生方

調補肝腎 蟲草枸杞羊肉湯	冬蟲夏草20克，羊肉片500克，淮山30克，枸杞15克，生薑、蜜棗、清水各適量。先用大火煮沸，再改小火煮熟，加鹽適量調味。
補腎壯陽 蟲草鹿茸酒	冬蟲夏草20克，鹿茸10克，紅棗20枚，白酒1000cc。將冬蟲夏草、鹿茸、紅棗放入白酒中浸泡1個月，每日早晚服用20～30cc，適用於中老年人腎陽不足、畏寒肢冷、腰膝痠軟、性功能減退。
滋陰補腎 蟲草人參酒	冬蟲夏草20克，人參10克，枸杞50克，白酒1000cc。將所有材料放入白酒中浸泡1個月，每日早晚服用20～30cc，適用於老年人體虛乏力、食欲不振、性功能減退等。
補肺益腎 蟲草氣鍋雞	冬蟲夏草2.5克，雞肉150克，蔥、生薑、胡椒粉各適量，雞肉斬成塊。在鍋內放入適量清水、蔥、生薑、胡椒粉，用大火煮沸，放入雞塊汆水，瀝乾後放入氣鍋內，冬蟲夏草以清水洗淨後，分散擺在雞肉上，再加少量蔥、生薑和清水，蓋好鍋蓋，蒸約1小時。

肉蓯蓉

——潤腸通便益精血

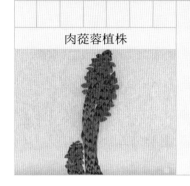

肉蓯蓉植株

【性味】味甘、鹹，性溫

【歸經】歸腎、大腸經

【功效】有補腎陽，益精血，潤腸通便的功效

【本草成分】

　　肉蓯蓉補而不傷身，故有「從容」之名，又有「沙漠人參」之稱。其含有多糖、苷類、萜類等功能性成分，能增強免疫力，可調整內分泌、促進代謝、促進生長發育、抗衰老和抗輻射的作用。

【這樣用最養生】

　　肉蓯蓉的治療用量為每日10～20克，養生保健用量為5～10克。

⊙ 潤腸通便

　　老年人大便乾燥或便祕，可用肉蓯蓉10克，用清水煎煮2次，每次半小時，服前加入蜂蜜適量。或用肉蓯蓉10克，生首烏10克，用清水煎煮後服用，兩個方子都有潤腸通便的功效。

⊙ 補腎益精縮尿

　　老年人的多尿症，可用肉蓯蓉15克，金櫻子10克，米50克，同煮為粥，每日傍晚食用，有補腎縮尿的作用。或可用肉蓯蓉50克，小公雞1隻，黃酒適量。將公雞去毛和內臟，洗淨切塊，放入肉蓯蓉、黃酒和調味料適量，燉煮1小時，吃肉喝湯，有補腎益精、縮尿的功效。

⊙ 滋補精血

　　中老年的腎陽不足引起的頭暈目眩、腰膝痠軟，可用肉蓯蓉100克，枸杞50克，白酒500cc，將肉蓯蓉和枸杞洗淨後放入白酒中，浸泡1個月後飲用，每次20～30cc，有補益肝腎、滋補精血的功效。

【服用禁忌】

　　肉蓯蓉性溫，陰虛火旺者忌用。肉蓯蓉有潤腸通便的作用，故大便溏瀉者忌用。

治病小驗方

前列腺增生 蓯蓉牛膝茶	肉蓯蓉20克，懷牛膝10克，生黃耆10克，通草10克。用清水煎煮2次，合併藥汁，分早中晚服用，有補腎、利尿的作用。
陽痿早洩 蓯蓉首烏茶	肉蓯蓉10克，制首烏10克，枸杞10克。用清水煎煮2次，分早中晚服用，對腎陽不足所致的陽痿早洩有輔助治療效果。
便祕（氣虛型） 蓯蓉麻仁茶	肉蓯蓉30克，火麻仁15克，當歸15克。用清水煎煮服用，每日1劑，連服5劑後，再間隔1日服用1劑，服用5劑。

養生方

補腎壯陽 蓯蓉羊藿酒	肉蓯蓉25克，淫羊藿50克，白酒1000cc。藥材泡入酒中，10天後飲用，每次20cc，每日3次。
補腎降火 蓯蓉七味茶	肉蓯蓉15克，火麻仁12克，炒枳殼9克，升麻3克，瓜蔞仁15克，郁李仁6克，懷牛膝12克。用清水煎煮50分鐘，趁溫飲服，每日2次，此方還有潤腸通便的作用，對上火引起的便祕效果顯著。
陽虛肢冷 蓯蓉羊肉羹	肉蓯蓉150克，用黃酒洗。與50克山藥，100克羊肉，適量清水煮成羹，再加入適量鹽調味，適用於腎陽虛和精血少引起的腰痛、肢冷等。
陽虛肢冷 蓯蓉拌肉	肉蓯蓉6克，韭菜子6克，補骨脂6克。水煎後取汁。將30克豬肉加適量油稍炒，加入藥汁，用水澱粉勾芡，再加鹽、蔥、生薑、辣油各適量，對男子精少所致的不育症有輔助食療效果。

蓯蓉紅茶

原料：肉蓯蓉5克，紅茶3克。

作法：用水煎煮肉蓯蓉，用肉蓯蓉的煎煮液泡茶，每日當茶飲。

適用人群：遺精遺尿者。

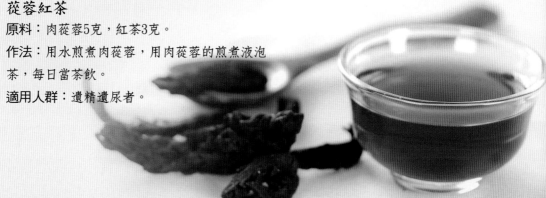

杜仲
——安胎強筋補肝腎

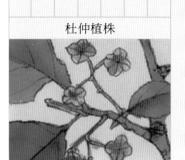

杜仲植株

選對中藥養好身

080

【性味】味甘、性溫

【歸經】歸肝、腎經

【功效】有補肝腎、強筋骨、安胎的功效，對腰膝痠痛、筋骨無力、陽痿、遺精、尿頻、眩暈、風濕、陰下濕癢、胎動不安、漏胎小產等症有療效。

【本草成分】

　　杜仲含有黃酮類、多糖等功能性成分，可促進皮膚、骨骼和肌肉中膠原蛋白的合成和分解，增強免疫功能，有良好的降血壓、降血糖、降血脂、抗炎、利尿等作用。

【這樣用最養生】

　　杜仲的治療用量為每日10～15克，養生保健用量為5～10克。

⊙ 補腎強筋

　　日常保健可以用杜仲來泡茶、泡酒，是十分便捷有效的方法。杜仲酒有補腎強筋的作用，適用於腰腿痠軟、四肢麻木、畏寒肢冷者。把100克杜仲、60克枸杞用1000cc黃酒浸泡1個月，每晚服用20cc，長期堅持飲用效果顯著。

⊙ 壯腰止痛

　　對於中老年肝腎不足所致的腰膝痠痛、肢體軟弱無力，可用炒杜仲10克，川續斷10克，用清水煎煮，每日早晚服用，10天為一療程，有強筋健骨、壯腰止痛的功效。

⊙ 舒筋活血

　　用杜仲60克，川芎30克，虎杖30克，白酒500cc，將3味藥放入白酒浸泡15天後服用，有強腰補腎、舒筋活血的功效。還可用杜仲50克，懷牛膝30克，狗脊30克，白酒500cc，服用方法同前，滋補肝腎效果也不錯。

【服用禁忌】

　　杜仲屬溫補藥材，陰虛火旺者忌用。杜仲有興奮大腦皮層和升高血壓的作用，高血壓患者忌用。對杜仲過敏者忌用。

治病小驗方

高血壓（肝陽上亢型） 杜仲菊花茶	杜仲葉15克，白菊花10克。用開水浸泡，當茶飲。
高血脂（脾腎陽虛型） 杜仲決明茶	杜仲葉15克，決明子10克，何首烏10克。水煎當茶飲。
原發性坐骨神經痛 杜仲燉豬腎	杜仲20克，雞血藤30克，豬腎1個，鹽等調味料適量。將杜仲、雞血藤加清水煎煮約1小時，濾取藥汁。將豬腎從中間切開，剔去白筋切薄片，放入藥汁中煮10分鐘左右，等豬腎熟後加調味料調味，吃肉喝湯。
高血壓（腎陽虛衰型） 杜仲夏枯茶	杜仲15克，夏枯草10克。用清水煎煮1小時，取藥汁當茶飲，有較好的降血壓作用。
高血壓（氣滯血瘀型） 杜仲山楂茶	杜仲10克，山楂5克。水煎當茶飲，有降血壓、降血脂的功效。
高血壓（氣滯血瘀型） 杜仲銀杏茶	杜仲葉15克，銀杏葉10克。水煎當茶飲，有降血壓、降血脂、活血化瘀的功效。

養生方

益氣養血 杜仲煮蛋	杜仲10克，黃耆10克，當歸5克，雞蛋1顆。將3味中藥煎煮40～50分鐘後，放入雞蛋同煮至熟，吃蛋喝湯。
補腎烏髮 杜仲核桃茶	炒杜仲30克，炒補骨脂30克，核桃仁100克。將上述藥研成細末，每日早中晚各沖服10克。

杜仲黃瓜湯

原料：黃瓜300克，杜仲25克，雞蛋50克，薑片、蔥段、鹽各適量。

作法：將杜仲去粗皮後潤透，切成絲，並炒焦。黃瓜洗淨切薄片，雞蛋攪散。將炒鍋置火上燒熱，待油燒至六成熱時，加入薑片、蔥段爆香。再加入杜仲及適量清水，煮15分鐘。最後加入黃瓜片、雞蛋、鹽即成。每週食用2次。

適用人群：肝、腎虛者，可用杜仲黃瓜湯來滋補。

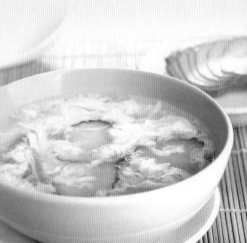

益智仁

——溫脾暖腎止泄瀉

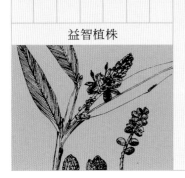

益智植株

【性味】味辛、性溫

【歸經】歸脾、腎經

【功效】有溫脾止瀉、攝
唾涎、暖腎、固精縮尿的
功效。

【本草成分】

益智仁含有揮發油、黃酮類、多糖等功能性成分，有延緩衰老、健胃、減少唾液分泌的作用。

【這樣用最養生】

益智仁的用量為每日3～9克。

⊙ 平心降火、養心安神

對於有尿頻、尿急等症狀者，可用益智仁10克，百合12克，蓮子心10克，紅棗5克，開水泡服。可以當作秋天的保健飲品，還能產生平心降火、養心安神的作用。

⊙ 補腎助陽、固精縮尿

對於有更年期綜合症的婦女，以及有腹中冷痛、尿頻、遺尿等症狀的老年人，可用益智仁5克，糯米50克，鹽適量。將益智仁研成細末，糯米煮粥，調入益智仁末，加細鹽適量，稍煮片刻，待粥稠停火。此粥有補腎助陽、固精縮尿作用。

⊙ 治療尿頻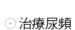

對於前列腺炎所致之尿頻者，可用益智仁30克，浸泡白酒250cc，20天後即可飲用。每日2次，每次10cc，症狀得以改善。也可用鮮豬肚1個，益智仁9克，先將豬肚切開洗淨，再將益智仁放入豬肚內，燉熟後將豬肚和益智仁連湯全部吃下，每日1次。

【服用禁忌】

益智仁傷陰助火，陰虛火旺者忌用，尿色黃赤且尿道疼痛、尿頻者均不宜使用。脾胃濕熱引起的口涎自流、唇赤、口苦、苔黃等症，不可用辛溫的益智仁。

治病小驗方

遺尿 益智金櫻茶	益智仁6克，金櫻子6克，烏藥5克。共研為細末，放保溫瓶中，用適量沸水沖泡，蓋好蓋燜20分鐘。不拘次數，當茶趁溫飲用。有溫補脾腎、固攝縮尿的作用，適用於脾腎虛寒所致的遺尿、尿頻，甚則小便不禁者。
遺尿 益智參朮茶	益智仁6克，黨參6克，焦白朮6克，石菖蒲10克，雞內金10克。用清水煎煮，早晚飲服，適用於遺尿兼有口臭者。
遺尿 益智黃耆茶	益智仁6克，黃耆10克，杏仁6克。水煎當茶飲。

養生方

益腎固精 益智仁燉豬肚	蓮子50克，芡實50克，淮山50克，益智仁50克，豬肚1個。將益智仁煎湯去渣。將蓮子、芡實、淮山泡入益智仁湯中2小時，再裝入洗淨的豬肚內，放入燉鍋中，小火煮3小時左右。
補腎縮尿 益智仁燉豬腰	豬腰1個，挑淨筋膜，切片。加鹽水炒，加杜仲15克，益智仁6克，生薑、蔥適量，燉熟後食用，能補肝腎、縮小便。
散寒縮尿 益智仁粥	益智仁20克，濃煎2次，取濃縮液60cc，與米100克，蓮子30克同入鍋中，加清水適量，煮成稠粥，粥成時調入白糖20克，早晚食用。有溫補脾腎、散寒縮尿的作用，適用於畏寒怕冷、手足發涼者，對兼有尿頻、遺尿者尤為適宜。

益智綠茶

原料：益智仁15克，綠茶3克。

作法：將益智仁搗碎，與茶一起放入茶杯中，沸水沖泡，每日當茶飲。

適用人群：腎虛遺精者，可用益智綠茶來溫腎止遺。

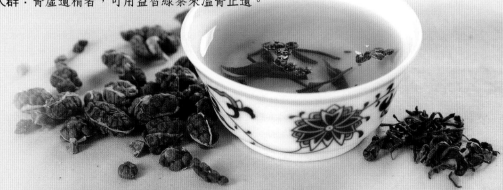

補骨脂

——溫脾止瀉補腎陽

【性味】味苦、辛，性大溫

【歸經】歸腎、脾經

【功效】有補腎助陽、納氣平喘、溫脾止瀉的功效。

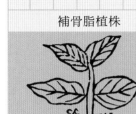

補骨脂植株

【本草成分】

補骨脂含有揮發油、黃酮類等功能性成分，可治療放化療引起的白血球減少，並可收縮子宮及縮短出血時間，治療月經過少、流產出血、避孕藥及節育環引起的出血等。還有抗衰老、調節內分泌、增強免疫力的作用。

【這樣用最養生】

補骨脂的用量為每日6～15克。《本草圖經》有言：「補骨脂，今人多以胡桃合服，有延年益氣，悅心明目，補添筋骨的作用。」

⊙ 壯腰健腎

補骨脂補腎功效卓著，對於腎虛腰痛、遺精等症，可用補骨脂15克，豬腰1個，加清水適量同煮，加鹽調味，喝湯吃豬腰，有補陽調理、壯腰健腎的作用。

⊙ 補氣養血

對於各類貧血症，都可用補骨脂進行輔助食療。補骨脂10克，雞血藤30克，用紗布包好，加清水與100克牛蹄筋同煮，約半個小時後可食用，有補氣養血的作用。

⊙ 治療腹瀉

經常半夜拉肚子的人，可用補骨脂10克，用清水煎煮後取汁，加米100克，煮成粥，每日食用1～2次，症狀將得以改善。

【服用禁忌】

補骨脂溫補助陽，陰虛火旺引起的眼紅、口苦、遺精、尿血、大便乾燥、小便短澀等症者不宜服用，濕熱傷筋引起乏力者忌用。單獨使用補骨脂會刺激胃腸黏膜，引起腹痛、噁心、嘔吐等症狀。

補骨脂不可與寒涼性質的藥材和食物共用，以免降低藥效。

治病小驗方

肥胖 （脾腎兩虛型） 骨脂什錦茶	補骨脂15克，桑葚15克，何首烏15克，黨參15克，黃耆15克，澤瀉12克，澤蘭12克，菊花10克，荷葉10克，決明子10克，枳殼10克。水煎當茶飲，有減肥作用，且不傷身。
便祕（氣虛型） 骨脂多味茶	補骨脂、桑葚、何首烏各15克，澤瀉、澤蘭各12克，菊花、荷葉、決明子、枳殼、番瀉葉各10克。水煎當茶飲，有減肥作用，且不傷身。
糖尿病 （陰陽兩虛型） 骨脂地耆茶	熟地黃15克，黃耆15克，山芋肉、補骨脂、五味子各10克，元參、山藥、丹參各12克，蒼朮6克，肉桂3克。水煎當茶飲。

養生方

舒緩提神 骨脂綠茶	補骨脂、桑葚、何首烏各15克，澤瀉、澤蘭各12克，菊花、荷葉、決明子、枳殼各10克，綠茶10克。水煎當茶飲。
補陽止瀉 骨脂煮蛋	補骨脂30克，肉豆蔻15克，雞蛋3顆。先將雞蛋用清水煮沸，撈出打破外殼，與補骨脂、肉豆蔻同煮15分鐘即可。
補腎助陽 骨脂酒	補骨脂60克，泡入白酒500cc中，浸泡5～7天。每天早晚空腹飲補骨脂酒15cc。
補肺平喘 骨脂桃仁茶	補骨脂9克，核桃仁60克。核桃仁切碎，與補骨脂一併放入砂鍋內，加水煎煮2次後，合併藥汁，每日分2次趁溫飲服。
補腎助陽、溫中止瀉 骨脂燉乳鴿	補骨脂、骨碎補、續斷各10克，熟地黃15克，牛膝、生茨仁各20克，乳鴿1隻，豬瘦肉150克，生薑3片。各藥材稍浸泡後洗淨，用紗布袋包好；乳鴿宰殺，去毛洗淨；豬瘦肉洗淨。食材與藥材與生薑一起下瓦煲，加冷開水1250cc，加蓋隔水燉約2.5小時，棄藥渣放鹽調味即可。

骨脂棗茶

原料：補骨脂15克，肉豆蔻5克，紅棗15克，生薑10克。

作法：將以上藥材用水煎煮，每日當茶飲。

適用人群：脾虛陽痿者，可用骨脂棗茶來補脾壯陽。

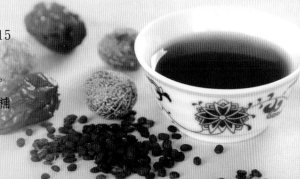

淫羊藿

——補腎壯陽祛風濕

【性味】味辛、性溫

【歸經】歸肝、腎經

【功效】有補腎壯陽、祛風除濕的功效。

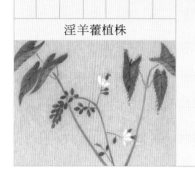

淫羊藿植株

【本草成分】

淫羊藿含有黃酮類、木質素類等功能性成分，有降血壓、降血糖、降血脂、增強性功能、鎮咳平喘、抗骨質疏鬆、抗炎、改善腎功能等作用。

【這樣用最養生】

淫羊藿的治療用量為每日10～15克，養生保健用量為5～10克。

⊙治療中老年腎陽不足

中老年腎陽不足、腰膝痠軟無力、性功能減退，可用淫羊藿100克，白酒500cc。淫羊藿洗淨後，放入白酒浸泡1個月，早晚飲服20～30cc。

⊙治療腰膝痠軟、性欲減退

淫羊藿也可與其他中藥一起製成藥酒，藥效會加強。淫羊藿50克，巴戟天25克，肉蓯蓉25克，白酒500cc。也可用淫羊藿50克，枸杞50克，金櫻子50克，白酒500cc，浸泡1個月，早晚飲用20～30cc。

⊙散寒暖腎

對於腰膝痠軟、性欲減退的症狀，還可用食療藥膳加以改善。用淫羊藿20克，羊腎1個，米100克。淫羊藿用清水煎煮取藥汁，羊腎洗淨自中間切開，剔去白筋後切碎，用藥汁煮羊腎和米煮成粥，加調味料調味後食用。

【服用禁忌】

淫羊藿辛溫助火，陰虛火旺者忌用，會加重口鼻咽乾的症狀。

治病小驗方

高血脂（併發冠心病）淫羊藿山楂茶	淫羊藿10克，山楂10克，川芎5克。水煎當茶飲，有補腎活血、降低血脂的功效。
氣管炎淫羊藿杏仁茶	淫羊藿10克，杏仁5克，貝母5克。水煎當茶飲，有鎮咳、祛痰、平喘的功效。
神經衰弱淫羊藿參歡茶	淫羊藿15克，生曬參5克，合歡皮5克。用清水煎煮，分早晚服用。
高血壓（腎陽虛衰型）淫羊藿三七茶	淫羊藿10克，三七5克。水煎當茶飲，有補腎、活血、降壓的作用。
高血壓（氣滯血瘀型）淫羊藿夏枯茶	淫羊藿15克，夏枯草10克，川芎5克。水煎當茶飲，有活血、降壓的作用。
高血壓（腎陽虛衰型）淫羊藿杜仲茶	淫羊藿10克，杜仲葉10克。開水浸泡，當茶飲。

養生方

益氣活血淫羊藿雙參茶	淫羊藿10克，丹參5克，生曬參5克。水煎當茶飲。
益氣安神淫羊藿靈芝茶	淫羊藿10克，靈芝10克，西洋參5克。用清水煎煮，分早晚服用。
溫腎壯陽淫羊藿羊肉湯	淫羊藿10克，仙茅5克，羊肉片、桂圓肉各適量。用紗布包好，一起放入鍋中，加清水，大火煮沸後，再改小火煮3小時，加鹽即可。適用於男子更年期腎陽虛引起的性欲淡漠、四肢水腫、食少尿頻等。
補腎助陽淫羊藿耆藥茶	淫羊藿10克，黃耆12克，淮山12克，巴戟天10克，鹿角片10克。用清水煎煮45分鐘，早晚空腹飲服，適用於腎陽虛引起的畏寒怕冷、腰膝無力等。

淫羊藿茶

原料：淫羊藿10克。

作法：開水浸泡淫羊藿，每日當茶飲。

適用人群：骨質疏鬆者。

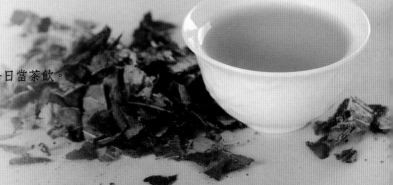

乾薑

——溫中祛寒平咳嗽

【性味】 味辛、性熱

【歸經】 歸胃、心、肺經

【功效】 有溫中祛寒、回陽通脈、行鬱降濁、平咳嗽、提升脫陷的陽氣等作用

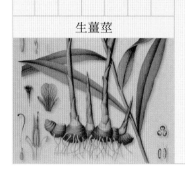

生薑莖

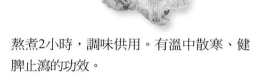

【本草成分】

乾薑含有薑辣素等功能性成分，可刺激消化道、增進食欲、振奮中樞神經、促進血液循環、增強心臟活力。

【這樣用最養生】

乾薑是經生薑風乾後所得，用量為3～9克。

⊙ 止嘔

乾薑被譽為「嘔家聖藥」，止嘔功效顯著。可用乾薑3克，高良薑5克，米5克，同煮為粥。

⊙ 溫中散寒、化痰止咳

可用乾薑3克，茯苓15克，扁豆15克，米100克。將乾薑、茯苓、扁豆用清水煎煮，取汁，再放入米同煮為粥。

⊙ 健脾止瀉

對於慢性腸炎、慢性胃炎、脾胃虛寒者，可用羊肉250克，乾薑15克，雞內金12克，紅棗5枚。將羊肉洗淨切塊，放入熱鍋內炒乾血水，與其他材料一起放入砂鍋內，加清水適量，大火煮沸後，改用小火熬煮2小時，調味供用。有溫中散寒、健脾止瀉的功效。

⊙ 治療腎陽虛衰

用於治療由於腎陽虛衰引起的陽痿、畏寒肢冷、腰膝痠軟、倦怠等，可取（雄）鯉魚1條，乾薑、枸杞各10克，用清水煮開，加料酒、鹽、味精適量，調味即可。

【服用禁忌】

乾薑藥性大熱，陰虛內熱者忌服，肝炎患者忌食，多汗者忌食，糖尿病人及乾燥綜合症者忌食，患有眼疾、癰瘡和痔瘡者不宜多食，孕婦慎服。

治病小驗方

前列腺炎 乾薑艾葉粥	乾薑10克，艾葉10克，薏米30克。將前2味藥用水煮取汁，將薏米煮粥至八分熟，入藥汁同煮至熟。此粥具有溫陽、化瘀、散寒、除濕之功效。
胃下垂 乾薑花椒粥	乾薑5片，花椒3克，紅糖15克，米100克。花椒、生薑用紗布袋包裹，與米一起加清水煮沸，半小時後取出藥袋，再煮成粥。每日早晚各1次，長期服食可見效，有暖胃散寒、溫中止痛的功效。
急性咽喉炎 小麥乾薑茶	小麥100克，乾薑2片。加清水煮，當茶飲，有止咳除熱的功效。
感冒（風寒型） 乾薑紅茶	乾薑3克，紅茶3克。乾薑洗淨切碎，與紅茶同煮或沸水沖泡5分鐘即可，當茶飲用，有溫經祛寒、解表止痛的作用，適用於風寒感冒、畏寒發熱、鼻塞流涕等症狀。

養生方

清熱解毒 乾薑綠茶	乾薑6克，綠茶6克。放入杯中，用沸水沖泡，當茶飲用。有清熱解毒、利濕和胃的作用，適用於急性腸胃炎的腹部絞痛。
溫中散寒 乾薑茵陳茶	乾薑3克，茵陳9～15克。水煎後取汁，加入紅糖溶解，當茶飲用，適用於喜飲溫水、皮膚暗黃、手足不溫等症狀者。
溫肺補腎 乾薑炒豬腰	乾薑90克，豬腰2個，鹽適量。將豬腰洗淨，去臊筋，切細，與乾生薑放入鍋中同炒，待炒至熟，加鹽調味即可。有溫肺補腎、止咳平喘的作用。

乾薑紅糖茶

原料：乾薑5克，紅糖10克，紅茶3克。

作法：用乾薑、紅糖的煎煮液泡紅茶飲用。

適用人群：月經期嘔吐、腹痛者。

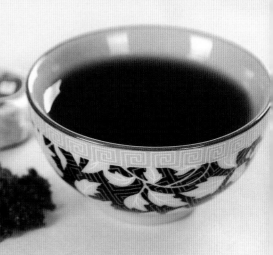

蛤蚧

——補肺滋腎定喘咳

【性味】味鹹、性平

【歸經】歸肺、腎經

【功效】有補肺滋腎、定喘止咳、益精壯陽、溫補的功效。

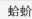

蛤蚧

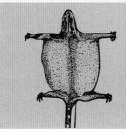

【本草成分】

蛤蚧含有肌肽、膽鹼等功能性成分，有增強免疫力、延緩衰老、抗炎平喘和類似雄性激素的作用。

【這樣用最養生】

蛤蚧的養生用量為1～6克，治病一般可用到15克。用時去頭（有小毒）、足和鱗片，也有單取其尾者，或炒酥研末。

⊙ 補虛助陽、益精血

平時用於補虛、助陽、益精血，可取蛤蚧15克，人參15克，淫羊藿30克，枸杞30克，益智仁20克，浸泡於1500cc的白酒中，加蓋密封，60天後服用。也可將蛤蚧磨成粉，取2克，人參也磨成粉，取3克，將100克糯米煮成粥，加入蛤蚧粉和人參粉，拌勻，趁熱食用。

⊙ 止咳平喘

蛤蚧止咳平喘效果顯著，用於「腎不納氣、肺氣上逆之咳喘」，尤其對於老年慢性支氣管炎咳喘有很好的治療效果。可取蛤蚧1隻，洗淨切塊。人參10克，核桃仁10克，一起放入砂鍋中，加清水，用小火煎煮約2小時即可服用。對於體虛久咳者，可用蛤蚧1對，冬蟲夏草20克，百合20克，白芨20克，研為細末，用溫水沖服，每次3克，每日2次。

【服用禁忌】

蛤蚧有較強的滋補溫陽作用，體內有熱、有痰的喘咳者忌用。風寒風熱感冒、發燒等急症期間忌用。

海馬

——補腎壯陽抗衰老

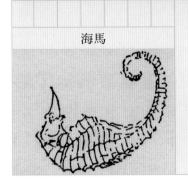

海馬

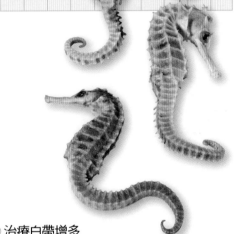

【性味】味甘、性溫

【歸經】歸肝、腎經

【功效】補腎壯陽功效卓著，是男士的滋補佳品，素有「南方人參」之稱

【本草成分】

海馬，含有固醇類化合物等功能性成分，有抗衰老、抗癌和類似雄性激素的作用。

【這樣用最養生】

海馬用量為3.5～10克。海馬的補腎作用強，很容易造成上火及血壓升高，所以最好在入冬後食用。或選擇小一些的海馬，功效較為緩和。海馬可以泡酒，也可以打碎成粉來服用，但量要控制，多吃很容易上火。吃海馬粉，只能吃一啤酒蓋一半的量。

⊙ 補腎健體

用於補腎健體，可將海馬烘乾研成粉末，用純正的米酒浸泡1個月，每晚臨睡前飲1小杯。

⊙ 壯陽

男性用於壯陽，可用1個豬腎，從中間將其剖開，去除筋膜和臊腺，夾住1～2隻海馬，盛在瓷盅中，隔水清燉，晚上臨睡前食用。或者將海馬浸入白酒，15天後，每日睡前飲1小杯。

⊙ 治療白帶增多

對腎虛所致的白帶增多，可用海馬1對，杜仲15克，黃耆30克，當歸12克，白果10克，白芷10克，土茯苓30克，用清水煎煮2次，合併藥汁後分2次服用。

⊙ 治療哮喘

對於腎虛型哮喘，可用海馬5克，當歸10克。先將海馬搗碎，加當歸和清水，共煎2次，每日分2次服用。

【服用禁忌】

海馬屬溫補之品，陰虛火旺者和高血壓患者忌用。海馬有類似雄性激素的作用，為避免墮胎，孕婦忌用。

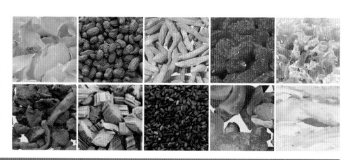

補陰

可預防和治療口燥咽乾、潮熱盜汗、五心煩熱等。

女貞子

——補陰之最

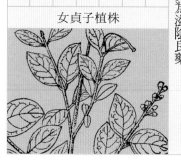

女貞子植株

【性味】味甘、苦，性涼

【歸經】歸肝、腎經

【功效】有補益肝腎、明目、清虛熱的功效。從女貞子這個名字即可看出，其為滋陰良藥

【本草成分】

女貞子含有苷類、萜類、揮發油類等功能性成分，有抗腫瘤、抗衰老、降血脂、降血糖、保肝抗菌和增強免疫功能等作用。

【這樣用最養生】

女貞子的治療用量為每日10～15克，養生保健用量為每日5～10克。

⊙ 滋補肝腎

女貞子滋補肝腎的效果最好。可將女貞子20克、枸杞50克加清水煎煮，過濾取汁，然後加入搗碎的山藥50克、米100克，共煮成粥，對腎陰虛引起的腰痛有療效。

⊙ 活血祛斑、美膚抗衰

用女貞子泡藥酒，有活血祛斑、美膚抗衰的作用，去除老年人的脂褐質斑效果顯著。可用女貞子200克，低度白酒500cc，將女貞子洗淨，蒸後曬乾，放入低度白酒中，加蓋密封，每天搖動1次，1週後開始服用，每日1～2次，每次20～30cc。

【服用禁忌】

女貞子清熱，有滑腸作用，脾胃虛寒、陽虛氣弱、大便溏瀉者不宜服用。

治病小驗方

高血壓（肝陽上亢型） 女貞夏枯茶	女貞子10克，夏枯草10克，白菊花5克。水煎當茶飲，有補益肝陰、平抑肝陽的功效。
遺精 女貞杞櫻茶	女貞子20克，枸杞15克，金櫻子10克，桑螵蛸10克。用清水煎煮2次，每次40分鐘，合併藥汁後，分早中晚服用，有補益肝腎、助陽固精的功效。
高脂血（肝腎陰虛型） 女貞首烏茶	女貞子15克，制首烏10克，枸杞10克。水煎當茶飲，有滋補肝腎、降低血脂的功效。
糖尿病（氣陰兩虛型） 女貞洋參茶	女貞子20克，五味子10克，西洋參5克。水煎當茶飲，有益氣養陰、生津止渴的功效。
慢性肝炎（肝鬱脾虛型） 女貞五味茶	女貞子15克，五味子10克，黃耆10克，太子參10克，茵陳10克。用清水煎煮2次，分早中晚服用，有滋補肝腎、保護肝臟的功效。

養生方

補肝益腎 女貞杞地茶	女貞子15克，枸杞10克，熟地黃10克，黃精10克。清水煎煮，早晚服用，有滋陰補腎、強腰明目的功效。
潤腸通便 女貞蓯蓉茶	女貞子20克，肉蓯蓉10克。水煎當茶飲。
補腎烏髮 女貞芝麻瘦肉湯	女貞子40克，黑芝麻30克，豬瘦肉60克。豬肉洗淨切塊，把女貞子、黑芝麻、豬肉放入鍋內，加適量清水，大火煮沸後，再用小火熬煮1小時，可根據口味偏好加一些調味料調味。
補肝腎益心脾 女貞桂圓瘦肉湯	女貞子60克，桂圓肉20克，豬肉60克。加清水，大火煮沸後，小火熬煮2小時即可。

豬肝四味湯

原料：芝麻、枸杞、女貞子、核桃各4克，豬肝250克、鹽、薑絲、蔥段、水澱粉各適量。

作法：先將豬肝洗淨、切片，再加入水澱粉拌勻。將芝麻、枸杞、女貞子、核桃下鍋加水熬湯汁，去渣留汁。最後將豬肝和薑絲、蔥段加入沸湯中煮熟，加鹽調味即可。每週食用2次。

適用人群：氣虛貧血者，可用此湯來補氣養血。

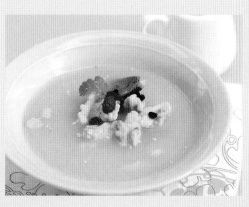

銀耳

——滋陰潤燥益腎陰

【性味】味甘、淡，性平

【歸經】歸肺、胃經

【功效】有滋陰潤肺、養胃生津的功效，被譽為「菌中之冠」。

【本草成分】

銀耳含有銀耳多糖等功能性成分，有抗衰老、降血脂、增強免疫力的作用。銀耳中的膳食纖維還可促進腸胃蠕動、減少脂肪吸收和防治便祕。

【這樣用最養生】

銀耳治療用量為5～10克，養生保健用量為3～5克。銀耳用溫水泡發後，應去掉未發開的部分，特別是呈淡黃色的部分。

⊙ 滋陰潤膚

銀耳的滋陰潤膚作用自古以來有口皆碑，可用銀耳10克，枸杞15克，冰糖20克，清水適量，煮成銀耳枸杞羹食用。

⊙ 潤肺祛燥

銀耳蓮子羹是秋季潤肺祛燥的食療佳品，可用銀耳200克，乾蓮子30克，冰糖100克，清水適量，煮成銀耳蓮子羹，燉至銀耳、蓮子軟糯即可。

⊙ 益氣養陰

對於氣陰兩虛者，還可用15克銀耳搭配5克人參，加清水同煮，有益氣養陰的功效。

【服用禁忌】

銀耳經硫磺薰製可去掉黃色，看起來外觀飽滿充實、色澤潔白，長期食用硫磺薰製的食品，會導致胃腸道功能紊亂，銀耳要選擇顏色偏黃的食用為佳。

食用變質銀耳易中毒，輕者感到上腹部不適，重者則因中毒性休克而死亡，變質銀耳有異味、易破碎。

銀耳有生津作用，風寒咳嗽或濕熱生痰者忌用。

咳嗽（燥火型）銀耳百合茶	銀耳10克，百合5克，北沙參5克。用清水煎煮2次，合併藥汁，服前加冰糖適量，早中晚服用，有滋陰潤肺、止咳化痰的功效。
失眠（陰虛火旺型）銀耳桂圓茶	銀耳10克，桂圓肉10克，紅棗5枚。用溫水將銀耳泡發，切碎，桂圓肉和紅棗洗淨切碎，加冰糖、清水適量，放碗中蒸1小時後食用。
慢性肝炎（肝腎不足型）銀耳杞味茶	銀耳10克，枸杞10克，五味子5克。水煎當茶飲，有滋補肝腎的作用。
更年期綜合症銀耳牛膝茶	銀耳、百合、懷牛膝各10克，紅糖適量。牛膝煎煮1小時，取汁。將水發銀耳和百合放入藥汁中煎煮1小時，加紅糖攪拌，當茶飲，吃銀耳和百合，有滋陰補腎的作用。

養生方

補腎健脾銀耳山藥粥	銀耳10克，山藥10克，蓮子10克，芡實10克，紅棗5枚，米100克。共煮成粥即可。
補心安神銀耳百合粥	銀耳10克，百合5克，桂圓肉5克，蓮子10克，紅棗5枚，米100克。銀耳水發切碎，和諸藥及米同煮成粥，早晚食用。
潤肺止咳銀耳杏仁茶	銀耳10克，甜杏仁10克，川貝母5克，冰糖適量。藥材用清水煎煮2次，合併藥汁，服前加冰糖，早中晚服用。
潤肺祛燥銀耳百合蒸雪梨	銀耳10克，百合10克，雪梨1顆，冰糖適量。雪梨洗淨去核切小塊，加入水發銀耳和百合、冰糖，放入碗中蒸1小時後服用。
滋陰降壓雙耳茶	銀耳10克，木耳10克，冰糖適量。將銀耳和木耳用溫水發開，洗淨切碎，放入碗中加清水和冰糖，蒸1小時後食用。

銀耳櫻桃粥

原料：銀耳10克，櫻桃5枚，白米、桂花糖、冰糖各適量。

作法：將白米煮粥，粥熟後，放入冰糖化開，加入銀耳，煮10分鐘。將櫻桃、桂花糖放入粥中，煮沸即可。每週食用2次。

適用人群：氣虛貧血者，可用此粥來補益脾腎、益氣補血。

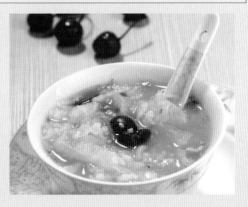

枸杞

——明目潤肺補肝腎

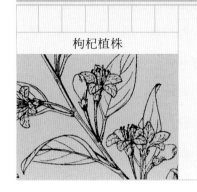

枸杞植株

【性味】味甘、性平

【歸經】歸肝、腎、肺經

【功效】滋補肝腎、益精明目和潤肺的作用。

【本草成分】

　　枸杞含有枸杞多糖等功能性成分，有增強免疫力、降血脂、抗脂肪肝、抗腫瘤、抗衰老等作用。

【這樣用最養生】

　　枸杞治療用量為5～15克，養生保健用量為5～10克。枸杞四季皆宜，可像普通食品一樣加入茶水、粥飯、羹湯、菜餚裡常服，而無滋膩上火等副作用。

⊙ 治療慢性萎縮性胃炎

　　春季可單服，每天飯前空腹嚼服20克枸杞，可治療慢性萎縮性胃炎。每晚嚼服30克枸杞，對老年人夜間口乾症有改善作用，也可與黃耆一起煮水喝。

⊙ 消除眼睛疲勞

　　夏季宜與菊花、金銀花、膨大海和冰糖一起泡水喝，常服可以消除眼睛疲勞。

⊙ 滋陰祛燥

　　秋季宜與雪梨、百合、銀耳、山楂等製成羹類，可滋陰祛燥。

⊙ 散寒

　　冬季宜與桂圓、紅棗、山藥等搭配煮粥，或與羊肉一起燉煮，散寒的同時不至於上火。

⊙ 益氣養陰、強健筋骨

　　枸杞酒常被用於益氣養陰、強健筋骨。可用枸杞100克，女貞子50克，生曬參20克，低度白酒1000cc，將3味藥浸泡於白酒中，1個月後服用，每日早晚服20～30cc。

【服用禁忌】

　　有酒味的枸杞已變質，不可食用。正在感冒發燒、身體有炎症、腹瀉的人最好別吃。

治病小驗方

高脂血（肝腎陰虛型） 枸杞女貞茶	枸杞250克，女貞子250克，紅糖適量。將枸杞和女貞子洗淨焙乾，研成粉末，早中晚用開水沖服10克，加紅糖適量調味。
慢性肝炎 （肝腎不足型） 枸杞洋參蜜	枸杞500克，西洋參30克，甘草100克，蜂蜜100克。將西洋參、甘草煎煮1小時，取其藥汁煮枸杞，至水將盡，搗成膏狀後加入蜂蜜攪拌，裝瓶放於冰箱中，每日飲服1～2湯匙。
糖尿病（氣陰兩虛型） 枸杞五味茶	枸杞10克，五味子5克。用開水浸泡，當茶飲。
糖尿病（氣陰兩虛型） 枸杞洋參茶	枸杞10克，西洋參5克。用開水浸泡，當茶飲。
肺炎 枸杞合冬茶	枸杞15克，百合10克，麥冬10克，川貝母5克，知母5克。用清水煎煮2次，每次40分鐘以上，合併藥汁，分早中晚服用。

養生方

養肝益腎 枸杞燉羊肝	枸杞10克，羊肝150克。將羊肝洗淨切片，放入枸杞，燉煮1小時，加調味料適量，吃肝喝湯。
清肝明目 枸杞菊花茶	枸杞10克，白菊花3克。用開水沖泡，當茶飲。
增強免疫力 枸杞靈芝茶	枸杞10～20克，靈芝10克。水煎當茶飲。
益氣養陰 枸杞黃耆茶	枸杞10克，黃耆20克。水煎當茶飲。
滋陰補腎 枸杞炒肉絲	枸杞100克，豬瘦肉500克，筍100克，鹽、糖、醬油、料酒等各適量。豬瘦肉和筍加調味料稍炒，再加入用水泡好的枸杞，炒熟即可，適用於體虛乏力、腎虛、視物模糊等。

枸杞粥

原料：枸杞15克，白米50克，白糖適量。

作法：將三種食材一起放入砂鍋內，加適量清水，用小火煮沸，待白米開花，湯稠時停火，燜5分鐘即可。每日食用1次。

適用人群：肝腎陰虛引起的頭暈目眩、視力減退者，可用此粥來滋補肝腎、益精明目。

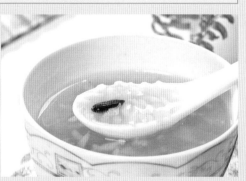

百合

——養陰潤肺安心神

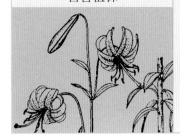

百合植株

【性味】味甘、性微寒

【歸經】歸心、肺經

【功效】有養陰潤肺、清心安神的功效

【本草成分】

百合含有多糖類、苷類等功能性成分，有增強免疫力、抗腫瘤、鎮咳祛痰、平喘安眠的作用。

【這樣用最養生】

百合治療用量為每日10～30克，養生保健用量為每日5～15克。

⊙ 改善睡眠

每晚睡前服用百合湯，能明顯改善睡眠品質。銀耳15克，鮮百合120克，香蕉2根，加清水適量蒸為湯羹，此湯可用於治療失眠多夢、心情憂鬱、神思恍惚等病症，但風寒咳嗽、脾胃虛弱、寒濕久滯、腎陽衰退者忌食。

⊙ 止咳化痰

百合歷來是止咳化痰的藥食兩用佳品，常見的清肺止咳的百花膏、百合固金丸，就是以百合為主藥。可用百合15克，甜杏仁10克，加清水蒸煮，等溫涼後加入蜂蜜，調味後食用。也可用百合10克，款冬花5克，川貝母5克，用清水煎煮，當茶飲。飲用時若加入適量蜂蜜，則潤肺效果更好。

⊙ 滋陰補肺

用於滋陰補肺，可用百合15克，川貝母5克，豬肺100克，調味料適量，燉煮後食用。也可用百合10克，黨參10克，甜杏仁10克，豬肺500克，一起燉煮。還可用百合10克，川貝母5克，雪梨1顆，冰糖適量，蒸煮後吃梨喝湯。

【服用禁忌】

百合藥性寒潤，風寒咳嗽和大便溏瀉者不宜服用。

支氣管炎 百合兩汁茶	鮮百合10克，甘蔗汁50cc，白蘿蔔汁50cc，蜂蜜適量。將百合用清水煎煮，加入兩汁和蜂蜜，分早中晚服用，對久咳不癒、乾咳少痰有療效。
支氣管炎 百合靈芝茶	鮮百合10克，靈芝10克，南沙參6克，北沙參6克。將靈芝先用溫水浸泡半小時，再加沙參、百合3味同煎沸，放保溫瓶中，分2～3次趁溫飲用。有益肺補虛、祛痰止咳的作用。適用於風寒（熱）、痰熱已去，仍咳喘不已，時有咳痰、氣急等症狀。
更年期綜合症 百合菊花茶	乾百合50克（鮮品加倍），白菊花6克。菊花略洗拍碎，乾百合先泡發，加清水同煮，待乾百合軟爛，可加糖適量服用，有養心安神作用。
便祕（血虛型） 百合桑決茶	鮮百合10克，桑葉10克，桑葚10克，決明子10克，天冬10克，番瀉葉1克。水煎當茶飲。

養生方

清肝明目 百合金菊茶	乾百合6克，菊花6克，綠茶1克，金銀花5克，薄荷1克。所有材料混合後用沸水沖泡5分鐘，當茶飲。
清熱潤肺 百合洋參茶	乾百合15克，西洋參1克，枸杞3克，竹葉1克。將材料混合後以沸水沖泡10分鐘即可。
潤肺生津 百合桑葚茶	鮮百合30克，桑葚30克，紅棗10枚，橄欖9克。加清水煎煮取汁。
滋補肝腎 百合枸杞粥	鮮百合10克，枸杞10克，桂圓肉10克，紅棗5枚，米100克。藥材洗淨後與米同煮成粥，早晚食用。
補血養顏 百合燉牛肉	鮮牛肉300克，沸水汆後洗淨切片，鮮百合50克，白果50克，紅棗10枚，生薑2片。白果浸泡水中去外膜，紅棗去核，生薑去皮，鍋內加清水，燒開後放百合、紅棗、白果和生薑，中火煮至百合將熟，加牛肉片煮熟，加鹽調味。

百合銀耳蓮子湯

原料：蓮子150克，百合10克，銀耳15克，冰糖適量。

作法：銀耳泡發，去蒂，切小朵。蓮子洗淨，百合用清水泡發。將所有材料放入鍋中，加清水適量，以中火熬煮45分鐘。放入冰糖，以小火煮至冰糖溶化即可。每週食用2次。

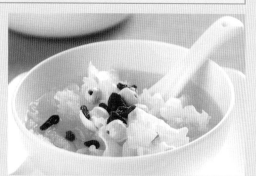

麥冬

——養陰潤肺生津液

麥冬植株

【性味】味甘、微苦，性微寒

【歸經】歸脾、胃、心經

【功效】有養陰生津、潤肺清心、除煩解渴的功效

麥冬植株

【本草成分】

　　麥冬含有低聚糖類、多種胺基酸等功能性成分，有提高免疫功能、抑菌、降血糖、提高機體適應能力、抗心律失常和擴張外周血管的作用。

【這樣用最養生】

　　麥冬一般情況可用到30克，常用量為9～15克。

⊙治療高血壓、冠心病

　　麥冬為老年人陰虛燥熱津虧之常用藥，有助於預防和治療高血壓、冠心病、動脈硬化等，有改善心肌代謝、改善血液循環等功能。可用麥冬15克，蓮子20克，百合20克，加清水煎煮後飲用，此湯味稍苦，可用冰糖調味。

⊙降低血糖、提高免疫力

　　麥冬對部分糖尿病人具有降低血糖、提高機體免疫力的作用，並可促進胰島細胞恢復。可將麥冬30克與米50克，同煮成粥，每日1劑，分2次服用。

⊙滋補調理產婦

　　產婦分娩後脾腎兩虛，需多喝湯水來滋補調理。桑寄生麥冬蛋茶有寧心、補血、養顏的作用，適合產婦飲用。雞蛋2顆，大棗24枚，桑寄生10克，麥冬30克，水7碗，冰糖適量。

【服用禁忌】

　　對麥冬過敏者不可食用，過敏表現為噁心、嘔吐、心慌、煩躁、全身紅斑、瘙癢。麥冬性寒，風寒感冒、痰濕咳嗽或脾胃虛寒泄瀉者忌用。

萎縮性鼻炎 梨汁麥冬茶	梨1顆，百合10克，麥冬12克，膨大海4枚。將前3味煎水取汁，沖泡膨大海，當茶飲用，具有養陰潤燥的功效。
閉經（陰虛血燥型） 麥冬四味茶	生地黃10克，白芍10克，麥冬10克，地骨皮10克。用沸水沖泡，蓋上蓋子燜半小時，喝完以後可以再倒入開水浸泡，每天換1次藥材。
糖尿病 （陰虛熱盛型） 麥冬橄欖茶	麥冬30克，鹹橄欖4枚，蘆根20克。將以上各味藥加清水2碗半，煎至1碗，去渣。每日飲用2次，有清熱生津、解毒利咽的功效。
糖尿病 （陰虛熱盛型） 麥冬參黃茶	知母10克，麥冬10克，黨參10克，生石膏30克（先煎），元參12克，生地黃18克。水煎當茶飲。

養生方

清熱養陰 玉女煎	麥冬10克，知母10克，熟地黃20克，生石膏20克，牛膝30克。水煎當茶飲，常用於胃熱陰虛證的調理。
益氣補脾 麥冬山藥粥	鮮山藥100克，麥冬15克，蓮子10克，薏米20克，米50克，冰糖15克。將麥冬、鮮山藥洗淨，薏米、米淘洗乾淨。將所有材料一起放入砂鍋，加清水，先用大火煮開，再改小火熬煮成粥即可。此粥益氣補脾、潤燥嫩膚。
補氣養陰 生麥粥	黨參10克，麥冬10克，五味子10克，米50克，冰糖適量。將諸藥水煎取汁，與米加清水適量煮粥，待熟時調入冰糖，再煮沸即可。
補陰安神 百合麥冬粥	新鮮百合100克，麥冬20克，米100克，冰糖適量。將麥冬洗淨後，放入砂鍋中，加入適量的清水，小火煎汁，20分鐘後棄渣取汁。米、百合洗淨後放入砂鍋內，加清水適量，再將麥冬汁和冰糖同入鍋內，小火煮至米熟即可。

沙麥茶

原料：沙參、麥冬、石斛各8克。

作法：用沸水沖泡上述藥材，每日當茶飲。

適用人群：胃陰虧虛型胃痛者。

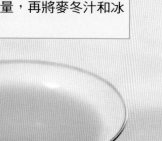

石斛

——滋陰養胃潤咽喉

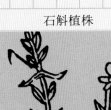

石斛植株

【性味】味甘、淡，性涼、微寒。

【歸經】歸胃、肺、腎經。

【功效】有養胃生津、滋陰清熱、補腎益精、強壯筋骨的功效。石斛俗稱「千年潤」，是生津潤喉的首選中藥。

【本草成分】

石斛含有石斛鹼等生物鹼、黏液質等功能性成分，有一定的解熱鎮痛作用，及促進新陳代謝、抗衰老等作用，且能促進胃液分泌、助消化。

【這樣用最養生】

藥用石斛是將新鮮石斛乾製後所得，用量一般為9～15克，新鮮石斛用量可相應加大，為15～30克。

⊙ 保護喉嚨

石斛茶是很多演員、歌手用於護嗓的良方，有乾石斛茶和鮮石斛茶兩種。乾石斛要經過較長時間的煎煮，有效成分才能溶出，直接用開水泡效果不好。可用乾石斛5～10克，水煎煮後當茶飲用，亦可用鮮石斛10～20克，清水洗淨後直接開水沖泡即可。

⊙ 緩解視覺疲勞

有視覺疲勞、乾眼症、視力減退等症狀者，長期飲服明目石斛茶，症狀可得以改善。乾石斛10克，枸杞15克，乾菊花10克。先把石斛用清水煎煮半個小時，去藥渣，沖泡菊花和枸杞，燜10分鐘左右，即可當茶飲服。

⊙ 養胃

對於胃陰虧虛引起的胃部隱隱灼痛、口燥咽乾、大便乾結、小便短少、食欲不佳等症狀，可用乾石斛10克，麥冬10克，用清水煎煮，當茶飲，可產生養胃的作用。

【服用禁忌】

石斛藥性寒涼，畏寒肢冷者不宜服用。石斛是滋陰之藥，能助濕生痰，體內有痰、舌苔厚膩者不宜服用。

胃痛（胃陰虧虛型） 石斛麥冬茶	石斛8克，沙參8克，麥冬8克。用沸水泡茶喝，有養胃陰的作用。
口腔潰瘍 石斛生地黃茶	生地黃15克，石斛10克，生甘草3克。用沸水沖泡，當茶飲用，口腔潰瘍期間，每天更換1次藥材。
便祕（腸胃積熱型） 石斛甘蔗茶	鮮石斛20克，甘蔗汁250cc。將洗淨、切碎的鮮石斛放入鍋內，加入清水適量，先浸漬2小時，再煎煮50分鐘，濾取汁液，兌入甘蔗汁，稍煮沸即可，當茶飲用。
便祕（腸胃積熱型） 石斛杞菊茶	石斛15克，枸杞15克，杭白菊6克，熟地黃10克，山藥10克，山萸肉10克。以上6味略洗，放入砂鍋，加清水適量，浸泡2小時，先用大火煮沸，再用小火煎熬50分鐘左右，趁溫服用。去藥渣，再加清水適量，煮沸後小火煎40分鐘後趁溫服用。每日1劑，早晚空腹時各服1次。

氣陰雙補 人參石斛茶	石斛10克。用清水煎煮半小時，去藥渣，沖泡人參切片2克，燜10分鐘左右即可。
緩解視覺疲勞 石斛枸杞茶	石斛12克，枸杞20克。用沸水沖泡，當茶飲用。
養陰潤肺 石斛銀耳羹	石斛15克，加適量清水，先大火煮開，再用中火熬煮20分鐘，取汁。30克乾銀耳泡發，去掉硬蒂，用手撕成碎片，放到石斛汁裡，用小火煮2～3個小時，直到把銀耳汁燉黏稠為止。
清熱養胃 石斛退熱粥	石斛10克，麥冬10克，西洋參5克，枸杞5克，米70克，冰糖50克。西洋參磨成粉，麥冬、石斛洗淨後用紗布包裹。米洗淨，將枸杞、藥材包放入鍋中，加清水熬煮成粥後，加入西洋參粉、冰糖，煮至冰糖融化即可。

石斛綠茶

原料：石斛5克，麥冬10克，綠茶5克。

作法：三種原料一起用沸水沖泡，每日當茶飲。

適用人群：慢性咽喉炎者。

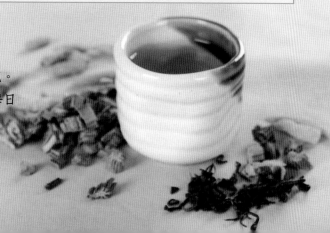

黃精 ——滋腎益氣潤心肺

黃精植株

【性味】味甘、性平

【歸經】歸脾、肺、腎經

【功效】有滋腎潤肺、補脾益氣的功效

選對中藥養好身

104

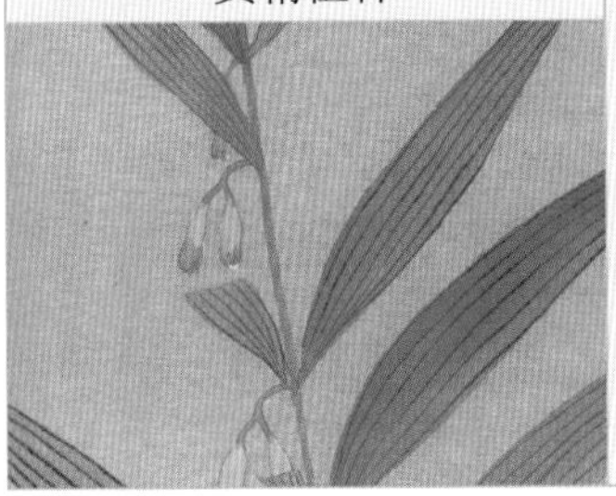

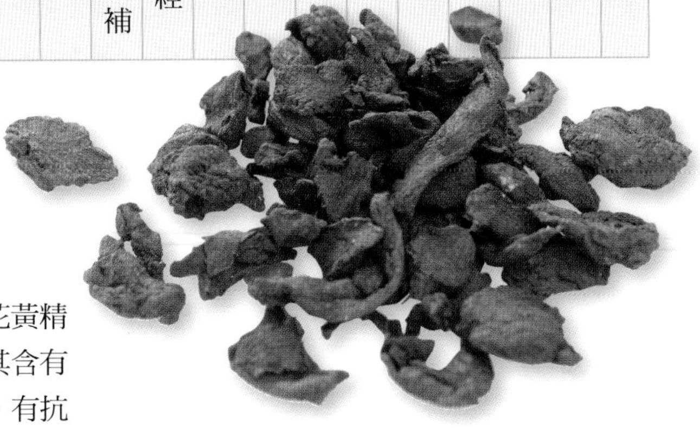

【本草成分】

黃精又稱「仙人餘糧」，以多花黃精品質最佳，長期食用對人體無害，其含有黏液質、多種胺基酸等功能性成分，有抗疲勞、抗病毒、延緩衰老、止血降糖等作用。

【這樣用最養生】

黃精用量一般為10～30克。

⊙ 滋養肺胃、化痰止咳

對於陰虛肺燥、乾咳少痰及肺腎陰虛的勞咳久咳症狀，可單用，也可將黃精與沙參、川貝母等藥同用，還可與熟地黃、百部等滋養肺腎、化痰止咳之品同用。

⊙ 補益腎精、延緩衰老

黃精能補益腎精、延緩衰老，可改善頭暈、腰膝痠軟、鬚髮早白等早衰症狀，與枸杞、何首烏等補益腎精之品同用，效果更佳。

⊙ 養顏護膚

黃精還被普遍應用於養顏護膚。用豬蹄膀1隻，黃精20克，黨參15克，紅棗12枚做成的黃精燉豬蹄膀，有使肌膚更靚麗的功效。

⊙ 治療脾虛乏力

黃精可作為久服滋補之品，老年人服用黃精療虛大有益處。對於脾虛乏力、食欲減退、肺燥乾咳、腎虛腰膝痠軟及頭暈患者，可用黃精30克，米100克，煮成黃精粥食用。

【服用禁忌】

黃精為滋膩之品，痰濕內盛者不可服用，感冒發燒等急症時暫停服用。

治病小驗方

咳嗽（體虛型） 黃精茶	黃精30克，冰糖50克。黃精用冷水泡發，加冰糖，用小火煎煮1小時即可。吃黃精，喝湯，每日2次，有滋陰、潤心肺的作用。
貧血 黃精當歸茶	當歸20克，黃精20克。放入盛有開水的保溫瓶內，浸泡半小時，當茶飲用，每日1劑。
高血壓（肝陽上亢型） 黃精羅布麻茶	黃精10克，羅布麻葉5克。用清水煎煮，取汁，當茶飲用。
月經不調 （氣血兩虛型） 黃精煮蛋	鵪鶉蛋10顆，煮熟備用。黃精10克，黨參10克，紅棗6枚，裝紗布袋。所有材料加適量清水，先大火煮開，再小火煮20分鐘，然後把煮好的鵪鶉蛋剝殼投入湯中，再煮半小時，吃蛋喝湯。從上一次月經結束一直到下一次月經開始，每天早晨吃1次，月經恢復正常以後也可經常吃。

養生方

益氣補血 黃精丹參茶	丹參10克，黃精10克，綠茶5克。共研成粗末，用沸水沖泡，加蓋燜10分鐘後飲用。
增進食欲 參耆黃精燜牛肉	黃耆30克，黨參15克，黃精15克，牛肉500克，鹽、蔥、生薑、白糖各適量。將黃耆、黃精、黨參裝袋備用。將牛肉洗淨，放入鍋內汆一下，撈出，沖洗乾淨，和藥袋一起放入鍋中，加清水適量煮沸。小火將牛肉燜熟，撈出藥袋，放鹽、蔥、生薑、白糖調味。
滋陰補脾 黃精瘦肉湯	豬瘦肉500克，黃精35克，小白菜100克，胡蘿蔔1根，香菇5朵，鹽適量。豬瘦肉洗淨切大塊，放入沸水中汆去血水，撈出備用。小白菜和黃精洗淨，胡蘿蔔去皮切片，香菇去柄洗淨切瓣。清水煮沸，放入豬瘦肉大火熬煮20分鐘，再放入其他所有材料，小火熬煮2小時後，加鹽調味即可。

黃精參棗茶
原料：黃精、黨參各10克，紅棗6枚。
作法：將上述材料用水煎煮，每日當茶飲。
適用人群：氣血兩虛型月經不調者。

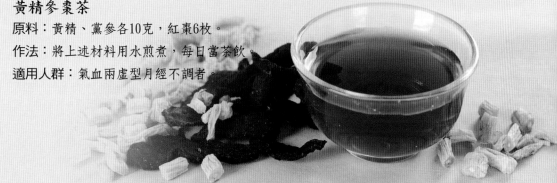

天冬
——滋陰潤燥降肺火

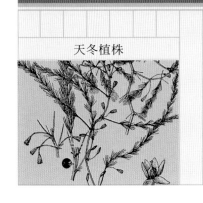

天冬植株

【性味】味甘、苦，性寒

【歸經】歸肺、腎經

【功效】有養陰生津、潤肺清心的作用

【本草成分】

天冬含有天門冬素、黏液質等功能性成分，有鎮咳袪痰、抑菌、抗腫瘤等作用。

【這樣用最養生】

天冬一般用量為3～30克。

⊙清肺熱

天冬清肺熱的作用強於麥冬、玉竹等同類藥材，適用於陰虛肺燥有熱之乾咳痰少、咯血、咽痛音啞等症，且能止咳袪痰，常與麥冬、沙參、川貝母等藥同用。

⊙滋腎陰、降虛火

天冬能滋腎陰，且能降虛火。腎陰虧虛、眩暈耳鳴、腰膝痠痛者，常與熟地黃、枸杞、牛膝等滋腎益精、強筋健骨之藥品同用。陰虛火旺、潮熱者，宜與滋陰降火之生地黃、麥冬、知母等藥品同用。治腎陰久虧、內熱消渴症，可與生地黃、山藥、女貞子等滋陰補腎之藥品同用。肺腎陰虛之咳嗽咯血，可與生地黃、玄參、川貝母等滋陰清肺、涼血止咳藥同用。

⊙益胃生津

天冬還有一定的益胃生津作用，且能清胃熱。氣陰兩傷、食欲不振、口渴者，宜與生地黃、人參等養陰生津益氣之藥品配伍。津虧腸燥便祕者，宜與生地黃、當歸、生首烏等養陰生津、潤腸通便之藥品同用。

【服用禁忌】

天冬性寒，脾胃虛寒、腹瀉或外感風寒咳嗽者忌用。

天冬養陰生津，不能與有利尿作用的茯苓、紅豆等藥材同用。有利尿作用的西瓜、鯉魚等食物也不能與之一起食用，否則功效相抵。

治病小驗方

慢性咽喉炎 天冬橘絡茶	天冬30克，橘絡15克。一起放入保溫杯中，沖入沸水，加蓋燜半小時，當茶飲用，有養陰清肺、潤燥化痰的作用。
月經不調 天冬紅糖茶	天冬30克，紅糖適量。天冬洗淨，放入砂鍋，加清水300cc，煎煮後加紅糖，當茶飲用。
糖尿病（陰虛熱盛型） 天冬烏梅茶	天冬15克，烏梅6枚。天冬切碎後，與烏梅同入砂鍋，加適量清水，中火煎煮20分鐘，當茶飲用，當日飲完，有養陰生津、降糖止渴的作用。
糖尿病（陰虛熱盛型） 天冬六味茶	天冬20克，麥冬20克，天花粉20克，米20克，地骨皮15克，生知母15克，生甘草8克。水煎當茶飲，每日1劑。
月經不調 天冬養顏茶	天冬2克，枸杞2克，生地黃2克，人參2克，茯苓2克，蜂蜜10克。將5味藥材用清水煎煮，取汁，待藥茶溫涼後，加蜂蜜調味即可。

養生方

養陰潤燥 天冬粥	天冬100克，小米100克，牛腱100克，鹽適量。將小米淘淨，用清水浸泡2小時。天冬洗淨，牛腱洗淨，切條備用。小米加清水用小火熬煮半小時，再放入天冬、牛腱煮半小時，熄火前加鹽調味即可。
潤肺生津 二冬棗仁粥	天冬10克，麥冬10克，酸棗仁10克，米50克，蜂蜜適量。酸棗仁微炒，將炒好的酸棗仁與天冬、麥冬一起加清水煎湯，取汁。米淘洗乾淨，與藥汁一起煮粥。粥熟後，調入蜂蜜即可。
滋陰益腎 天冬黑豆芝麻粥	天冬30克，黑豆20克，黑芝麻10克，米50克，冰糖適量。天冬、黑豆、黑芝麻洗淨，瀝乾。米淘洗乾淨，天冬、黑豆、黑芝麻、米放入砂鍋內，加適量清水煮粥。待粥將熟時，加入冰糖，稍煮沸即可。

天冬綠茶

原料：天冬8克，綠茶1克。

作法：將天冬剪成碎片，放入杯中，與茶葉一起用沸水沖泡後，加蓋燜5分鐘，每日當茶飲。

適用人群：上火痰多者。

玉竹
——生津止渴潤肺燥

玉竹植株

【性味】味甘，性微溫

【歸經】歸脾、肺經

【功效】有養陰潤燥、生津止渴的功效。

【本草成分】

玉竹含有黏多糖、皂苷、生物鹼等功能性成分，有強心作用，對腎上腺和糖代謝紊亂引起的高血糖有顯著抑制作用，還有利尿功能。

【這樣用最養生】

⊙防治感冒

玉竹用量一般為6～12克。

⊙治療陰虛肺燥有熱

玉竹適用於陰虛肺燥有熱的乾咳少痰、咯血、聲音嘶啞等症，常與沙參、麥冬、桑葉等同用。治療陰虛上火發炎、咯血、咽乾、失音，可與麥冬、地黃、貝母等同用。玉竹與疏散風熱之薄荷、淡豆豉等同用，可促使發汗而不傷陰。

⊙養脾胃

養胃用玉竹，《神農本草經》將其列為養脾胃的上品。玉竹能養胃陰、清胃熱，治胃熱津傷引起的口乾、口渴，可與石膏、知母、麥冬、天花粉等同用，有清胃生津之功效。

⊙養心陰，清心熱

玉竹還能養心陰，清心熱，可用於熱傷心陰之煩熱多汗、驚悸等症狀，宜與麥冬、酸棗仁等清熱養陰安神之品配伍。

⊙緩解皮膚衰老

玉竹富含維生素A類物質和黏液質，與富含膠原蛋白的雞腳、鴨腳搭配，可使皮膚水分充足而保持彈性，從而防止皮膚鬆弛起皺紋。玉竹30克，雞腳兩對，小火熬煮至雞腳上的肉脫骨，吃時放幾滴醋即可。

【服用禁忌】

玉竹含有強心苷，正在用強心藥的病人不宜服用玉竹，會使藥效過猛。玉竹性寒，脾胃虛寒泄瀉者忌用。玉竹生津潤燥，體內有痰濕者忌用。

黑芝麻

——潤腸益精補肝腎

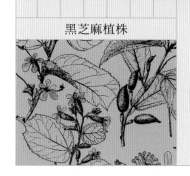

黑芝麻植株

【性味】味甘、性平

【歸經】歸肝、腎、大腸經

【功效】有補肝腎、益精血、潤腸燥的功效。

【本草成分】

黑芝麻別稱胡麻，含有芝麻素、芝麻酚等功能性成分，有抗病毒、抑菌、抗氧化、治療氣管炎、烏髮等作用。

【這樣用最養生】

黑芝麻沒有限定用量，常用9～15克。「世上只有芝麻好，可惜凡人生吃了」，黑芝麻炒熟後食用，才能真正發揮其補益作用。

⊙ 烏髮、固髮

黑芝麻烏髮、固髮作用較強，很多烏髮產品都提煉了黑芝麻精華。中醫認為，頭髮的營養來源在於血，如果頭髮變白或易於脫落，多半是因為肝血不足、腎氣虛弱所致。黑芝麻正是入肝、腎經，滋補肝腎之佳品，每日吃10克炒熟的黑芝麻，長時間持續，就可令秀髮烏黑發亮，且更為濃密。

⊙ 烏髮、明目

還可在家裡自製黑芝麻糊，與黑米、薏米、糯米同研成粉末。以沸水沖泡，加冰糖調味，常吃可烏髮明目，特別適合小孩和老人食用。

⊙ 滑腸、治療便祕

黑芝麻能滑腸，治療便祕。有習慣性便祕的人，腸內積存的毒素會傷害人的肝臟，也會造成皮膚的粗糙。常吃黑芝麻，可使皮膚保持柔嫩、細緻和光滑。黑芝麻炒香研末，核桃肉微炒搗爛，貯瓶內，每次各取1湯匙，沖入牛奶或豆漿1杯，並加蜂蜜1湯匙，拌勻飲用，是極為方便的護膚飲食。

【服用禁忌】

黑芝麻有潤腸通便的功效，慢性腸炎、便溏腹瀉者忌用。

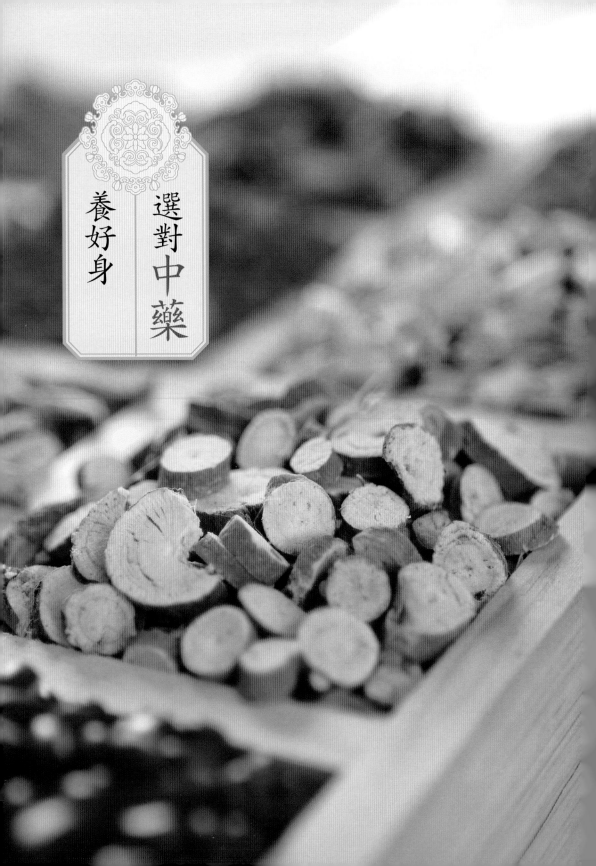

選對中藥
養好身

第三章

特效排毒的38味中藥

濕毒、熱毒、宿便、瘀血，各種毒素積聚在體內，使人疲乏無力、反應遲鈍，甚至產生疾病。只有清除這些體內毒素，健康才能重新回到我們身邊。

中藥排毒主要有汗、吐、下、利四大法。汗法就是用辛溫或辛涼藥發汗排毒。吐法就是用催吐的藥，觸發嘔吐排毒，此法傷正氣，只可應急。下法就是用瀉下藥，通瀉大便以排毒。利法就是用利小便的藥，通利小便排毒。

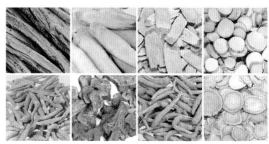

活化血瘀

用具有消散體內瘀血功效的藥材通暢血脈，從而治療各種血瘀導致的病症。

丹參

——活血調經

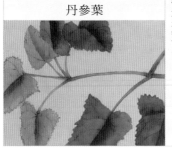

丹參葉

【性味】味苦、性微寒

【歸經】歸心、肝經

【功效】集養血、生血、活血、化瘀、止痛的功效為一體，作用和當歸、熟地黃、芍藥、川芎組成的四物湯差不多

【本草成分】

丹參含有丹參酮類、丹參醌類等功能性成分，對加強心肌收縮力、擴張血管、防止血栓形成，都有顯著作用。還可促進組織修復、保護肝臟和抗菌消炎，對失眠、頭痛、記憶力減退，注意力不集中等神經衰弱症狀有較好療效。

【這樣用最養生】

⊙ 治療失眠

丹參治療用量為10～20克，養生保健用量5～10克。這味藥治療失眠，主要是取它的活血化瘀作用。如果患有長期失眠，可以試試這個方子，用丹參15克和五味子30克，煎湯藥，每日服用2次。

⊙ 治療血栓閉塞性脈管炎

丹參有一個獨特的治療作用，就是泡酒後可以治療血栓閉塞性脈管炎。具體作法是，用丹參切成薄片，泡在50度以上的白酒中，500cc白酒泡50克丹參，15天後即可飲用，每日3次，每次飲用20～30cc。

【服用禁忌】

感冒時不能服用丹參，會加重病症。丹參不能與藜蘆、蔥同用，有效成分會發生變化。服用丹參時不宜飲用牛奶，牛奶會降低丹參藥效。此外，丹參還不宜與其性味相反的榛子、蛋黃、醋同食，以免影響藥效。

治病小驗方

中風後遺症 丹參川芎茶	丹參15克，川芎10克，水蛭5克。用清水煎煮，分早晚服用。
慢性肝炎 丹杞五味棗茶	丹參10克，枸杞10克，五味子5克，紅棗5枚。水煎2次，每次約40分鐘，合併藥汁，分早晚服用。
腎炎 丹參耆芝茶	丹參15克，生黃耆20克，靈芝10克。水煎當茶飲。
貧血 丹參黃精茶	綠茶5克，丹參10克，黃精10克。共研成粗末，用沸水沖泡，加蓋燜10分鐘後飲用，每日1劑。
冠心病（氣虛血瘀型） 雙參三七茶	丹參10克，紅參5克，三七3克。水煎當茶飲。
月經不調（血瘀型） 丹參酒	丹參30克，洗淨切片，放入紗布袋，紮緊袋口，放酒罐中，倒入500cc白酒，蓋好蓋，浸泡15天後飲用。

養生方

益氣活血 三七雙參茶	丹參10克，三七5克，生曬參5克。用清水煎煮，分早中晚服用。
補血清肝 山楂杞參蜜	山楂25克，丹參15克，枸杞15克，蜂蜜、冰糖各適量。將山楂、丹參、枸杞放入鍋中，用清水煎煮，稍沸時放入冰糖，冰糖溶化後去渣取汁，溫涼後加入蜂蜜，拌勻即可。
活血安神 丹參冰糖飲	丹參15克，冰糖適量，以微甜為準。丹參放入鍋中，加清水200cc，煎煮約20分鐘，取汁，加冰糖，溶化後分2次飲服。
去瘀血，補五臟 丹參鵪鶉湯	丹參15克，鵪鶉2隻，生薑2片，蔥1根，料酒、香油、鹽各適量。丹參洗淨切片，鵪鶉宰殺去毛、內臟和爪，生薑切片，蔥切段。將丹參片、鵪鶉放入蒸鍋，加生薑片、蔥段、料酒、香油、鹽，加清水蒸煮，約半小時至熟即可。

半夏丹參茶

原料：花茶6克，天麻、制半夏、茯苓、僵蠶和丹參各10克。

作法：將上述5味藥用500cc水煮沸15分鐘，取沸湯沖泡花茶。每日當茶飲。

適用人群：半身不遂、口眼歪斜、肢體麻木、頭暈目眩者。

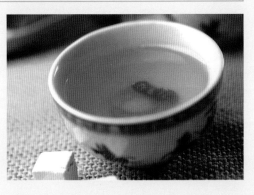

三七

——止血之最

【性味】味甘、微苦，性溫

【歸經】歸肝、胃經

【功效】有化瘀止血，活血止痛的功效。三七與人參並稱南北兩大奇藥，有「人參補氣第一，三七止血第一」之說

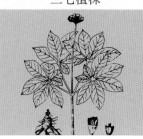

三七植株

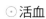

【本草成分】

　　三七又名田七，含有三七醇、三七皂苷、黃酮苷、槲皮素、β-穀固醇等功能性成分，有止血、抗凝血、抗心律失常、鎮靜、鎮痛、抗炎、保肝、降壓、調節糖代謝、抗衰老及抗腫瘤等作用。

【這樣用最養生】

　　三七治療用量為3～10克，養生保健用量1～3克。三七有「春三七」和「冬三七」之分。「春三七」為三七中的佳品，「冬三七」皺紋比較多，品質比「春三七」差。

⊙止血

　　三七是止血的名藥，雲南白藥就是以三七粉為主要原料製作而成。三七的特點是止血而不留瘀，散瘀而不傷血，並能消腫止痛。取三七粉3～5克，一次吞服，對經常流鼻血的患者有好處。

⊙活血

　　三七既能止血也能活血，對各種症狀的冠心病都有較好療效。輕度冠心病，可用三七粉1～2克，溫水或黃酒沖服，每日3次。

【服用禁忌】

　　孕婦忌用。對三七過敏者忌用。

　　三七含有皂苷，易與鐵離子結合而產生沉澱，不可與富含鐵的動物血、瘦肉、菠菜等一起食用。皂苷在酸性環境下極易水解失效，不可與富含有機酸的水果一同食用。

| 治病小驗方 |

冠心病（氣虛血瘀型）二七紅參茶	三七粉1克，紅參粉1克。沸水沖泡，當茶飲用。
冠心病（氣虛血瘀型）三七川芎茶	三七粉1克，川芎粉1克，丹參粉1克。沸水沖泡，當茶飲用。
冠心病（氣虛血瘀型）三七參胡茶	三七粉1克，紅參粉1克，元胡粉1克。沸水沖泡，當茶飲用。
胃炎（脾胃陰虛型）三七厚朴茶	三七10克，厚朴5克，黃連5克，甘草3克。水煎當茶飲。
胃炎（氣滯血瘀型）三七胡芍茶	三七10克，元胡5克，赤芍5克，白芍5克。水煎當茶飲。
胃炎（肝脾不和型）三七參朮茶	三七10克，黨參10克，白朮10克，紅棗5枚。水煎當茶飲。

| 養生方 |

活血化瘀 三七紅花茶	三七15克，紅花15克。用沸水沖泡，當茶飲用。
益氣活血 三七黃耆茶	三七10克，黃耆10克，核桃仁10克（打碎），紅花5克。用清水煎煮，分早中晚服用。
補肝活血 三七芎麻茶	三七10克，川芎10克，天麻5克，鉤藤5克。用清水煎煮，分早中晚服用。
活血降脂 三七綠茶	三七3克，綠茶3克。先將三七洗淨曬乾，切片，與綠茶一起放入杯中，用沸水沖泡，加蓋燜15分鐘，當茶飲用。可反覆加清水沖泡3～5次，當天飲完。當茶飲完後，可嚼服三七片。

三七何首烏粥

原料：三七5克，制首烏50克，白米100克，紅棗5枚。

作法：將三七、制首烏洗淨，放入砂鍋內煎煮，取濃汁。白米淘洗乾淨，與紅棗放入鍋中加水煮粥，然後放入藥汁攪勻，用小火燒沸即可。每週食用2次。

適用人群：高脂血症、高血壓者，可用這種粥來強心、降脂、降壓。

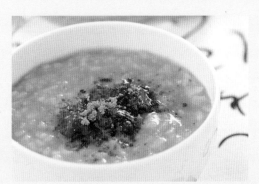

川芎

——活血行氣止疼痛

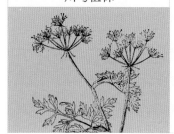

川芎植株

【本草成分】

川芎含有揮發油、生物鹼、酚類等功能性成分，有擴張血管、抗血栓形成、緩解痙攣的作用。

【這樣用最養生】

川芎的用量一般為3～10克。川芎不可單用，必須與補氣、補血藥配合使用，川芎也不可長期服用。

⊙ 活血行氣

川芎活血行氣，為婦科良藥。與補血藥配合，可改善女性月經不調的症狀，對於婦女閉經有治療效果。可用「婦科養血第一方」的四物湯，常規用量是當歸9克、熟地黃12克、川芎6克、炒白芍10克，用清水煎煮後服用，每日2次。

⊙ 治血瘀經閉、痛經

如治血瘀經閉、痛經，川芎常與赤芍、桃仁等同用。若屬寒凝血瘀者，可配桂心、當歸等同用。若治產後惡露不下、瘀阻腹痛，可配當歸、桃仁、炮薑等同用。若治月經不調，經期提前或錯後，可配益母草、當歸等同用。

⊙ 祛風止痛

川芎的祛風止痛作用，對於各種症狀的頭痛都有一定療效。治風寒頭痛，配羌活、細辛、白芷。若配菊花、石膏、僵蠶，可治風熱頭痛。若治風濕頭痛，可配羌活、獨活、防風。配當歸、白芍，可治血虛頭痛。若治血瘀頭痛，可配赤芍、麝香。

【服用禁忌】

川芎活血且性溫，陰虛火旺、月經過多、有出血性疾病者忌用，孕婦忌用。

治病小驗方

頭痛（血瘀型）川芎紅花茶	川芎6克，紅花3克，綠茶適量。用清水煎煮後取汁，當茶飲用。
頭痛（風熱型）川芎天麻茶	川芎5克，天麻6克，酸棗仁10克。研細末，沸水浸泡10分鐘，當茶飲用。
冠心病（氣虛血瘀型）川芎加皮茶	五加皮10克，丹參5克，川芎5克。水煎當茶飲。
冠心病（陽虛型）川芎淫羊藿茶	淫羊藿10克，山楂10克，川芎5克。水煎當茶飲。
冠心病（氣陰兩虛型）川芎參麥茶	西洋參10克，麥冬10克，五味子5克，川芎5克。水煎當茶飲。
中風後遺症川芎麥膝茶	川芎10克，麥冬10克，牛膝10克，鉤藤10克，丹參10克。水煎當茶飲。

養生方

補肝益腎川芎丹參煮雞蛋	川芎6克，丹參12克，雞蛋2顆。將川芎、丹參、雞蛋加清水同煮，雞蛋熟後去殼再煮片刻，吃蛋喝湯。
活血調經川芎蔥白魚頭湯	魚頭半個，川芎12克，蔥白10根，鹽適量。蔥白洗淨後切段，油鍋燒熱，將魚頭放入鍋內略煎後，放入適量清水，再將川芎放入鍋內，大火煮開後改小火慢煮，90分鐘後，放入蔥白，再次煮沸後，加鹽調味即可。
活血養血川芎鱔魚湯	川芎6克，當歸15克，鱔魚500克，料酒、鹽各適量。將鱔魚切成絲，當歸、川芎裝入紗布袋。將鱔魚絲、藥袋放入鍋中，加入料酒、適量清水，用大火煮沸，去浮沫，再用小火熬煮1小時，撈出藥袋，加鹽即可。

川芎杜仲茶

原料：杜仲10克，山楂5克，川芎5克。

作法：將上述藥材用水煎煮。每日當茶飲。

適用人群：氣滯血瘀型高血壓患者。

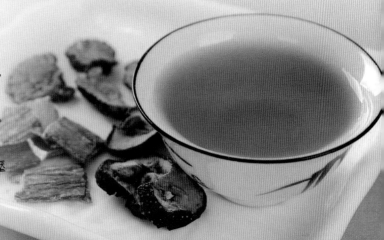

益母草

——活血調經消水腫

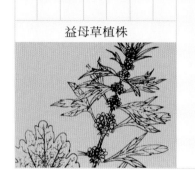

益母草植株

【性味】味苦、辛，性微寒

【歸經】歸肝、心經

【功效】有活血調經、利尿消腫的功效

【本草成分】

益母草含有益母草鹼、水蘇鹼、黃酮類等功能性成分，有抗血小板凝集、改善冠狀循環、保護心臟等作用，還可收縮興奮子宮。

【這樣用最養生】

乾益母草用量一般為9～30克，鮮益母草為12～40克，藥用的一般為乾品。

⊙ 治療閉經、痛經、月經不調

益母草，從名字就可看出其為婦科之藥，治療血滯閉經、痛經、月經不調。可單用，熬成膏服用，也可配當歸、丹參、川芎、赤芍等藥用。治產後惡露不盡、瘀滯腹痛，或難產、胎死腹中，既可單味煎湯或熬膏服用，也可配當歸、川芎、乳香等藥用。

⊙ 通經絡、祛寒氣

早春寒涼時節，可用益母草30克，木耳25克，紅棗3枚，生薑3片，煮湯飲用，有通經絡、祛寒氣的養生功效。

⊙ 利尿消腫、治血化瘀

益母草既能利水消腫，又能活血化瘀，尤其適用於水瘀互阻的水腫。可單用，也可與白茅根、澤蘭等同用。對於血熱及瘀滯之尿血者，可與車前子、石葦、木通同用。

⊙ 清熱解毒、消腫

益母草既能活血散瘀以止痛，又能清熱解毒以消腫。用於跌打損傷瘀痛，可與川芎、當歸同用。治瘡癰腫毒、皮膚蕁麻疹，可配黃柏、蒲公英、苦參等煎湯內服。

【服用禁忌】

益母草有活血作用，陰虛血少、血虛無瘀者忌用，孕婦忌用。

治病小驗方

痛經（氣血兩虛型）益母香附茶	香附12克，益母草12克，丹參15克，白芍10克。水煎當茶飲，行經前3〜5天開始，每日1劑，早晚各1次。
痛經（氣滯血瘀型）益母紅糖茶	益母草30克，紅糖10克。水煎當茶飲，每日1劑，在經前四、五日開始服用。
子宮頸炎益母消炎茶	益母草20克，烏賊骨10克，苦參10克，黨參10克，白芍10克，生地黃10克，茯苓15克，貫眾20克。用清水煎煮，每日1劑，分3次服用。
腎炎益母茶	乾益母草90〜120克。加清水700cc，小火煎至300cc，分2〜3次趁溫服用，有利尿消腫的功效。
高脂血（痰濁阻滯型）益母薑黃茶	益母草10克，薑黃10克，綠茶5克，紅糖適量。沸水沖泡，加蓋燜15分鐘即可，每日1劑，當茶飲用，有清熱除痰、活血化瘀、去脂降壓的作用。

養生方

活血調經益母草瘦肉湯	瘦肉200克，洗淨，切塊。紅棗6枚去殼，洗淨。益母草75克，用水洗淨。將益母草、紅棗、瘦肉塊放入砂鍋內，加清水煮沸後，再改用小火煮熟，放入調味料即可。
活血祛瘀益母草汁粥	米煮粥，粥熟後，加鮮益母草汁9克，鮮生地黃汁30克，鮮藕汁30克，生薑汁3克，蜂蜜適量即可。適用於女性月經不調、功能性子宮出血、產後惡露不止、瘀血腹痛等症。
行氣活血益母草雞蛋湯	益母草50克，雞蛋2顆。雞蛋用水煮，熟後去殼再煮片刻，吃蛋喝湯。適用於氣血瘀滯引起的痛經、月經不調、產後惡露不止、功能性子宮出血等症。
活血調經芹菜益母草湯	芹菜250克，益母草50克，雞蛋2顆，香油、鹽各適量。將芹菜洗淨切段，益母草洗淨。雞蛋和芹菜段、益母草一起放入鍋中加清水煎煮，熟後加香油、鹽，調味即可。

益母草紅棗瘦肉湯

原料：瘦肉200克，紅棗6枚，益母草40克，鹽適量。

作法：瘦肉洗淨、切塊，紅棗去核、洗淨，益母草用水洗淨。將益母草、紅棗、瘦肉塊放入砂鍋內煮滾後，再改用小火煮約2小時至熟，加鹽調味即可。

適用人群：月經不調、痛經者，可用益母草紅棗瘦肉湯來調經止痛、活血化瘀。

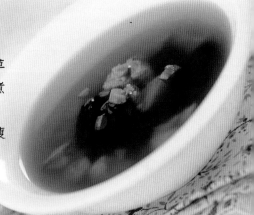

紅花

——活血通經散瘀痛

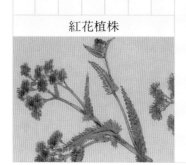

紅花植株

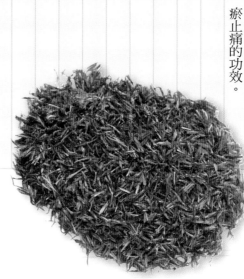

選對中藥養好身

120

【本草成分】

紅花含有紅花苷、紅花多糖、紅花子油等功能性成分，有促進子宮興奮、降血壓、降血脂、軟化血管、抗衰老、調節內分泌等作用。

【這樣用最養生】

紅花煎湯、內服的用量一般為3～15克。在治療婦科血瘀閉經、痛經、產後瘀血疼痛等症時，紅花最為常用，如「桃紅四物湯」裡紅花、桃仁就是主藥。

⊙ 治療血瘀痛經

用100克紅花，在60°的白酒中浸泡1週，等到酒色殷紅時便可以飲用了。這個方子簡便易行，很適合血瘀痛經的女子。血瘀型月經過少，可將紅花15克、山楂30克加入到250cc白酒中浸泡1週，從月經來臨前10天開始，到月經來臨這段時間，每天喝一小杯。

⊙ 治療冠心病、心絞痛

對於血瘀氣滯或氣血不暢引起的胸痺疼痛——冠心病、心絞痛，紅花也是常用藥。對於治療跌打損傷、瘀血腫痛時，紅花更是內服、外用均可的良藥。身痛逐瘀湯，就是用紅花、桃仁、當歸為主藥。

⊙ 降血脂及血清膽固醇

紅花的果實叫白平子，富含油脂，榨出的油就是紅花子油，這種油富含亞油酸，可降低血脂及血清膽固醇、軟化和擴張動脈，是老年人極好的保健食用油。

【服用禁忌】

紅花活血作用很強，有各種出血性疾病的人忌用，孕婦忌用。

服用紅花後出現鼻出血、月經延長或提前、嗜睡、萎靡不振、口乾、尿液呈粉紅色或過敏者慎用。

治病小驗方

高血脂（氣滯血瘀型）紅花綠茶	紅花5克，綠茶5克。用沸水沖泡，當茶飲用。
感冒（風寒型）生薑紅花蔥白茶	紅花6克，生薑10克，蔥白20克。將生薑洗淨、切成細絲，紅花洗淨，蔥白洗淨，切成蔥花。將材料放入鍋中，加清水，大火煮沸，再用小火煮35分鐘即可，當茶飲用。
慢性肝炎（瘀血阻絡型）紅花杏仁茶	杏仁6克，紅花6克，菊花6克，白糖適量。藥材先用大火煮沸，再改用小火煮10分鐘，再加入白糖，當茶飲用。
痛經（血瘀型）紅花檀香茶	紅花5克，檀香5克，綠茶2克，紅糖30克。用沸水沖泡，加蓋燜5分鐘。

養生方

養血祛斑紅花煮雞肉	雞肉150克，水發木耳20克，番茄2顆，紅花5克，蔥、生薑、鹽、醋各適量。將雞肉切成片，番茄洗淨榨汁，木耳切成小片，紅花用水浸泡後瀝乾。將雞肉、蔥、生薑、醋倒入鍋中，加適量清水，用大火煮沸後，撇去浮沫，改用小火煮45分鐘。再加入番茄汁、紅花、木耳，煮5分鐘，加鹽調味即可。
活血通經紅花桃仁粥	桃仁10～15克，紅花6～10克，米50～100克，紅糖適量。先將桃仁搗爛成泥，與紅花一起煎煮，取汁。再同米煮為稀粥，加紅糖調味，每日趁熱喝1～2次。
消食化積山楂紅花湯	鮮生山楂100克，紅花6克，白糖適量。將生山楂洗淨、去核，鍋中加入清水、山楂肉、紅花，用大火煮沸後，改用小火煮至熟爛，調入白糖即可。
活血祛瘀丹參紅花粥	丹參10克，紅花6克，米150克，白糖適量。將丹參切成薄片，紅花洗淨、去雜質，米淘洗乾淨。將米、丹參、紅花同放鍋內，加清水，大火煮沸，用小火煮35分鐘，加入白糖即可。

紅花淨白茶

原料：綠茶3克，紅花15克，紅糖30克。

作法：將所有材料放入茶杯中，用沸水沖泡，蓋上蓋燜泡10分鐘即可。每日當茶飲。

適用人群：血瘀斑多者，可用紅花淨白茶來改善肌膚。

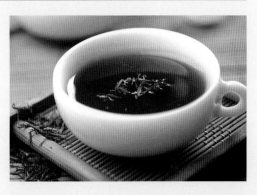

鬱金——行氣化瘀解鬱悶

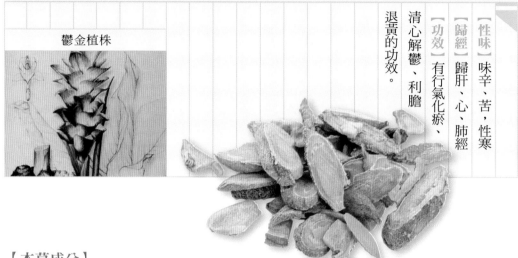

鬱金植株

【性味】味辛、苦，性寒

【歸經】歸肝、心、肺經

【功效】有行氣化瘀、清心解鬱、利膽退黃的功效。

【本草成分】

鬱金含有薑黃素、生薑黃酮等功能性成分，有保護肝臟、促進膽汁分泌和排泄、降血脂、抑制中樞神經和抗腫瘤等作用。

【這樣用最養生】

鬱金用量一般為3～10克。鬱金根據炮製方法不同又可分為醋鬱金、酒鬱金、炒鬱金。醋鬱金又分醋製、醋蒸、醋煮、醋炒，藥性有所偏重，使用要在中醫師指導下進行。鬱金，以功效為名則可知主要功能在於解鬱。用於治肝氣鬱結之症，可搭配柴胡、白芍或川楝子等藥。

⊙ 疏肝解鬱、活血調經

香附與鬱金皆能疏肝解鬱、活血調經，常搭配應用。香附藥性偏溫，止痛之力較佳。鬱金性偏寒涼，具有較緩的止痛作用。可用於經期腹痛、氣滯胸悶等症狀。

⊙ 祛除體內痰濕濁氣

鬱金性味辛、苦而寒，能入心經，具有清心開鬱功效，常與芳香開竅的石菖蒲搭配，用於體內有痰濕濁氣的病症。

⊙ 祛瘀、止血

鬱金若配合生地黃、丹皮、梔子等涼血藥，用於血熱妄行而有瘀滯現象者，可產生祛瘀、止血而不留瘀的作用。

⊙ 利膽汁、退黃疸

鬱金有利膽汁、退黃疸的作用，可用於治療黃疸，常和茵陳、梔子、枳殼等同用。

【服用禁忌】

鬱金活血行氣，陰虛失血、氣虛脹滯及無氣滯血瘀者忌服，孕婦慎用。

鬱金與丁香藥性相畏，不能同食。

治病小驗方

糖尿病（併發腦血栓）石菖蒲鬱金茶	石菖蒲10克，鬱金10克，麝香1克，紅豆30克。先煎石菖蒲、鬱金、紅豆，取汁100cc，調入麝香，有化痰開竅之功效。
脂肪肝 鬱金多味茶	黃耆30克，丹參30克，鬱金20克，何首烏20克，浙貝母20克，佛手柑20克，白朮15克，桃仁15克，陳皮15克。水煎當茶飲，每日1劑，有疏肝健脾、化痰祛瘀的作用。
失眠（陰虛火旺型）鬱金合歡茶	合歡花5克，黃連1克，鬱金3克（切小塊），夜交藤5克（切小塊）。沸水沖泡15分鐘，當茶飲，每日睡前服，有清心安神的作用。
慢性肝炎（瘀血阻絡型）鬱金綠茶	醋製鬱金9克，炙甘草3克，綠茶2克，蜂蜜24克。水煎取汁，當茶飲用，每日1劑。
甲狀腺機能亢進 鬱金丹參海藻茶	鬱金60克，丹參100克，海藻100克。用清水煎煮，取汁，加入紅糖適量，分為早晚2次服用。

養生方

活血利濕 鬱金煮鯽魚	鯽魚1條，鬱金、山楂、當歸、三枝各10克，生薑、蔥、紅椒各適量。先將鯽魚殺洗乾淨，鬱金、山楂、當歸、三枝洗淨浸透，紅椒、蔥切絲，生薑切片。鍋內加入適量清水，放入鬱金、山楂、當歸、三枝，用小火煎20分鐘，取汁待用。炒鍋下油，放入生薑、鯽魚煎至金黃色，加黃酒和藥汁煮片刻，加鹽調味後，裝盤撒入蔥絲、紅椒絲即可。
清熱解鬱 鬱金虎杖膏	鬱金200克，虎杖400克。水煎，取汁，加入蜂蜜800克，用小火煎煮5分鐘，每次1湯匙，每日2次，飯後開水沖服。
疏肝解鬱 車前草鬱金煮鴨	水鴨1隻，車前草20克，鬱金9克，生薑、蔥、料酒、鹽各適量。車前草、鬱金用紗布包好裝入鴨腹，加入適量清水和調味料，大火煮沸，再改用小火燉煮1小時即可。
健脾疏肝利膽 黨參鬱金瘦肉湯	豬瘦肉100克，黨參20克，鬱金15克，三七花12克。豬瘦肉洗淨、切塊，鬱金、三七花放入鍋內，加清水適量，煎煮取汁。將瘦肉、黨參放入藥汁內，用小火煮至肉熟爛後，調味即可。

鬱金茯苓蜜茶

原料：鬱金20克，土茯苓50克。

作法：用水煎煮鬱金和土茯苓，過濾留汁，加入蜂蜜20克，每日當茶飲。

適用人群：肺炎患者。

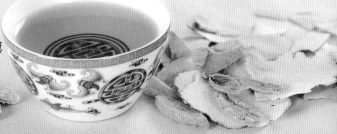

月季花

——活血調經消血腫

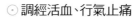

月季花植株

【本草成分】

月季花含有花色素、揮發油等功能性成分，有抗菌、消血腫等作用。

【這樣用最養生】

月季花內服入湯劑常用量為3～6克，藥用月季花為鮮花乾製後所得，鮮花有時也作為藥食兩用之品。月季花不宜久煎，可泡服或研末服用。

月季花是一味婦科良藥。由於月季花的祛瘀、行氣、止痛作用明顯，故常被用於治療月經不調、痛經等病症。

⊙ 治療月經不調

婦女出現閉經或月經稀薄、色淡而量少、小腹痛，兼有精神不暢和大便燥結等，或在月經期出現上述症狀，用勝春湯治療具有很好的效果。勝春湯的藥材組成有：月季花10克，當歸10克，丹參10克，白芍10克，加紅糖適量，用清水煎服。其湯味香甜，每次月經前3～5天服3劑，還可加雞蛋1顆同煮。

⊙ 調經活血、行氣止痛

月季花與代代花合用，更是治療氣血不和引起月經病的良方。用月季花15克，代代花15克，以清水煎服。月季花重活血，代代花偏於行氣，搭配使用，氣血雙調，其調經活血、行氣止痛之功效甚好。主治婦女肝氣不紓、氣血失調、經脈瘀阻，以致月經不調、胸腹疼痛、食欲不振、噁心、嘔吐等症。

【服用禁忌】

月季花活血行氣，孕婦忌用，易動血墮胎。

不宜過多使用或長期使用，會引起大便稀薄、腹瀉等不良反應，脾胃虛弱者慎用。

咳嗽（體虛型） 月季糖茶	新鮮月季花10克，冰糖25克。加清水適量，煎煮20分鐘，連花帶湯飲，分為早中晚3次，連服有效，並能夠預防血黏度偏高。
痛經（氣滯血瘀型） 月季當歸酒	當歸30克，紅花20克，丹參15克，月季花15克。研末，用紗布包好，浸入1500cc的米酒中，7日後即可飲用。
痛經（氣血兩虛型） 月季香附茶	月季花、當歸、香附、益母草各15克。水煎當茶飲。
月經不調（氣滯血瘀型） 月季棗蜜茶	月季花10克，紅棗12克。用清水煎煮，取汁晾涼，加適量蜂蜜服用。
月經不調（氣滯血瘀型） 月季玫瑰茶	月季花15克，玫瑰花12克，紅花10克，金銀花15克。水煎當茶飲。月經來潮前4天開始服用，連服10劑，下次月經前4天再開始服用。

養生方

舒肝理氣 月季花粥	米100克，蜂蜜100克，桂圓肉50克，月季花5朵。米用水浸泡半小時後撈起，桂圓肉切成碎米粒狀，月季花漂洗後切碎。米、桂圓肉放入開水鍋內，煮至粥稠時調入蜂蜜、月季花，再煮片刻即可。
活血行氣 月季益母雞湯	公雞1隻，月季花6克，紅花6克，益母草15克，鹽、香油、冰糖、生薑適量。先將紅花、月季花、益母草投入砂鍋，加適量清水，小火煮半小時，取藥汁待用。公雞肉斬塊，放入鍋中，加生薑，倒入藥汁，用小火煮至肉爛為止。調入鹽和冰糖，吃的時候滴幾滴香油即可。
活血解毒 月季鯽魚湯	月季花6克，沉香15克，炒芫花9克。搓碎，裝入鯽魚腹中，用線縫合，加入清水、料酒各半，燉熟，喝湯吃肉。
補氣益血 月季桃仁酒	核桃仁30克，月季花9克，紅糖60克。加適量清水，煎煮取汁，與甜酒60cc混合服用，每日1次，連服7日，經前服用，有補腎氣的功效。

月季花湯

原料：月季花5朵，黃酒10克，冰糖適量。

作法：將月季花洗淨加水150cc，小火煎至100cc，去渣取汁，加冰糖及黃酒適量。

適用人群：月經不調者可用月季花湯來行氣活血、調理月經。

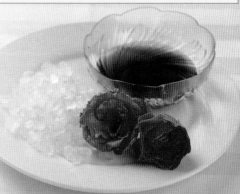

毛冬青

——活血通脈解熱毒

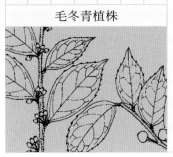

毛冬青植株

【性味】味苦、澀，性涼

【歸經】歸心、肺經

【功效】有活血通脈，消腫止痛、清熱解毒之功效。

【本草成分】

毛冬青含有毛冬青甲素、蘆丁等功能性成分，有抗菌、鎮咳、祛痰作用，還具有擴張冠狀動脈、抑制血小板凝聚等功效。

【這樣用最養生】

毛冬青治療用量可為120克，養生用量一般為10～30克。

⊙ 活血、抗菌、鎮咳

毛冬青活血、抗菌、鎮咳等作用顯著，其單方就可防治很多疾病。

⊙ 治療冠心病、心絞痛、急性心肌梗塞

治療冠心病、心絞痛、急性心肌梗塞，可用毛冬青根120克，用清水煎煮服用，每日1劑。

⊙ 治療高血壓

治療高血壓，可用毛冬青根30～60克，配白糖或雞蛋燉服，也可用清水煎煮，當茶常飲。

⊙ 治療脈管炎

治療脈管炎，可用毛冬青根90克，用清水煎煮服用，再用毛冬青水洗患處。

⊙ 治療肺熱喘咳

治肺熱喘咳，可用毛冬青根15克，用清水煎煮，加白糖，分3次服用。此外，配百部，亦有清肺、止咳、平喘的作用，用於肺熱喘咳最宜。

⊙ 治療小便不利、中風偏癱

毛冬青與其他中藥配伍，能使某一方面的藥效得以加強。配茯苓，有利水滲濕的功效，可用於治療小便不利，尤以脾虛水腫之小便不利為宜。配澤瀉，利水滲濕之功效更強，並能清熱，用於濕熱所致的小便不利最宜。配秦艽，活血通脈之功效倍增，用於治療中風偏癱療效顯著。

【服用禁忌】

毛冬青活血通脈，孕婦忌用，有出血性疾病者忌用。

蘇木

——行血祛瘀消腫痛

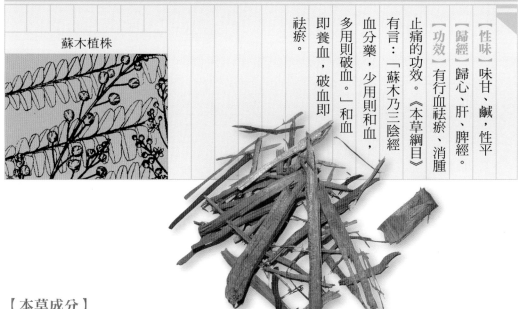

蘇木植株

【性味】味甘、鹹，性平。

【歸經】歸心、肝、脾經。

【功效】有行血祛瘀、消腫止痛的功效。《本草綱目》有言：「蘇木乃三陰經血分藥，少用則和血，多用則破血。」和血即養血，破血即祛瘀。

【本草成分】

蘇木含有黃酮類等功能性成分，可改善心血管血液循環，有抗腫瘤、抑菌等作用。

【這樣用最養生】

蘇木用量一般為3～30克。蘇木也是婦科病的一味良藥，適宜與其他中藥配伍應用。

⊙活血祛瘀止痛

蘇木配桃仁，能活血祛瘀止痛，治療婦女經閉、血瘀腹痛及各種瘀血腫痛等。配益母草，可治瘀血腹痛、產後惡血不行等。配紫草，治癰瘡腫毒。配香附，活血行氣、調經止痛，可用於氣滯血瘀的腹痛、脇肋痛及婦女經痛等。配川芎，活血消瘀止痛功效顯著，常用於婦女血瘀腹痛及外傷瘀血疼痛等症。

⊙治療血虛肝旺

用於血虛肝旺引起的外陰白斑、刺痛、瘙癢、失去彈性等症，可用蘇木、炙鱉甲、馬鞭草各15克，生地黃30克，龍膽草9克，研細末，每次3克，用水沖服，每日3次。

⊙治療產後氣虛

將鮮藕、蘇木和鴨蛋同燉，喝湯吃蛋，可作為婦女產後氣虛所致的惡露不止。此外，以黑豆100克，米100克，蘇木15克，雞血藤30克，煮粥食用，也是活血祛瘀極好的食療方。

【服用禁忌】

蘇木活血祛瘀，月經量過多者慎用，血虛無瘀者不宜服用，孕婦忌用。

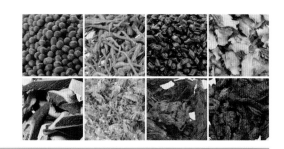

解毒清熱

用性寒涼的中藥清除體內熱毒，從而治療各種積熱、毒素導致的病症。

金銀花

——清熱之最

【性味】味甘，性寒

【歸經】歸肺、心、胃經

【功效】有清熱解毒、涼散風熱的功效

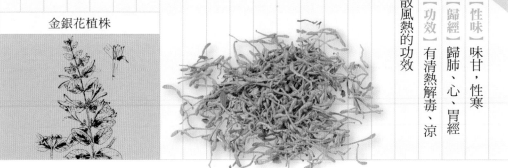

金銀花植株

選對中藥養好身

128

【本草成分】

金銀花又名忍冬花，此花初開白色，後轉黃色，故名。金銀花含有木犀草素、肌醇等功能性成分，有抑菌、防暑、降血壓、養顏的作用，並對各種高熱、炎症、咽喉腫痛有療效。

【這樣用最養生】

金銀花用量一般為6～30克。

⊙ 清熱除煩

「有了金銀花，夏日炎炎也清涼」。取金銀花適量，泡茶喝，對各種上火症狀有顯著改善作用。加點綠茶，有清熱除煩的功效，可用於風熱感冒、發熱煩渴等症。若在金銀花茶中調入適量蜂蜜，則可用於小兒夏天長痱子時的輔助治療。

⊙ 潤肺止咳、清肝明目

金銀花與蘆根煎服，具有清熱解暑、生津止渴之功效。金銀花與山楂同煎服，能清熱、消食、潤肺止咳。金銀花與菊花、枸杞、決明子等中藥搭配，還有清肝明目之效。

⊙ 清熱解毒、祛濕止痢

金銀花還可以用來熬粥。用金銀花5克，白菊花5克，米100克，稍煮5分鐘即可，有清熱解毒、祛濕止痢的作用。此外，金銀花與綠豆煮粥同食，亦能清熱解毒、祛暑止渴。

【服用禁忌】

金銀花性寒涼，脾胃虛寒及有慢性潰瘍者慎服。

金銀花不可與寒涼的食物同食，會損傷人體陽氣。

治病小驗方

頭痛（風熱型） 金銀花升麻茶	金銀花15克，連翹10克，升麻3克。用開水沖泡，當茶飲用。
咳嗽（風熱型） 金銀花雞蛋湯	雞蛋1顆，打入碗內，金銀花5克，加清水200cc煮沸5分鐘，取汁沖雞蛋，趁熱1次服完，每日早晚各1次。
急性乳腺炎 金銀花蒲公英茶	金銀花30克，蒲公英30克。用開水沖泡，當茶飲用。
發燒 金銀花明目茶	金銀花、車前葉、桑葉、白芷各9克。用清水煎煮，取汁，再加入白糖適量，當茶飲用。
高血壓（肝陽上亢型） 金銀菊花茶	金銀花3克，菊花3克。泡茶，每日飲用3次，能平肝明目、清熱解毒。

養生方

清熱養顏 金銀花山楂豆湯	山楂15克，金銀花5克，紅豆50克，冰糖100克。先將山楂、金銀花放入鍋內，加清水適量，煮20分鐘後取汁，放紅豆同煮至爛熟，放冰糖調味後食用。
清熱防暑 金銀花粥	金銀花30克，米30克。金銀花先用清水煎煮，取其濃汁，加入米30克，清水300cc，再煮為稀粥。
清熱消炎 金銀花麥冬蛋	金銀花10克，麥冬10克，鮮蘑菇100克，豬肉絲100克，雞蛋3顆，乾香菇、油、鹽各適量。拌勻，隔水蒸15分鐘。
潤腸通便 金銀花大黃茶	金銀花15克，大黃3克。泡茶飲用，可加入蜂蜜適量調味。
潤膚消炎 金銀花水鴨湯	金銀花25克，水鴨1隻，無花果2顆，生薑2片，清水1000cc，鹽適量。金銀花洗淨，水鴨洗乾淨後放入沸水內煮5分鐘，取出。清水先煮沸，將金銀花、水鴨、無花果、生薑加入煮沸，改用小火煮2個小時，加鹽調味。

金銀花粥

原料：白米60克，乾金銀花30克，白糖適量。

作法：白米洗淨，加水煮至快熟時，放入乾金銀花稍煮片刻，熟後加適量白糖調味，每週食用2次。

適用人群：上火風熱者，可用此粥來清熱除煩。

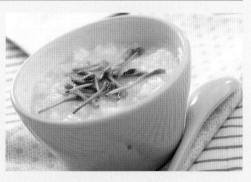

綠豆

——消暑利尿清熱毒

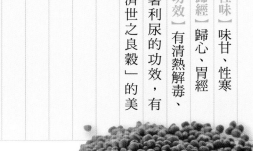

【性味】味甘、性寒

【歸經】歸心、胃經

【功效】有清熱解毒、消暑利尿的功效，有「濟世之良穀」的美譽。

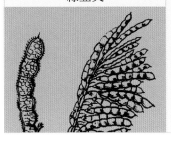

綠豆莢

【本草成分】

綠豆含有香豆素、植物固醇等功能性成分，可增強機體免疫功能，有抗菌抑菌、降血脂、抗腫瘤、解毒消暑的作用。

【這樣用最養生】

綠豆無限定用量。「綠豆解藥」的說法並不完全正確，患有外感風熱、暑熱煩渴等熱性病時，中藥可與綠豆同服。

⊙ 祛暑解渴

《本草綱目》就說綠豆：「消腫治痘之功雖同於紅豆，而壓熱解毒之力過之，且益氣、厚腸胃、通經脈、無久服枯人之忌」。綠豆湯清熱祛暑又解渴，是夏季上好的飲品。先將綠豆放在炒鍋中炒10分鐘再煮，能使綠豆更容易煮爛。

⊙ 清熱解毒

煎煮綠豆湯時，綠豆和水的比例以1：10的清熱效果最好。綠豆衣或綠豆60克，白糖適量，煎湯當茶飲用即可，用於清熱解毒。

⊙ 養心、養脾、養胃

綠豆與百合搭配同食，有清熱潤肺之功效，有助於養心、養脾、養胃。

⊙ 利水消腫、潤喉止渴

在中醫食療上，綠豆具清熱解暑、利水消腫、潤喉止渴等功效，與米煮成粥食用，有利於口腔病患者的吞嚥。

【服用禁忌】

綠豆性寒涼，脾胃虛寒、泄瀉者慎食，身體可能有軟弱無力的感覺。

患有肢痿且冰冷乏力、全身怕冷、腰膝冷痛、脾胃虛寒泄瀉等寒涼性疾病時，忌用綠豆。

老人、兒童及體質虛弱者過量服用綠豆，易引起消化不良、腹瀉。

治病小驗方

結膜炎 綠豆菊花茶	綠豆30克，野菊花12克，白糖適量。加清水適量，煮至快熟時加野菊花和白糖，再煮5分鐘左右即可。可先用熱飲熏眼睛，待晾涼後，可直接服用或去菊花後服用。
胃潰瘍 陳皮綠豆茶	綠豆30克，陳皮5克，綠茶5克，紅糖10克。綠茶與陳皮，先加清水800cc，煮開後用小火再煮5分鐘，取汁。在湯內加入綠豆與紅糖，繼續煮10分鐘，濾出湯即可。
咳嗽（風熱型） 綠豆蜜茶	綠豆50克，蜂蜜50克。綠豆去雜質，淘洗乾淨，放入鍋內，加適量清水，大火煮開，轉用小火將綠豆煮爛，濾渣取汁，調入蜂蜜即可。
高血壓（肝火上炎型） 綠豆玉米鬚茶	炒綠豆50克，玉米鬚100克。用清水煎煮服用，每日3次。

養生方

清熱化濕 馬齒莧綠豆湯	馬齒莧250克，綠豆100克，豬瘦肉100克，蒜蓉10克，香油、鹽、味精各適量。馬齒莧洗淨、切段，將綠豆淘洗後直接入鍋，加適量清水用小火煮約15分鐘。再放入豬瘦肉、馬齒莧、蒜蓉煮至豬瘦肉熟爛，放入調味料調味後即可。
清熱解毒 綠豆菜心粥	綠豆60克，白菜心2個，米50克。將綠豆、米淘洗乾淨，白菜心洗淨、切成細絲，鍋中加清水適量，綠豆、米煮爛成粥，加入白菜心，煮熟即可。
健脾除濕 綠豆百合薏米湯	綠豆30克，百合30克，薏米15克，茨實15克，淮山15克，冰糖適量。將綠豆、百合、薏米、茨實、淮山一起下鍋，加清水適量，爛熟後，加冰糖即可。
清暑解毒 綠豆藕湯	鮮藕200克，綠豆50克，生薑1塊，鹽、胡椒粉各適量。將綠豆洗淨、用清水浸泡2小時，鮮藕洗淨、切片，生薑切片。藕片煮5分鐘後撈出，用涼水沖淨。鍋內加清水，燒開後放入藕片、綠豆、生薑同燉，至綠豆煮爛時，加調味料調味即可。

綠豆薏米粥

原料：綠豆、薏米、米各50克。

作法：將薏米、綠豆洗淨，用清水浸泡數小時。

將綠豆、薏米、米倒入鍋中，加入比米多10倍的清水，大火煮開後，改小火煮熟。

適用人群：小便不利水腫者，可用此粥來利尿、消水腫。

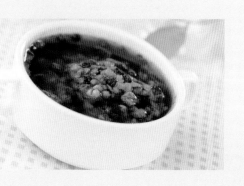

決明子

——清肝明目降血壓

決明子植株

【性味】味甘、苦、鹹，性微寒

【歸經】歸肝、腎、大腸經

【功效】有清熱明目、潤腸通便的功效。

【本草成分】

決明子又名草決明，含有決明子素、大黃酚、大黃素等功能性成分，有保護視神經、降血壓、抗菌、降低血清膽固醇和甘油三酯、滑腸、催產的作用。

【這樣用最養生】

決明子用量一般為5～15克，大劑量可用到30克。

⊙清肝明目

決明子是歷史上使用最早的眼科藥。據《神農本草經》中記載：「決明子治青盲、目淫、白膜、眼赤痛、淚出，久服益精光。」入藥用的決明子通常需要經過炒製，再與菊花、枸杞泡茶飲用。沖入沸水，蓋上蓋燜20分鐘，是極好的清肝明目茶，可減緩及改善眼疾。

⊙降血壓

單獨用決明子泡茶能降血壓，每次用15～20克決明子泡水當茶飲用，每天飲用數次，可治療高血壓、頭暈目眩、視物不清等病症。也可與海帶同煮成湯，海帶100克，決明子50克，用清水400cc煮半小時即可。

⊙治療口腔炎症

飲用決明子茶的同時，用決明子水漱口，不但對一般的口腔炎症有效果，還可減輕放射治療後的口、咽部的痛苦。

⊙解暑清熱

決明子粥是夏季解暑清熱的良方。決明子10～15克，經過炒製，米50克，冰糖適量，同煮為粥即可。

【服用禁忌】

決明子微寒，脾胃虛寒、脾虛泄瀉及低血壓者忌服。

不可長期食用決明子，決明子有潤腸通便作用，長期吃會損傷身體的正氣。

治病小驗方

糖尿病（併發視網膜病變）菊花山楂茶	菊花3克，山楂15克，決明子10克。將決明子搗碎，與其餘2味藥放入熱水瓶內，用沸水沖泡後，蓋嚴瓶蓋，浸泡半小時即可，每日1劑，當茶飲用。
肥胖 決明澤瀉茶	決明子、澤瀉、薤白各20克。用清水煎煮，取汁，每日1劑，分為3次服用。
高脂血（肝腎陰虛型）山楂決明紅棗茶	山楂20克，決明子15克，紅棗50克，冰糖適量。山楂、決明子分別洗淨，紅棗去核、洗淨。把全部材料一起放入鍋內，倒入適量清水，大火煮沸後，小火慢煮1小時，用冰糖調味即可。
高血壓（肝火上炎型）決明桃仁茶	決明子12克，桃仁10克。水煎當茶飲。
氣管炎 決明紫菜茶	紫菜30克，決明子25克。加清水適量，煎煮20分鐘，取汁飲用。

養生方

潤腸通便 決明烏龍茶	決明子5克，烏龍茶5克，荷葉5克。用沸水沖泡15分鐘即可。
清肝瀉火 決明槐花茶	決明子10克，槐花5克，山楂10克，荷葉3克。用沸水沖泡15分鐘即可。
滋陰明目 決明子雞肝	鮮雞肝150克，決明子、黃瓜、胡蘿蔔各10克，調味料適量。將決明子研成細末，雞肝洗淨切片，置於碗內，加鹽、香油，醃漬3分鐘，再加澱粉拌和均勻。黃瓜、胡蘿蔔洗淨切片。炒鍋內放油，燒至六七成熱時，把肝片放入油內炸片刻，撈出瀝油，鍋內留適量油，放入胡蘿蔔、黃瓜、蔥、生薑、料酒、鹽、決明子末，用澱粉勾芡，再將雞肝片倒入鍋內，翻炒均勻，加蒜末、香油出鍋，裝盤即可。

菊花決明子粥

原料：決明子15克，白米100克，白菊花10克，冰糖少許。

作法：先將決明子放入鍋內炒至微有香氣時取出，待冷後與白菊花同煎取汁，去渣，放入白米煮粥，粥將熟時加入冰糖，再煮5分鐘即成。每天食用1次。

適用人群：便秘者可用此粥來調理。

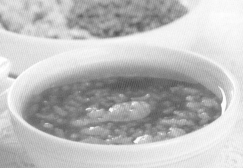

板藍根
——涼血利咽解熱毒

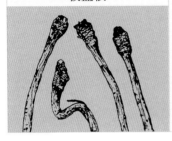

板藍根

【性味】味苦、性寒

【歸經】歸心、胃經

【功效】有清熱解毒，涼血利咽的功效，是防治感冒的良藥。

【本草成分】

　　板藍根含有菘藍根、多糖等功能性成分，有抗菌、抗病毒、抗腫瘤、提高免疫力的作用。

【這樣用最養生】

　　板藍根用量一般為15～30克，大劑量可用到60～120克。

⊙治療感冒

　　板藍根是治感冒的經典中藥，「板藍根沖劑」就是以它為原料製成的。防治感冒可用板藍根18克，研粗末，用清水煎煮後當茶飲用。或加羌活9克，也可用板藍根沖劑。

⊙清熱、解毒、涼血、利咽

　　《本草便讀》記載，板藍根「涼血、清熱、解毒、辟疫、殺蟲」，清熱、解毒、涼血、利咽是板藍根最主要的功效。配伍其他的中藥，消炎作用顯著，比較出名的藥方有專治小兒水痘的板藍根銀花糖漿。材料為板藍根100克，金銀花50克，甘草15克，冰糖適量。用清水煎煮後服用，每次10～20cc，每日數次。

⊙生津止渴

　　用於咽喉炎，可取板藍根20克，金銀花15克，桔梗15克，杭菊花10克，麥冬10克，甘草3克，綠茶6克。將所有的材料放入研磨器中，磨成粗末狀，再用紗布袋裝成三包。取一包用沸水沖泡，浸泡約15分鐘，飲用時加入冰糖，此方能生津止渴。

【服用禁忌】

　　板藍根性寒，脾胃虛寒者忌用。

　　服用板藍根可能會出現過敏反應：全身皮膚發紅、皮疹瘙癢、頭昏眼花、胸悶氣短、煩躁、抽搐、噁心嘔吐、消化道出血等。如有上述現象要停用。

134

治病小驗方

感冒（流行性）板藍根綠茶	板藍根20克，綠茶5克，冰糖適量。板藍根搗碎，倒入砂鍋，加清水500cc，煮至剩下250cc，再加入茶葉煮5分鐘，倒入冰糖拌勻即可。有清熱解毒、利尿止渴的作用。
腮腺炎（流行性）板藍根銀花蜜茶	板藍根30克，金銀花15克，蜂蜜20cc。將板藍根洗淨，曬乾或烘乾，切成片，與洗淨的金銀花同放入砂鍋，加清水濃煎2次，每次半小時，合併2次濾汁，趁溫熱加入蜂蜜，拌勻即可。有清熱解毒、疏表消腫的作用。
肝炎（急性病毒性）板藍根大青葉茶	板藍根20克，大青葉20克，綠茶10克。洗淨，共研粗末，放入杯中，沸水沖泡，當茶飲用。
感冒（風熱型）板藍根銀花連翹茶	板藍根30克，金銀花30克，連翹30克，荊芥10克。先將前3味用水稍煮，再放入荊芥，每次飲用30～60cc，每日3次。

養生方

涼血利咽板藍根炒絲瓜	板藍根20克，絲瓜250克，鹽適量。將板藍根洗淨，絲瓜洗淨、連皮切片，備用。砂鍋內加清水適量，放入板藍根、絲瓜片，大火煮沸，再改用小火煮15分鐘至熟，去渣，加入鹽調味即可。
增強免疫力板藍根燉豬腱	板藍根8克，豬腱60克，紅棗數枚。小火煮3小時，加調味料調味即可。
清熱消炎板藍根竹葉粥	板藍根20克，竹葉10克，蓮子心10克，糯米150克，白糖適量。將糯米淘洗後放入砂鍋中，放入清水煮粥，至糯米半熟時，把洗淨搗爛的板藍根、竹葉、蓮子心放入粥中，繼續煮至糯米爛熟為止。喝粥時可加入白糖調和苦味。
潤膚養顏板藍根薏米粥	板藍根100克，薏米150克。將板藍根煮沸半小時後，取出藥汁與薏米煮粥。此方可治臉部及手腳部位發生的扁平疣。

板藍根夏枯草茶

原料：板藍根30克，夏枯草20克，白糖適量。

作法：可用水煎煮以上材料，加白糖，每日當茶飲。

適用人群：腮腺腫痛者。

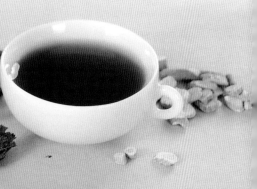

羅漢果

——清熱滑腸潤肺咽

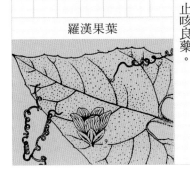

羅漢果葉

【性味】味甘、性涼

【歸經】歸肺、大腸經

【功效】有清熱潤肺、止咳利咽、滑腸通便的功效。羅漢果被譽為長壽果、仙果，是一味神奇的止咳良藥。

【本草成分】

羅漢果含有糖苷、甘露醇等功能性成分，有降糖、止咳、緩解腸道痙攣的作用。

【這樣用最養生】

羅漢果可以生吃，像普通水果一樣，清香甘甜，經乾製成為藥用羅漢果，其用量為15～30克。

⊙清熱解暑、化痰止咳

暑熱天氣時，可以用羅漢果1顆，玫瑰花3～5朵，紅棗3～5枚，枸杞適量，泡茶飲用。羅漢果清熱解暑、化痰止咳、涼血、清肺、潤腸且生津止渴，這種茶雖然有甜味卻並不含熱量，香香甜甜很好喝。一杯熱茶下肚，汗一出，咽喉腫痛、感冒咳嗽都好了大半。

⊙清肺利咽

用羅漢果2顆加膨大海2枚泡茶飲用，有清肺利咽的作用。很適合咽痛音啞、腸燥便祕的人，是教師和演員們的常備茶方。也可取羅漢果2顆，陳皮10克，製成羅漢果陳皮茶，有消暑、祛痰的作用，也適用於咳嗽、咽喉癢痛等症。

⊙治療百日咳

羅漢果與柿餅同食，能清熱潤肺、化痰止咳，可用於百日咳痙咳期患者。羅漢果與雪梨同燉煮或蒸食，能清熱滋陰、潤喉消炎，可用於咽痛、咽乾、音啞、咽喉部異物感、咳痰不爽者以及急慢性咽炎者。

【服用禁忌】

羅漢果性涼，體質虛寒、大便溏瀉者須慎用。咽痛伴風寒感冒，有發燒、無汗、鼻流清涕等症狀者慎用。

不宜在服藥期間同時服用溫補性中藥，以免藥效減弱。

	治病小驗方
肥胖（胃熱濕阻型） 羅漢果山楂茶	羅漢果、山楂各10克，蜂蜜適量。首先將羅漢果洗淨、壓碎，山楂洗淨，與羅漢果同放鍋中，然後在鍋內加清水，上火煮熟後，取汁倒入杯中，最後放入蜂蜜拌勻，可以潤肺、消除脂肪、降血脂。
咳嗽（痰濕型） 羅漢果膨大海茶	羅漢果1顆，膨大海5枚。將羅漢果洗淨、拍碎，將膨大海洗淨後，與羅漢果一起放入1500cc的清水中，煮沸後用小火再煮20分鐘，濾渣，可加適量冰糖調味，有清熱涼血、生津止咳、滑腸排毒、嫩膚益顏、潤肺化痰等功效。
咳嗽（百日咳） 羅漢果柿餅茶	羅漢果1顆，柿餅3～5個。一併放入搪瓷杯內，用沸水沖泡，當茶趁溫飲用。

	養生方
清肺潤喉 羅漢果郁李仁粥	郁李仁15克，羅漢果10克，米150克，冰糖適量。將郁李仁研成粉，羅漢果洗淨，米淘洗乾淨，羅漢果用紗布袋裝好、紮緊袋口。將米、羅漢果、郁李仁同放鍋內，加清水500cc，大火煮沸，再用小火煮35分鐘，揀出羅漢果袋，加入冰糖拌勻即可。
止咳化痰 羅漢果柿餅湯	羅漢果250克，柿餅3個，冰糖適量。將羅漢果洗淨，與柿餅共入鍋內，加清水600cc煎至300cc，加冰糖調味，去渣後分3次飲用。
排毒養顏 羅漢果雞湯	羅漢果2顆，母雞1隻，蔥、生薑、料酒、鹽各適量。將母雞洗淨、斬成塊，羅漢果洗淨、拍破，生薑切片，蔥切段。將雞塊入沸水鍋中汆去血水。將母雞、羅漢果、生薑、蔥、料酒放入鍋內，加入清湯煮熟，放入鹽調味即可。

羅漢果菊普茶

原料：羅漢果1顆，普洱茶、菊花適量。

作法：普洱茶、菊花和羅漢果研末，每20克包成一袋泡茶，沸水沖泡，每日當茶飲。

適用人群：高脂血症患者，可用此茶來降脂。

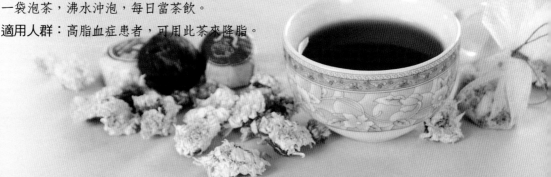

夏枯草

——清火明目散腫結

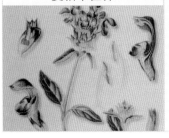

夏枯草植株

【性味】味苦、辛，性寒

【歸經】歸肝、膽經

【功效】有清火明目、散結消腫的功效。夏枯草又名枯草花，《神農本草經》上說：「此草夏至後即枯，故名。」

【本草成分】

夏枯草含有夏枯草苷、熊果酸等功能性成分，有降壓、抗菌、收縮子宮的作用。

【這樣用最養生】

夏枯草用量一般為9～20克。

肝火旺盛的人只要喝一喝涼茶，火氣就消了大半，很多涼茶的成分中都有夏枯草這味中藥，平時用夏枯草泡茶喝，對火旺、脾氣急的人很有好處。

⊙治療肝火上炎、目赤腫痛

夏枯草入肝經，善瀉肝火以明目，用於肝火上炎、目赤腫痛等症狀，可配桑葉、菊花、決明子等藥用，這些藥同用還能改善風濕性頭痛的一些症狀。夏枯草配當歸、枸杞，可用於肝陰不足所致之眼睛疼痛，這種症狀到了半夜尤為嚴重。

⊙散結消腫

夏枯草味辛能散結，苦寒能瀉熱，常配川貝母、香附等藥，用於肝鬱化火等症。夏枯草與蒲公英同用，能散結消腫，對咽喉腫痛、急性扁桃腺炎有很好的療效，若配金銀花，可治熱毒潰瘍。

⊙治療消渴、煩熱、咳嗽、營養不良等症

夏枯草與豬肉搭配食用，具有散結、滋陰的功效，最適合用於治療消渴、煩熱、咳嗽、營養不良、身體瘦弱等病症。

【服用禁忌】

夏枯草性寒，脾胃虛弱、大便溏瀉者忌用。

治病小驗方

高血壓（肝腎陰虛型）夏枯草牛膝茶	夏枯草10克，懷牛膝10克，熟地黃10克。水煎當茶飲。
高血壓（肝陽上亢型）夏枯草女貞子茶	夏枯草10克，女貞子10克，白菊花5克。水煎當茶飲。
高血壓（腎陽虛衰型）夏枯草淫羊藿茶	淫羊藿15克，夏枯草10克，川芎5克。水煎當茶飲，有活血降壓的功效。
高血壓（氣滯血瘀型）夏枯草山楂茶	山楂10克，菊花10克，夏枯草5克，銀杏葉5克。水煎當茶飲。
頭痛（風濕型）夏枯草決明茶	夏枯草15克，菊花15克，決明子15克。水煎當茶飲。
頭痛（肝陽上亢型）夏枯草菊花茶	夏枯草10克，菊花10克，生梔子5克，薄荷5克。水煎當茶飲。

養生方

清肝利膽夏枯草黃豆脊骨湯	夏枯草20克，黃豆50克，豬脊骨700克，蜜棗5枚，生薑、鹽適量。夏枯草洗淨，浸泡半小時。黃豆洗淨，浸泡1小時。豬脊骨洗淨，斬塊，經熱水汆。蜜棗洗淨，生薑切片。將1600cc清水放入砂鍋內，煮沸後加入以上所有材料，大火煮沸後，改用小火煮1小時，加鹽調味即可。
清熱散結夏枯草燉豬肉	夏枯草20克，豬瘦肉50克。將夏枯草、豬瘦肉以小火共煮湯，吃肉喝湯。
理氣散瘀夏枯草紅糖粥	夏枯草、當歸、香附各10克。加清水適量煎20分鐘，取汁加入白粥、紅糖拌服，每週2次。
清熱降脂夏枯草絲瓜絡茶	夏枯草30克，絲瓜絡10克，冰糖適量。將藥材加4碗水，用大火煮沸，再改小火煮至剩汁約1碗時，取汁，再將冰糖熬化，加入藥汁煮10～15分鐘即可。

夏枯草槐花茶

原料：夏枯草、槐花各10克，

作法：將上述藥材用水煎煮後，每日當茶飲。

適用人群：失眠者。

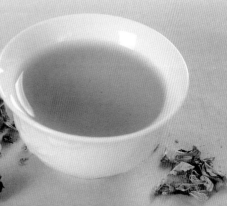

槐花

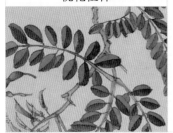

槐花植株

【性味】味苦、微寒

【歸經】歸肝、大腸經

【功效】有涼血止血、清肝瀉火的功效。

【本草成分】

槐花含有黃酮類、蘆丁、皂苷等功能性成分，有降壓、抗炎、抗潰瘍、抗輻射、調節血脂的作用。

【這樣用最養生】

槐花用量一般為5～15克。

藥用槐花為夏季採收的鮮槐花經乾製後所得。用小火將鮮槐花炒至表面呈深黃色，放涼，即為炒槐花；或用大火將鮮槐花炒至表面呈焦褐色，再噴適量清水，晾乾，即為槐花炭。乾槐花用於清肝瀉火、清熱涼血，止血宜用槐花炭，炒槐花清熱涼血的作用弱於乾槐花，止血作用遜於槐花炭而強於乾槐花。

⊙治療失音

《本草綱目》中記載，槐花「炒香頻嚼，治失音及喉痺，又療吐血衄血、崩中漏下」。槐花適量，鍋中快炒，每次取3～5粒放口中嚼食，每日5～10克，可改善失聲症狀。

⊙平肝降壓

槐花還有收縮血管、止血等功效。用開水浸泡晾乾的槐花，每日喝數次，可以預防血壓升高，再加適量菊花一起泡茶，還可平肝降壓。

⊙涼血止血

槐花能涼血止血，與絲瓜一起燉食，可用於治療瀉痢便血、腹痛。與豬大腸燉食，可用於治療痔瘡便血、肛門墜痛等症狀。

【服用禁忌】

槐花易傷胃陽，脾胃虛寒、陰虛發燒而無實火者忌用。

由於槐花比較甜，糖尿病人不宜多吃。同時，過敏性體質的人也應謹慎食用槐花。粉蒸槐花不易消化，消化系統不好的人，尤其是中老年人不宜過量食用。

選對中藥養好身

治病小驗方

高血壓（肝陽上亢型） 菊槐茶	龍膽草10克，菊花6克，槐花6克，綠茶6克。將菊花、槐花、綠茶、龍膽草混和均勻後放入杯中，然後用開水沖泡10分鐘左右即可。有滋肝明目、養陰潤燥的作用。
高脂血（氣滯血瘀型） 山楂槐花茶	山楂片15克，槐花10克。將2味藥放入杯中，用沸水沖泡，當茶飲用，每日1劑。有清熱涼血、化滯行瘀的作用。
高脂血（氣滯血瘀型） 槐花桃仁茶	核桃仁30克，山楂片15克，槐花5克，紅糖適量。將核桃仁、山楂片、槐花分別入鍋，加清水煮沸，改小火煮20分鐘後，加入紅糖調味即可。每日1劑，分2次服用。有理氣活血、清熱益腎、去脂降壓的功效。
高脂血（腎陰虛型） 槐花花生葉茶	乾花生葉10克，乾銀杏葉10克，槐花3克，白糖適量。沸水沖泡，加蓋燜15分鐘即可。每日1劑，當茶飲用，沖淡為止。有清熱平肝、潤肺和胃、去脂降壓的作用。

養生方

清瀉肝火 銀杏槐花香菇汁	香菇60克，銀杏葉10克，槐花10克，蜂蜜適量。香菇水發後切絲，將銀杏葉、槐花用清水煎煮後取汁，放香菇煮20分鐘，稍涼後，加蜂蜜調味即可。
涼血止血 槐花燉排骨	排骨200克，槐花15克，黃耆10克，鹽適量。排骨洗淨，斬塊備用。槐花、黃耆用布包好，和排骨一起放鍋內，加清水煮，煮至排骨熟爛，去渣，加鹽調味後即可。
清熱利濕 槐花清蒸魚	鯽魚或鯉魚1條，蔥、生薑、鹽、料酒、蒜、清水適量。放入蒸鍋蒸20分鐘，再放槐花15克稍蒸，放入調味料調味後即可。
去脂降壓 綠豆槐花荷葉粥	綠豆60克，槐花10克，乾荷葉10克，白糖適量。將槐花、乾荷葉用清水煎煮後取汁，加綠豆煮沸，改小火煮至綠豆軟爛，加入白糖調味即可。
清熱涼血 粉蒸槐花	鮮槐花300克，麵粉100克，鹽、蒜泥、香油各適量。將鮮槐花洗淨，瀝乾水分，放入盆內，撒上乾麵粉，蒸6～8分鐘。將所有調味料放入碗裡拌勻，淋在蒸好的槐花上，拌勻即可。

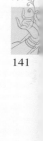

槐花豬肚湯

原料：豬肚200克，槐花20克，木耳、鹽、料酒各適量。

作法：豬肚用鹽擦過，除去黏液，沖洗乾淨，切塊。木耳浸軟去蒂，槐花洗淨後煮水，去蒂留汁。先將豬肚與清水一起放入鍋內，加料酒煮滾後加木耳、槐花汁，再煮至豬肚軟熟，加鹽調味即可。每週食用2次。

適用人群：食欲不振者，可以此湯來開胃健脾。

知母

——清熱瀉火潤肺燥

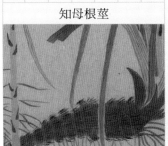

知母根莖

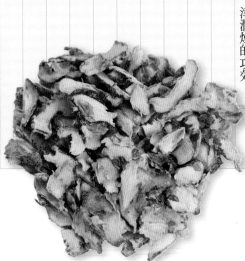

【性味】味苦、甘，性寒

【歸經】歸肺、胃、腎經

【功效】有清熱瀉火、生津潤燥的功效。

【本草成分】

知母含有知母寧、皂苷等功能性成分，有抗輻射、調節免疫力、抗病毒、抗腫瘤等作用。

【這樣用最養生】

知母用量一般為6～15克。

知母易吸潮而糖化發黏，導致發黴變質，選購時要選擇乾燥的知母。

⊙治療外感熱病、高熱煩渴

知母善治外感熱病、高熱煩渴者，常與石膏搭配使用，如《傷寒論》中的「白虎湯」。石膏和知母均清胃熱，但石膏清胃偏於發散，知母清胃偏於潤燥。

⊙瀉肺火、潤肺燥

知母入肺經而長於瀉肺熱、潤肺燥。用於治療肺熱燥咳，常配貝母，可增強養陰潤肺、化痰止咳的功效。若配杏仁、萊菔子，可治肺燥久嗽氣急。

⊙滋腎陰、瀉腎火

知母兼入腎經而能滋腎陰、瀉腎火，用於陰虛火旺所致的潮熱、盜汗、心煩者，常配黃柏、生地黃等藥用。配天花粉、葛根等藥，可用於治療陰虛內熱型糖尿病。配生地黃、玄參、麥冬等藥，可用於治療陰虛腸燥便祕。

⊙治療體熱多火

體熱多火的人，可以用知母60克，玉竹60克，蜂蜜500克，製作知母玉竹蜜，平時取用也很方便。先取清水1500cc，放入知母和玉竹，小火煎至500cc，取汁，再加清水700cc，煎至300cc，取汁，合併藥汁並加入蜂蜜，隔水蒸2小時即可。每次飲用15cc，飯後以溫開水送服。

【服用禁忌】

知母性寒，脾胃虛寒、大便溏瀉者忌用。

治病小驗方

糖尿病（陰虛熱盛型）知麥石膏茶	知母10克，麥冬10克，黨參10克，生石膏30克（先煎），元參12克，生地黃18克。水煎當茶飲。
糖尿病（陰虛熱盛型）知母地骨茶	知母、地骨皮各15克，天冬、麥冬、天花粉、米各20克，生甘草8克。水煎當茶飲，每日1劑。
糖尿病（陰虛熱盛型）知麥生地茶	知母、麥冬、生地黃各10克，牛膝5克。水煎當茶飲。
更年期綜合症（陰虛型）知母雙地茶	知母、熟地黃、龜板、鱉甲各10克，生地黃20克。水煎當茶飲。
更年期綜合症（陰虛型）知母黃柏茶	知母、龜板、黃柏、淫羊藿、仙茅各10克，甘草5克。水煎當茶飲。
肺炎（陰虛熱盛型）知母枸杞茶	知母5克，枸杞15克，百合10克，麥冬10克，川貝母5克。水煎當茶飲，有滋陰潤肺、止嗽的作用。

養生方

滋陰涼血百部知母甲魚湯	知母、百部、地骨皮各9克，生地黃24克，甲魚1隻，鹽適量。將甲魚先用開水燙1～2分鐘，洗淨斬小塊。將百部、知母、地骨皮、生地黃分別洗淨，全部材料放入砂鍋內，加適量清水，用大火煮沸，再轉用小火煮2小時，加鹽調味即可。
健脾安神知母牡蠣蓮子羹	生牡蠣20克，知母6克，蓮子30克，白糖1湯匙。生牡蠣、知母倒入小瓦罐內，加冷水1碗半，小火煎半小時，取汁。蓮子洗淨，用熱水半碗浸泡1小時。將藥汁、蓮子和浸液一起倒入鍋中，小火煮1小時，加白糖，再煮1小時，至蓮子軟爛即可。
滋陰瀉火熟地知母燉鵪鶉	知母20克，熟地黃20克，鵪鶉1隻。將鵪鶉宰殺，去毛和內臟，洗淨切塊，與藥材一起加清水適量放入燉盅，隔水小火燉3小時即可。

知母蓮子紅棗粥

原料：知母10克，蓮子肉30克，紅棗5枚，白米50克。

作法：將知母放入紗布袋中，與蓮子、紅棗、洗淨的白米一起入鍋，煮成粥即可。每週食用2次。

適用人群：肝火上炎者，可用此粥清肝瀉水、養心安神。

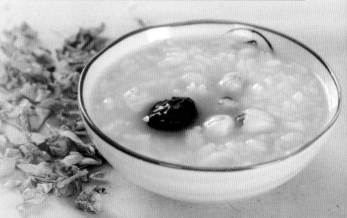

黃連

——清熱燥濕瀉火毒

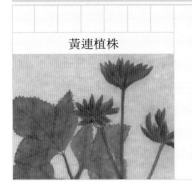

黃連植株

選對中藥養好身

144

【性味】味苦、性寒

【歸經】歸心、脾、胃、肝、膽、大腸經

【功效】有清熱燥濕、瀉火解毒的功效。

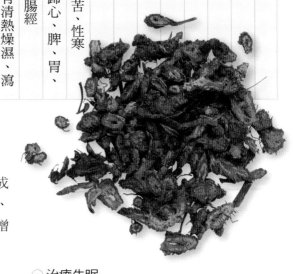

【本草成分】

黃連含有黃連素、小檗鹼等功能性成分，有瀉火、解毒、清熱、燥濕、抗炎、抗潰瘍、抗癌、抗氧化、保護胃黏膜、增加冠狀動脈血流量及降低血壓的作用。

【這樣用最養生】

黃連的用量一般為2～10克。

俗語云：「命比黃連苦」，黃連是一味苦藥，黃連之苦可使胃氣下行，故黃連在中醫用藥上可以治療因胃氣上壅造成的打嗝等病症。用黃連8克，配蘇葉15克，用清水煎煮後服用。

⊙祛除五臟濕熱

黃連善治瀉痢，這是因為黃連可祛除五臟濕熱，對腸胃濕熱導致的腸炎腹瀉、細菌性痢疾等症有很好的療效。用黃連5～10克，研末，放入湯匙中，加入香油拌勻，分3～5次將藥汁徐徐嚥下，每日服用2次，每次用藥後半小時內不要喝水或吃東西，以免影響療效。

⊙治療失眠

失眠的問題一般源於心火，當年傷寒派祖師張仲景，針對陰虛火旺、心中煩熱而失眠的病人創製了黃連阿膠湯，治癒過大量失眠病人，用黃連5克，黃芩10克，白芍15克，加清水熬煮，去掉藥渣，再把阿膠15克溶化在藥汁內，每次加1顆雞蛋黃煮熟後服用。

【服用禁忌】

黃連大苦大寒，過量或久服容易傷脾胃，胃寒嘔吐、脾虛泄瀉者忌用。

黃連不可與豬肉同食，黃連清熱瀉火、健胃燥濕，豬肉酸寒滑膩、多脂，可滋陰潤燥，同食不但容易降低藥效，還容易導致腹瀉。

	治病小驗方
失眠（陰虛火旺型）黃連合歡茶	合歡花5克，黃連1克，鬱金3克（切小塊），夜交藤5克（切小塊）。沸水沖泡15分鐘，當茶飲用，每日睡前服。
糖尿病（併發腹瀉）薑連茶	生薑120克，黃連30克，綠茶適量。生薑榨汁，黃連研末，小火烘炒，並加薑汁拌勻，炒乾即可。每次服6克，綠茶泡水送下，每日3次。有清熱利濕之功效。
濕疹黃連蜜茶	黃連25克，用500cc清水濃煎，煎好後加入50克蜂蜜，稍涼後飲服，每日3次，每次1小杯。
胃炎（脾胃陰虛型）黃連茱萸茶	黃連10克，吳茱萸10克，白芍10克，甘草5克，紅棗5枚。水煎當茶飲。
胃炎（脾虛濕阻型）黃連厚朴茶	黃連10克，厚朴10克，茯苓10克，半夏5克，蒼朮5克，甘草5克。水煎當茶飲。

	養生方
清熱消腫黃連冬瓜魚片湯	鯛魚100克，冬瓜150克，黃連、知母各5克，酸棗仁15克，生薑、鹽各適量。鯛魚洗淨、切片，冬瓜去皮洗淨、切片，全部藥材放入紗布袋。鯛魚、冬瓜和紗布袋放入鍋中，加入750cc清水，用中火煮沸至熟，取出紗布袋，加鹽即可。
潤肺止咳黃連杏仁燉蘿蔔	黃連2克，杏仁20克，白蘿蔔500克，鹽適量。黃連洗淨，杏仁浸泡去皮。白蘿蔔切塊後與杏仁、黃連一起放入碗中，移入蒸鍋，隔水燉，待白蘿蔔燉熟後加入鹽即可。
清熱解毒黃連白頭翁粥	黃連10克，白頭翁50克。放入砂鍋，用清水熬煮一段時間，取汁，另取一鍋，加清水400cc，米30克，煮至米開花，加入藥汁，再煮成粥即可。
清肝明目黃連燉羊肝	黃連2克，龍膽草25克，羊肝150克，豬瘦肉80克，生薑3片。藥材洗淨、浸泡，羊肝洗淨，切薄片，再用太白粉、生油揉擦，再洗淨，豬瘦肉洗淨。鍋中加清水1000cc，加蓋隔水燉3小時，食用時用鹽調味。

黃連山藥茶

原料：山藥30克，黃連3克。

作法：將山藥、黃連一起搗碎，放保
溫瓶中，沖入適量沸水，蓋上蓋燜20
分鐘，每日當茶飲。

適用人群：陰虛熱盛型糖尿病患者。

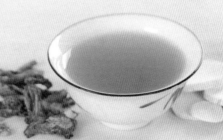

魚腥草
——利尿消膿清熱毒

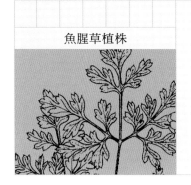

魚腥草植株

【性味】味辛、性微寒

【歸經】歸肺經

【功效】又名折耳根，有清熱解毒，消癰排膿、利尿通淋的功效。

【本草成分】

魚腥草含有魚腥草素、槲皮苷等功能性成分，主要具有利尿、消炎、鎮痛、止血、抗菌、抗過敏、抗輻射、抗病毒、調節免疫力、促進組織再生等作用。

【這樣用最養生】

魚腥草的用量一般為15～25克，煎煮不可超過10分鐘。

⊙清熱解毒、利濕祛痰

魚腥草可單獨加作料涼拌，也可與其他的蔬菜同拌，比如魚腥草拌鵝菜心，有清熱解毒、利濕祛痰的功效。用於化痰止咳時，也可將魚腥草、桔梗和甘草一起煮水喝，就像喝茶一樣。

⊙抗菌消炎

魚腥草常與金銀花同用，抗菌消炎作用顯著，與蘇葉和綠豆同用，可加強其清熱解毒的功效。魚腥草搭配食材，可與雪梨、母雞或豬肺同食，有消炎解毒、滋陰潤肺的功效。

⊙治療急性骨盆腔炎

魚腥草可以消炎解毒，還不會影響乳汁。產婦若有炎症，不能亂吃藥，就可用魚腥草。魚腥草20克，用清水煎煮，加適量白糖調味後服用，適用於急性骨盆腔炎患者。

⊙治療腹痛

腹痛者可每天或者隔天吃1次綠豆魚腥草蒸大腸。將150克豬大腸按常規方法洗淨，把15克魚腥草、40克綠豆塞到豬大腸裡，兩端用線綁緊，放到鍋裡，加適量鹽，隔水蒸熟。

【服用禁忌】

魚腥草屬於寒涼藥材，虛寒體質、大便溏瀉者忌用，月經期間要停用。

穿心蓮

——清熱解毒消血腫

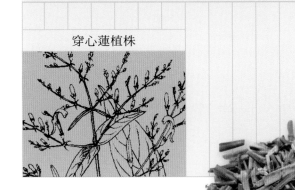

穿心蓮植株

【性味】味苦、性寒

【歸經】歸心、肺、大腸、膀胱經

【功效】又名苦膽草，具有清熱解毒、涼血消腫的功效。

【本草成分】

　　穿心蓮含有內酯化合物、黃酮類等功能性成分，有抗炎、抗癌、抗心血管疾病、抗病毒、抗菌、提高機體免疫力、保肝利膽、避孕等作用。

【這樣用最養生】

　　穿心蓮用量一般為9～15克，單味大劑量可用到30～60克。藥用穿心蓮為鮮穿心蓮乾製而成，鮮穿心蓮有時也可養生療病。

　　《泉州本草》記載，穿心蓮「清熱解毒，消炎退腫，治咽喉炎症、痢疾、高熱」。穿心蓮善治肺熱肺火引起的咽喉腫痛、咳喘、濃痰等。

⊙ 治療支氣管肺炎

　　用於支氣管肺炎，可取穿心蓮15克，十大功勞葉15克，陳皮10克，用清水煎煮後服用。如果是上呼吸道感染，可取穿心蓮15克，車前草15克，用清水煎煮後當茶飲用。

⊙ 治療細菌性痢疾

　　治療細菌性痢疾，可取穿心蓮15克，木香10克，甘草10克，用清水煎煮後當茶飲用。

⊙ 治療急性闌尾炎

　　治療急性闌尾炎，可取穿心蓮18克，野菊花30克，用清水煎煮後當茶飲用。

【服用禁忌】

　　穿心蓮性寒，脾胃虛寒者不宜用。穿心蓮不可多服久服，易傷人胃氣。

　　穿心蓮和紅黴素不宜同時服用，紅黴素會抑制穿心蓮提升白血球吞噬病菌能力的功能，降低穿心蓮藥效。

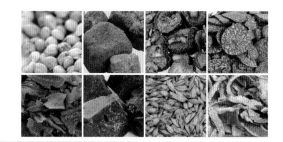

消食健胃

用有消食導積作用的中藥調理脾胃，從而治療各種食欲不佳、消化不良的症狀。

神曲

——消食之最

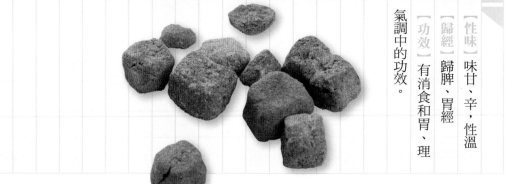

【性味】味甘、辛，性溫

【歸經】歸脾、胃經

【功效】有消食和胃、理氣調中的功效。

【本草成分】

神曲為酵母製劑，含酵母菌、澱粉酶、麥角固醇等功能性成分，有增進食欲、維持正常消化機能等作用。

【這樣用最養生】

神曲用量一般為10～15克，可單用煎服。

⊙ 治療食積不化

《本草逢原》中稱：「神曲，其功專於消化穀麥酒積，陳久者良。但有積者能消化，無積而久服，則消人元氣」。凡食積不化，有胸悶脹滿、食欲不振症狀者，可將神曲與麥芽、山楂、萊菔子等同用。若脾胃虛弱，可與黨參、白朮、麥芽等配伍。若積滯日久不化，可與木香、厚朴、三棱等相合。

⊙ 瀉熱導滯消食

神曲與藿香、佩蘭、蒼朮、厚朴等並用，可改善頭昏花、胸悶、噁心嘔吐、大便泄瀉、不思飲食等症狀，可以化濕消食。與大黃、黃連、檳榔、焦山楂等配用，可用於腸腑濕熱引起的積滯不化、腹痛等症狀，可以瀉熱導滯消食。

除了消食化積這個最大的功用，神曲還可回乳，可與麥芽、川芎搭配使用。

【服用禁忌】

神曲性溫，脾陰虛、胃火盛者不宜用。孕婦慎用，易引起墮胎。

神曲不宜久服，易損耗人體元氣。

治病小驗方

消化不良 神曲紅茶	神曲10克，紅茶末5克。神曲搗成粗末，鍋中微炒，勿焦，與紅茶末混合，沸水浸泡，10分鐘後即可飲用，隨飲隨沖，味淡為止。有消滯和中、開胃健脾之功效。
肥胖（脾虛濕阻型） 神曲荷葉茶	神曲18克，荷葉、陳皮、白朮、山楂各6克。將所有材料加3碗水，用小火煮25分鐘，飯後30～60分鐘飲用。
厭食症 神曲丁香茶	神曲18克，丁香2克。水煎當茶飲。
乳房腫脹 神曲麥茶	神曲、麥芽、當歸、紅花、懷牛膝各10克，赤芍6克，炒桃仁6粒。用清水煎煮後服用，每日1劑。
胃痛（肝胃不和型） 神曲砂仁蜜茶	神曲15克，砂仁10克，雞蛋殼10個。將雞蛋殼炒黃，與神曲、砂仁同碾成粉，蜂蜜拌勻，溫水沖服。

養生方

健脾利濕 神曲茵陳粥	神曲10克，茵陳30克，竹葉5克。用清水煎煮，取汁，加入米50克煮粥，粥熟後加入白糖適量，稍煮即可。
健脾暖胃 神曲米粥	神曲10～15克，米適量。先將神曲搗碎，煎取藥汁後，去渣，放入米，一起煮成稀粥。
消食暖胃 神曲燉雞	老母雞1隻，神曲10克，紅棗12枚，生薑2片，料酒、鹽各適量。母雞汆燙，除血水後沖淨，紅棗泡軟。將所有材料放入燉盅內，淋料酒1大匙，再加開水1200cc。鍋外加清水500cc，加蓋燉40分鐘，起鍋前加鹽調味，拌勻即可。
消食化積 神曲炒肉	豬肉150克，神曲10克，醬油、鹽、花椒水、蔥花、油、水澱粉各適量。豬肉切小片，鍋內油燒熱，放入肉片煸炒。再放入蔥花、醬油、花椒水，隨即下入神曲煸炒。出鍋前，撒入鹽後拌勻，用水澱粉勾芡即可。

神曲生薑茶

原料：神曲1塊，生薑適量。

作法：用水煎煮以上藥材，每日當茶飲。

適用人群：暑濕型感冒患者。

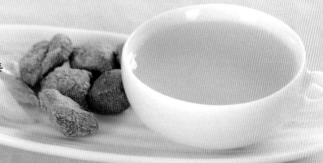

山楂

——消食化積益脾胃

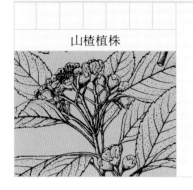
山楂植株

【性味】味酸、甘，性微溫

【歸經】歸脾、胃、肝經

【功效】又名山裡紅果，有消食健胃、行氣散瘀的功效。

【本草成分】

山楂含多種有機酸以及黃酮類、解脂酶等功能性成分，具有提升腸胃消化功能、擴張血管、降血壓、增強心肌、抗心律不整、調節血脂和膽固醇含量等作用。

【這樣用最養生】

山楂生吃或煎湯，每次用量為10～30克。鮮山楂和乾山楂功效差不多。

⊙ 消食開胃

山楂是消食開胃的能手，食欲不佳或是食積胃脹，都可以嚼食幾顆山楂，或吃山楂片、山楂糕都很有效果。

⊙ 除瘀血

山楂除瘀血而不傷新血，民間常用山楂切片煮汁，加一些紅糖給產婦吃，用於治療產後惡露不淨，伴有小腹疼痛。用紅糖煮山楂，還可以治療血瘀實證的閉經、痛經、行經不暢。

⊙ 減肥瘦身

山楂與荷葉搭配泡茶喝，減肥瘦身效果顯著。山楂與杭白菊一起泡服，能擴張冠狀動脈，改善心臟功能。加少量枸杞，補益肝腎效果更佳。

【服用禁忌】

山楂味酸，消化性潰瘍、齲齒、氣虛便溏、脾虛者忌用。山楂能增強子宮平滑肌的收縮，孕婦慎用，易導致流產。山楂多食耗氣，體虛者少吃。

山楂忌用鐵鍋熬煮，山楂中的有機酸會與鐵產生反應，吃後容易中毒。

吃人參時不宜吃山楂，山楂破氣，影響人參的補氣藥效。

山楂不宜與大蒜同食，山楂中的有機酸、酶類，可與大蒜中的大蒜辣素等成分反應，刺激胃腸道，導致腹脹、腹瀉。

治病小驗方

消化不良 山楂麥芽茶	山楂9克，炒麥芽9克。水煎當茶飲。
肥胖（氣滯血瘀型） 山楂荷葉茶	山楂15克，荷葉12克。水煎當茶飲。
脂肪肝 山楂桃仁茶	山楂100克，桃仁10克，蜂蜜250克。將山楂洗淨後用刀拍碎，桃仁洗淨後研細。將山楂、桃仁一起放入鍋中，加入適量清水浸泡半小時，煎取藥汁，再加等量的清水煎取1次，2次藥汁合併後裝入瓶中，兌入蜂蜜拌勻，蓋上蓋子，隔水蒸1小時，冷卻即可。
高脂血（氣滯血瘀型） 山楂決明茶	山楂、決明子各15克，荷葉8克。洗淨後用小紗布袋包好放到鍋裡，加適量清水，先大火煮開，再改小火繼續熬煮半小時即可。

養生方

補血養顏 山楂紅棗粥	山楂30克，紅棗10枚，米適量。將紅棗掰開，與山楂、米放入鍋中，加適量清水同煮，至米熟即可。
消食潤肺 山楂銀耳羹	山楂50克，銀耳20克，西米40克，鹽、白糖各適量。將銀耳水發後撕成小塊，山楂切成小片，西米用水煮至發亮，煮透，過涼水。將所有材料同煮15分鐘，加鹽、白糖調味即可。
化痰降濁 三鮮飲	鮮白蘿蔔100克，鮮山楂50克，鮮橘皮15克。鮮白蘿蔔、鮮山楂、鮮橘皮加清水煎取汁300cc，當茶飲用。
養胃降脂 山楂肉丁	豬後腿肉250克，鮮山楂10顆，生薑、醬油、白糖、鹽、料酒、澱粉、油各適量。豬肉切小丁，用刀背輕拍，拌入黃酒、鹽、水澱粉，拍上乾澱粉。油燒熱，將肉丁炒散、盛出。山楂去核，加少許清水煮爛、壓泥。鍋內放油燒熱，生薑爆鍋，倒入山楂泥翻炒，再加醬油、白糖熬稠，倒入肉丁，翻炒均勻即可。

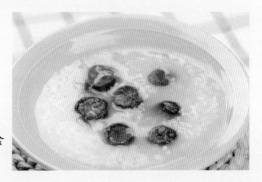

糯米山楂粥

原料：糯米100克，白糖10克，山楂片50克。

作法：糯米洗淨，入水熬粥，粥成加白糖、山楂片，再稍煮即可。每週食用2次。

適用人群：食欲不振者，可用此粥增加食欲、健脾胃。

雞內金
——消食健胃止遺尿

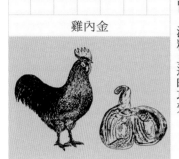

雞內金

【本草成分】

雞內金即雞嗉囊，主要含有胃激素、角蛋白、胺基酸等功能性成分，有增加胃液分泌量和提高胃腸消化能力、加快胃的排空速度等作用。

【這樣用最養生】

雞內金每次用量為8～20克，研末服用比煎湯效果好。

⊙ 開胃、消食

殺雞後，取出雞胃，除去內容物，趁熱剝取砂囊內膜，洗淨、曬乾、生用。或用中火炒至表層黃色或焦黃色，即為炒雞內金。碾成粉，在飯前半小時給孩子吃上一小勺，可以產生開胃、消食、助消化的作用，也可以拌入適量白糖食用。

⊙ 治療小兒厭食症

雞內金適合與蒼朮搭配食用，蒼朮煎汁後送服生雞內金末，用來治療小兒厭食症，有良好效果。雞內金與鱔魚同食，可改善小兒營養不良症狀。

⊙ 治療消化不良

雞內金適合與小麥粉同食，可將雞內金粉摻入發酵的小麥粉中，製成雞內金發麵餅，適合消化不良患者食用。拌入適量山楂，治療消化不良引起的腹脹、噁心、嘔吐效果較好。

⊙ 澀精止遺

雞內金有澀精止遺的功效。治遺精，可與芡實、菟絲子、蓮肉等同用。治遺尿，多與桑螵蛸、覆盆子、益智仁等同用。

⊙ 緩解尿道結石

雞內金入膀胱經，與金錢草或核桃仁同用，可促使尿道結石的排出。

【服用禁忌】

脾虛無食積者慎用。

雞內金消食作用雖好，也不可長期服用。

治病小驗方

腹瀉（食傷型）內金蛋殼茶	雞蛋殼30克，陳皮、雞內金各9克。放鍋中炒黃後碾成粉末，每次取6克，用溫開水送服，每天3次，連服2天即有效果。
腹瀉（濕熱型）萊菔子內金茶	萊菔子20克，雞內金、山楂、炒麥芽各10克，甘草5克。水煎當茶飲。
腸炎紅豆內金茶	紅豆30克，雞內金10克。水煎當茶飲，有清熱利濕、消積化瘀的作用。
胃炎（肝脾不和型）白朮雞內金粥	白朮30克，雞內金15克，紅棗4枚，米150克，乾薑、白糖各適量。將雞內金炒黃，打成粉備用。白朮潤透，切片、炒乾、打成粉備用。乾薑洗淨，切片備用。紅棗洗淨、去核備用。大米淘洗乾淨備用。將米、雞內金、白朮、乾薑、紅棗同放燉鍋內，加入清水1200cc，大火煮沸，再用小火煮35分鐘，加入白糖即可。有健脾益氣、暖胃止痛的功效。

養生方

消積和胃內金粉粥	雞內金6個，乾橘皮3克，砂仁2克，米50克。雞內金、乾橘皮、砂仁研末，米煮粥，粥成後放入藥末，供早、晚餐食用。
活血通經糯米內金粥	雞內金15克，先用小火煮約1小時，然後加糯米及山藥，繼續煮約1小時即可。適用於氣滯血瘀所致的閉經，以及食積不化、脘腹脹滿和小兒疳積等症的輔助食療。
溫胃散寒雞內金羊肉湯	羊肉250克，雞內金、紅棗、乾薑各15克，蔥、鹽、黃酒各適量。羊肉切塊、炒乾，放入雞內金、紅棗、乾薑、蔥，加入清水、黃酒，用中火燉約2小時，再加入鹽調味。適用於脾胃虛寒引起的慢性腸炎、腹中冷痛、腸鳴泄瀉、大便水樣等，但腸胃濕熱泄瀉、外感發熱者不宜用。
消食導積雞內金麥芽茶	麥芽30克，雞內金10克，綠茶5克。放入鍋內，用小火焙黃，略搗碎後，放保溫杯中，用沸水泡20分鐘即可。

雙金茶

原料：雞內金20克，金錢草30克。

作法：可用水煎煮雞內金和金錢草，每日當茶飲。

適用人群：膽結石患者。

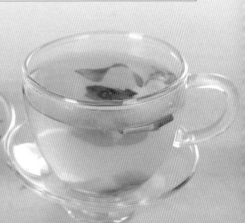

麥芽
——健脾開胃消腫脹

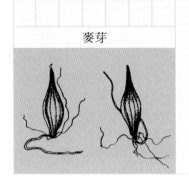

麥芽

【本草成分】

麥芽是大麥發的芽，含多種酶類以及大麥芽鹼等功能性成分，有助消化、降血糖、抗菌等作用。

【這樣用最養生】

麥芽用量一般為9～15克。用於回乳時，應將麥芽炒製後使用，用量為60克。

《藥性論》說，麥芽能「消化宿食，破冷氣，去心腹脹滿」。麥芽入藥有生麥芽、炒麥芽及焦麥芽之分，其因炮製方法各異，所以功效略有不同。

⊙ 治療經前乳房脹痛

生麥芽有回乳、健脾消食、疏肝解鬱等作用，能治療經前乳房脹痛。炒麥芽是將生麥芽用小火炒至黃色，麥芽炒後性較溫和，若與麩皮同炒，則能升運脾氣，健脾消食之功尤佳。焦麥芽是用大火將生麥芽炒至焦黃色，消食導滯作用更強。

⊙ 消食

以麥芽為主要材料發酵製成的飴糖，雖然出現在中醫的千年名方裡，卻並非什麼名貴藥材，而是相當平常的食物，但消食效果顯著，且取用方便。

⊙ 消積導滯、健脾和胃

山楂主要消導肉類的積滯，麥芽主要消導穀類的積滯，對於消化不良患者，常常將兩藥共同煎煮飲用，可以幫助消積導滯、健脾和胃。

【服用禁忌】

由於麥芽兼有下氣的作用，所以不宜過量服用或長期大劑量服用，否則會導致脾胃虛弱。胃下垂者忌用。

麥芽能催生，孕婦勿用。炒麥芽有回乳作用，哺乳期婦女不可使用。焦麥芽藥效較猛，無積滯者、脾胃虛者、痰火哮喘者不可使用焦麥芽。

治病小驗方

消化不良 山楂麥芽茶	生山楂9克，炒麥芽9克。水煎當茶飲。
厭食症 炒麥芽茶	炒麥芽25克，綠茶5克。將炒過的麥芽與茶葉一起放入杯中，加入沸水沖泡10分鐘即可。助消化，改善食欲不振。
腹瀉（脾胃虛弱型） 薏米麥芽茶	薏米12克，麥芽12克。炒焦後，用清水煎煮取汁，分早晚2次服用，有消食止瀉之功效，適用於消化不良之腹瀉。
發燒 水芹麥芽茶	水芹15克，麥芽15克，車前子10克。水煎當茶飲，對小兒發熱或內有濕熱者較為適宜。
肥胖（氣滯血瘀型） 麥芽山楂決明茶	山楂30克，麥芽30克，決明子15克，綠茶6克，荷葉6克。先將山楂、麥芽、決明子放入鍋內，加清水煎煮半小時，然後加入茶葉、荷葉煮10分鐘。共煎2次，再將藥汁混合，當茶飲用。具有平肝瀉熱、消食降脂之功效，適用於肥胖症、冠心病、高血脂等症。

養生方

健脾開胃 麥芽山楂蛋羹	雞蛋2顆，麥芽15克，山楂20克，山藥15克，鹽、澱粉各適量。將麥芽、山楂、山藥洗淨，放入鍋內，加適量清水，煮1小時左右，去藥渣，備用。蛋去殼攪拌均勻，澱粉用水調成糊狀，將藥汁煮沸，加入蛋液及澱粉糊，邊下邊攪拌，加鹽調味即可。
消食回乳 麥芽雞湯	嫩母雞1隻，炒麥芽60克，熟豬油15克，鹽、胡椒粉、蔥、生薑各適量。先將雞洗淨，切小塊，炒麥芽用紗布包好。鍋內加豬油燒熱，放蔥、生薑、雞塊煸炒幾下，加清水、麥芽、鹽，用小火煮1～2小時，加胡椒粉，取出麥芽包即可。
消積和胃 蜜棗麥芽瘦肉湯	麥芽200克，豬瘦肉300克，蜜棗4枚，料酒、油、鹽各適量。麥芽炒至微黃，豬瘦肉洗乾淨，切成薄片，加調味料醃製。鍋內加清水，大火煮沸，放入蜜棗、麥芽，煮45分鐘，放入豬瘦肉，煮至豬瘦肉熟透，加鹽調味即可。

麥芽蜜棗瘦肉粥

原料：麥芽200克，瘦豬肉300克，蜜棗4枚，水澱粉、鹽各適量。

作法：麥芽炒至微黃，瘦豬肉洗乾淨切成薄片，加水澱粉略醃。鍋中加水，放入蜜棗、麥芽，熬煮45分鐘，放入瘦豬肉，滾至瘦豬肉熟透，加鹽調味即可。每週食用2次。

適用人群：食積者，可用此粥來消積進食。

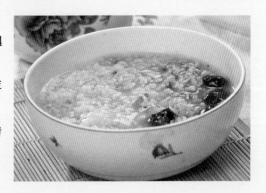

穀芽

——消食和中健脾胃

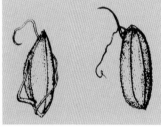

穀芽

【性味】味甘，性溫

【歸經】歸脾、胃經

【功效】有消食和中、健脾開胃的功效。

【本草成分】

穀芽是稻穀發的芽，其功能性成分澱粉酶，有促進腸胃消化澱粉的作用。

【這樣用最養生】

穀芽用量一般為10～15克，穀芽也有生用和炒用之分，生穀芽主要用於消食，還可以回乳，炒穀芽主要用於健胃，焦穀芽消食作用更強。

穀芽可用稻穀製得，稻穀用水浸泡1～2天，撈出置容器中，每日澆水，保持濕潤，長出3～6公分的芽時，取出曬乾即可。炒穀芽是用大火將生穀芽炒至深黃色，並大部分爆裂，取出放涼即可。焦穀芽是用大火將生穀芽炒至焦黃色，微噴清水，取出風乾即可。

⊙ 健脾、開胃、下氣、消食

《本草便讀》有言：「穀芽味甘性溫，其功雖主消導，而消導之中，卻能啟脾開胃、進食和中，非若麥芽之專於克消」，可見穀芽的主要用途為健脾、開胃、下氣、消食，且其養胃作用更甚於麥芽，宜用清水煎煮當茶飲，或用蒸餾的方法取露汁，為穀芽露，用以代茶飲。

⊙ 治療腸胃不好、消化不良

用於消食和胃、增進食欲，穀芽還可與麥芽、神曲、山楂、雞內金、檳榔同用。神曲15克，炒穀芽15克，米10克，同煮粥，可加適量調味料調味，對腸胃不好、消化不良者頗有助益。食欲不振者，可用穀芽30克，山楂10克，枳實10克，小米100克，同煮粥食用。

【服用禁忌】

由於穀芽兼有下氣的作用，所以不宜過量服用或長期大劑量服用，否則會導致脾胃虛弱。胃下垂者忌用。

檳榔

——祛蟲消積促興奮

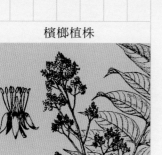

檳榔植株

第三章 特效排毒的38味中藥

【性味】味苦、辛，性溫

【歸經】歸胃、大腸經

【功效】有祛蟲消積、降氣行水的功效

157

【本草成分】

檳榔的功能性成分檳榔鹼，有祛蟲、抗菌、消炎、消食、祛痰的作用。

【這樣用最養生】

檳榔用量一般為5～10克。

宋代的羅大經在《鶴林玉露》中總結出檳榔的四大作用：清醒的人變醉、喝醉的人清醒、充饑、助消化。

☉ 興奮神經、醒酒、充饑、助消化

清醒的人在嚼食檳榔時，中樞神經興奮、面頰發紅，就像喝醉酒一樣。而在醉酒後嚼食檳榔，由於檳榔能夠順氣，可使醉意很快消失，所以有醒酒的作用。饑餓的時候嚼食檳榔，很快會感到氣力倍增。吃飽飯後嚼食檳榔，能幫助消化，吃過多肥甘油膩食物的人，嚼檳榔還可以去膩止呃。

☉ 治療感冒發燒、祛條蟲、蛔蟲

除了單獨嚼食，檳榔還可與其他藥材和食材搭配應用，產生很好的養生作用。

黃芩與檳榔同煎服，可用於治療感冒發燒。檳榔能行氣利水、殺蟲消食，與石榴皮同煎服，可用於祛條蟲、蛔蟲。

☉ 殺蟲去積、清熱去火

檳榔與椰子同蒸煮後食用，有殺蟲去積、清熱去火的作用。檳榔片用清水煎煮後調入蜂蜜，每日空腹飲用，對幽門螺旋桿菌引起的慢性胃炎和十二指腸潰瘍有輔助治療效果。

【服用禁忌】

不可長期頻繁食用檳榔，不僅會引起口腔病變，檳榔吃多了還會上癮。

檳榔可興奮神經中樞，心腦血管疾病患者、孕婦不宜食檳榔。

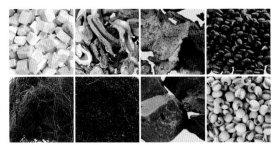

茯苓

——利尿除濕

選對中藥養好身

158

【性味】味甘、淡，性平

【歸經】歸心、肺、脾、腎經

【功效】有利水滲濕、健脾寧心、延緩衰老的功效

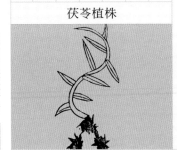

茯苓植株

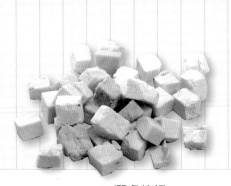

【本草成分】

茯苓含有多糖、茯苓酸、樹膠、麥角固醇、膽鹼、卵磷脂、組氨酸、鉀鹽等功能性成分，可增強人體的免疫功能，提高機體的抗病能力，有抗腫瘤、增強心肌收縮力、抑制胃潰瘍的發生、保護肝臟、利尿、降血糖、鎮靜及抑菌等作用。

【這樣用最養生】

茯苓常用量為10～30克，土茯苓和茯苓不同，土茯苓是清熱解毒藥，要加以區別。

⊙滲濕健脾

很多食療方中的白茯苓，是切去了茯苓外皮和淡紅色部分，切成小方塊者，有滲濕健脾作用。

⊙潤膚美顏

鮮茯苓去皮，磨漿，曬成白粉後，即得茯苓霜。《紅樓夢》中詳述了其最養生的吃法，「第一用人乳和著，每日早起吃一盅，最補人的；第二用牛奶子；萬不得，滾白水也好。」此外，李時珍披露了一個養顏祕方，用酒漬茯苓，每日吃一塊，可使肌膚潤澤、延年耐老、面若童顏。

【服用禁忌】

茯苓不可與酸性食物同食，茯苓富含茯苓多糖，醋等酸性食物含有大量有機酸，同時服用會降低茯苓的藥效。茯苓益氣健脾、滲瀉水濕，而辛辣食物為濕熱之品，助濕生熱，酒為濕熱生痰之品，與茯苓之藥性相反，故服用茯苓時忌辛辣食物和酒。

治病小驗方

慢性胰腺炎 山藥茯苓茶	山藥20克，茯苓20克。水煎當茶飲。
陽痿早洩 茯苓芡實茶	芡實15克，茯苓10克。水煎當茶飲。
哮喘 薑茯苓茶	白茯苓20克，乾薑10克。分別用打粉機打成粉末，然後混合在一起，裝在密封的容器裡備用，每天取出一些沖水喝。
咳嗽（風熱型） 茯苓貝梨茶	茯苓15克，川貝母10克，梨500克，冰糖適量。茯苓洗淨，切成小方塊，川貝母去雜洗淨，梨去蒂，切成丁。茯苓、川貝母放入鍋中，加入適量清水，用中火煮熟，再加入梨、冰糖繼續煮至梨熟，出鍋即可。有清熱生津、潤肺化痰、止咳平喘的食療功效。

養生方

提神利濕 黑芝麻茯苓粥	黑芝麻6克，茯苓20克，米60克。茯苓切碎，放入鍋內煎湯，再放入黑芝麻、米煮粥即可。
補市健脾 蘇子茯苓薏米粥	茯苓粉12克，蘇子6克，薏米30克。蘇子用紗布包裹，與薏米、茯苓粉一起放入鍋中，加約1000cc清水，煮成粥即可。
增進食欲 白朮茯苓燉羊肚	羊肚250克，白朮10克，茯苓10克，蜜棗2枚，生薑、料酒、鹽、味精各適量。加沸水，隔水燉至熟爛，濾藥渣，加入鹽、味精即可。
寧心安神 茯苓糕	茯苓50克，烘乾、研粉，麵粉450克，加入發酵粉適量，揉麵團，發酵，製糕，用大火蒸熟，早餐食用。
補血養顏 茯苓當歸雞	烏骨雞1隻，當歸、黃耆、茯苓各10克，鹽適量。將烏骨雞宰殺、去毛、洗淨，在雞身開小口，掏去雞內臟雜物。把當歸、黃耆、茯苓放入雞肚中。砂鍋中放入適量清水，然後把雞放入砂鍋煮至爛熟。揀去雞肚中的藥渣，加鹽調味即可。

決明茯苓粥

原料：決明子15克，茯苓粉15克，白米100克，冰糖少許。

作法：先將決明子炒至微有香氣時取出，待冷後煎汁，去渣，放入白米煮粥，粥將熟時，加入茯苓粉和冰糖，再煮5分鐘即成。每週食用2次。

適用人群：中老年人可常食此粥來強身健體、延年益壽。

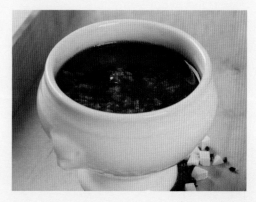

紅豆

——利尿消腫解小毒

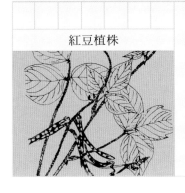

紅豆植株

【性味】又被人們稱作「飯豆」、「紅小豆」。味甘、酸,性平

【歸經】歸心、小腸經

【功效】有利水消腫、解毒排膿的功效

【本草成分】

紅豆的功能性成分皂角苷,有很好的利尿作用,能解酒、解毒,對心臟病和腎病、水腫有益。紅豆含有較多的膳食纖維,能夠潤腸通便、降血壓、降血脂、調節血糖、解毒抗癌、預防結石。

【這樣用最養生】

紅豆藥食兩用,不限定用量,但也不可一次食用過多。

⊙ 清除體內濕氣

紅豆可單獨熬粥、煮湯、蒸飯,都可產生利水消腫作用。也可與薏米一起熬湯喝,是清除體內濕氣最好的偏方。薏米、紅豆各50克,加清水煮沸半小時,喝湯吃豆,對濕疹有特效。

⊙ 治療水腫

紅豆與同有利水作用的冬瓜、鯉魚、鯽魚同燉食,是治療水腫很好的食療方。

⊙ 解毒排膿、補中益氣

紅豆與帶衣花生仁同煮食,可作為血小板減少性紫癜患者的食療方。紅豆與南瓜同煮食,有利水除濕、解毒排膿的作用,如加幾枚紅棗,還有補中益氣的功效,可用來預防糖尿病、動脈硬化、胃及十二指腸潰瘍等疾病。

【服用禁忌】

紅豆利水消腫,腸胃功能不好,容易上火、口渴、口乾的人不宜食用。

紅豆不宜與羊肉、羊肚同食,紅豆除濕利水,羊肉能溫補脾腎陽氣,兩者性味、功效相反。

治病小驗方

腎炎 冬瓜紅豆茶	冬瓜450克，紅豆30克，白糖適量。用清水煎煮後加適量白糖，當茶飲用，冬瓜和紅豆一起吃掉。
水腫 車前子紅豆茶	車前子200克，紅豆250克，冰糖適量。車前子洗淨，放入鍋中，加適量清水煎取汁液。車前子汁中放入紅豆煮至半爛，加冰糖拌勻即可。有健脾、滋陰、補血、利水的作用。
肥胖（胃熱濕阻型） 三豆茶	紅豆、綠豆、黑豆各100克，白糖適量。三種豆洗淨，同入砂鍋內，用清水煎煮，煮爛，調入白糖，當茶飲用。有清熱利水、消脂減肥的作用。
脫臼 雙豆筍茶	紅豆100克，綠豆100克，竹筍30克。將紅豆、綠豆、竹筍分別洗淨，放入鍋中，加清水500cc，大火煮開3分鐘，小火煮20分鐘。分次食用，連服1週，有消腫活血、逐血利濕作用，用於關節脫位重定後早期，局部腫脹明顯、瘀塊不退者。

養生方

清熱利濕 紅豆薏米粥	紅豆15克，薏米30克，米30克。以上3味，加清水如常法煮粥，早晚分別食用。
利尿消腫 紅豆鯽魚湯	花生仁200克，紅豆120克，鯽魚1條，鹽、料酒各適量。將花生仁、紅豆分別洗淨，瀝去水分。鯽魚剖腹，去鱗及肚腸。將花生仁、紅豆、鯽魚同放一大碗中，加料酒、鹽，用大火隔水燉沸，改用小火煮至花生爛熟即可。
健脾止瀉 紅豆山藥糕	鮮山藥250克，紅豆150克，芡實30克，白扁豆20克，茯苓20克，烏梅4枚，白糖適量。紅豆煮熟，碾成豆沙，加適量白糖。茯苓、白扁豆、芡實共研成細末，加少量清水蒸熟，拌入蒸熟的鮮山藥中，拌勻成泥狀。在盤中抹一層鮮山藥泥，再抹一層豆沙，抹約六、七層，上鍋再蒸。烏梅、白糖熬成濃汁，澆在蒸熟的糕上即可。

花生紅豆粥

原料：白米100克，紅豆50克，花生仁30克。

作法：紅豆、花生仁、白米用冷水浸泡2小時。鍋中加入足量的水，三者同煮成粥即可。每週食用2次。

適用人群：貧血者，可用此粥來補脾、益胃、補血。

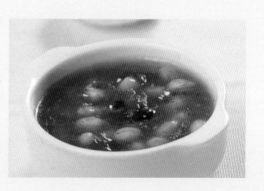

薏米

——健脾利濕排膿毒

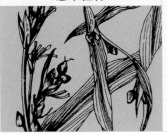

薏米植株

【本草成分】

薏米含有三萜類化合物、多糖、固醇等功能性成分，有增強免疫、降血糖、抗炎等作用。

【這樣用最養生】

薏米用量一般為9～30克。

《本草新編》有言，薏米「最善利水，不至損耗真陰之氣，濕在下身者最宜用之」，脾胃不好、濕熱、皮膚粗糙者可多吃，在煮湯或燉甜品時加一點，或者把薏米蒸熟了壓成泥吃，不用吃太多。

⊙ 治療體質偏寒

薏米與紅豆同食，是經典的用法，兩者都有利水功效。有的人體質偏寒，或是思慮傷神、勞心過度而運動量少，可以在薏米、紅豆湯中加一點溫補的食物，如桂圓、紅棗。有的人失眠，體內也有明顯濕膩的感覺，可加一些蓮子、百合。關節疼痛的，加一些生白芍、生甘草。

⊙ 益氣健脾、養血和胃、增強免疫力

薏米宜與其他食物搭配煮粥，加入米、小麥、紅棗、枸杞適量，煮成米粥食用，有益氣健脾、養血和胃、增強免疫力的功效，久病體虛、腫瘤患者可以經常食用。加入白扁豆、白朮同用，有健脾益氣、補中和胃的功效，是脾胃虛弱、腹脹泄瀉患者的保健食品。加入香菇，健脾利濕，還可防癌抗癌。

⊙ 祛風濕、強筋骨、健脾胃

薏米還適合釀酒食用，可祛風濕、強筋骨、健脾胃。可以用薏米粉，與酒麴、米一起釀酒，或用袋將薏米粉裝好，放在酒中煮後飲用。

【服用禁忌】

薏米利水，便祕、尿多、體弱者忌用，孕婦和經期婦女慎用。

治病小驗方

黃褐斑 薏米紅棗茶	薏米100克，紅棗12枚。薏米用清水洗淨，放入鍋中，倒入4碗水，稍煮，最後放入去核的紅棗，用小火煮45分鐘即可。
咳嗽（痰濕型） 薏米白果茶	薏米60克，白果8～12顆，白糖適量。將薏米洗淨，白果去殼洗淨，待用。將薏米和白果同煮湯，用白糖調味即可。有健脾除濕、清熱排膿的作用。
慢性痢疾 薏米生薑棗茶	米50克，薏米30克，生薑10克，紅棗10枚。放入鍋內，加清水煮熟即可。
青春痘 枸杞薏米茶	鮮枸杞葉10克，枸杞60克，薏米600克，蜂蜜10克。將枸杞洗淨，枸杞葉洗淨，切成碎片。先將枸杞葉放入鍋中，加清水適量，煮沸15分鐘，撈出葉渣。再加入薏米，八成熟時，加入枸杞、蜂蜜，稍煮至熟即可。

養生方

補血養顏 薏米木耳粥	薏米25克，糯米25克，乾木耳10克，豬肝50克。木耳泡發，豬肝切碎末，加適量清水，煮粥食用，有利於治療缺鐵性貧血。
化痰除濕 薏米紅豆梨湯	薏米、紅豆各50克，山藥15克，梨200克，冰糖適量。所有材料洗淨，梨去皮，加清水適量，大火煮沸後小火煮片刻，加冰糖即可。
健脾利濕 薏米豬蹄湯	薏米30克，豬蹄4個，料酒、生薑、鹽、醬油、蔥、胡椒粉各適量。薏米碾碎，豬蹄洗淨剁塊與薏米一起放入砂鍋。加料酒、生薑及清水，用大火煮沸，除去湯面浮沫，再用小火煮2小時。待豬蹄爛熟後，加入鹽、醬油、蔥、胡椒粉即可。
除痰止咳 薏米燉雞	雞1隻，薏米50克，天冬7克，冬菇3朵，白菜、鹽各適量。薏米與天冬浸泡一夜，洗淨。冬菇洗淨去蒂，白菜洗淨。雞去毛洗淨，從雞背剖開，取出內臟，放入沸水中汆一下，取出沖淨。雞放入燉鍋中，加適量清水，燉1小時，放入冬菇、薏米及天冬，再燉約1小時，放入白菜，加鹽調味，再稍燉即可。

薏米老鴨湯

原料：薏米100克，老鴨1隻，蔥段、薑塊、料酒、鹽各適量。

作法：老鴨洗淨，剁塊，汆水，撈出後放入鍋中，倒入清水，把薏米、薑塊、蔥段、料酒一起放入鍋中，大火燒開後改用小火熬煮2小時後加鹽調味即可。每週食用2次。

適用人群：陰虛內熱者，可用此湯來溫陰補肺、清熱利濕。

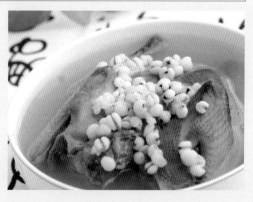

荷葉

——清熱解暑降血脂

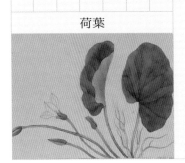

荷葉

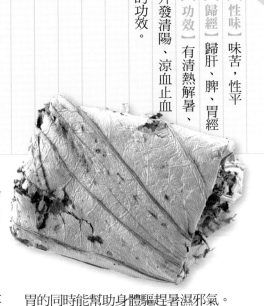

【性味】味苦，性平

【歸經】歸肝、脾、胃經

【功效】有清熱解暑、升發清陽、涼血止血的功效。

【本草成分】

荷葉含有荷葉鹼、蓮鹼、荷葉苷等功能性成分，能降血壓、降血脂、減肥作用顯著。

【這樣用最養生】

鮮荷葉可用到15～30克，乾製後用量為6～10克。一般去藥店購買荷葉乾品即可，條件許可者也可以自己採摘鮮荷葉，只要是能開荷花的池塘，就表明是沒有被污染的，可以放心使用。

⊙ 降脂減肥

荷葉最大的功用在於降脂減肥，尤其對下肢浮腫有療效。自製荷葉茶不用煮，用沸水沖泡乾荷葉10克或鮮荷葉20克，蓋上蓋子燜五六分鐘就可飲用了，這樣泡出來的荷葉茶減肥效果最好。最好是在飯前空腹飲用，並且只喝第一次泡的茶湯，多次沖泡效果就差多了。

⊙ 清暑化濕

中醫認為，荷葉清暑化濕的效果很好，且它有一種天然的清香，能增進食欲。把一大張荷葉墊在電鍋或砂鍋裡蒸飯吃，開胃的同時能幫助身體驅趕暑濕邪氣。

⊙ 清熱解暑、升清降濁

荷葉除了用於蒸飯，還可包裹其他食材，有名的叫花雞，就是用荷葉包裹，埋入泥中烤製，這樣製作的烤雞不油膩，還有荷葉的清香。荷葉除了包雞，還可包蟹。荷葉包螃蟹蒸熟食，能清熱解暑、升清降濁。

⊙ 治療產後心痛

荷葉還有一個鮮為人知的療效，治產後心痛。中醫認為，產後心痛是惡露沒有排乾淨的緣故，只要把荷葉炒乾，製成末，用開水沖服，很快即癒。

【服用禁忌】

荷葉降脂降壓作用極強，體瘦、氣血虛弱者忌用。

治病小驗方

脂肪肝 陳皮荷葉茶	陳皮500克，荷葉500克，薏米100克，山楂100克。將夏日採集的新鮮荷葉洗淨後切成絲，晾乾。然後將陳皮、山楂、薏米一起研為細末，與荷葉泡茶即可。
牙齦炎 荷葉藕茶	新鮮荷葉1張，洗淨切大塊，加入藕節2～3段，同煮清湯飲用。本方具有涼血、止血的功效。
高脂血 （氣滯血瘀型） 荷葉山楂槐花茶	新鮮山楂30克（乾山楂15克），荷葉、陳皮各15克，生槐花5克。裝到小紗布袋裡，放入鍋中，加1000cc清水，先大火煮開，再中火熬煮半小時。將煮好的水倒入保溫杯，每日1劑。
心悸 荷葉山楂決明茶	山楂、決明子各15克，荷葉8克。洗淨後用小紗布袋包好放到鍋裡，加適量清水，先大火煮開，再改小火繼續熬煮半小時。將茶水倒入保溫杯中，口渴時可隨時飲用。
肥胖（氣滯血瘀型） 荷葉山楂菊花茶	山楂片15克，荷葉10克，決明子10克，菊花5克。沸水沖泡飲用，不僅能減肥，還具有健脾降濁的作用，適用於高血壓、高脂血、高血糖、肥胖症的輔助治療。

養生方

清熱利尿 荷葉冬瓜湯	荷葉1張，鮮冬瓜500克，鹽適量。將荷葉洗淨，撕成碎片。冬瓜洗淨，去蒂，切成片。將荷葉片、冬瓜片一起放入鍋中，加清水適量共煮成湯，煮沸後揀去荷葉，加鹽調味即可。
止渴健脾 荷葉兔肉	兔肉500克，荷葉200克，生薑、鹽、醬油、醋、香油各適量。將兔肉洗淨，切成大塊，放入鍋內。荷葉洗淨，切成小片，與生薑一起放入鍋內。鍋內加適量清水、鹽，用大火煮開，再改成小火燜煮至兔肉熟透，撈出，切成細丁，加醬油、醋、香油拌勻即可。
祛暑清熱 荷葉蓮子粥	乾荷葉1張，米200克，蓮子50克，枸杞、冰糖各適量。將蓮子、枸杞用水泡發，鍋內倒入水，放入乾荷葉，以大火煮半小時左右。將荷葉撈出，放入米，煮至半熟時放入蓮子煮一會兒，加入枸杞煮開後，放冰糖拌勻即可。

山楂荷葉茶

原料：綠茶3克，山楂15克，荷葉12克。

作法：將山楂、荷葉洗淨，用水一起煎煮，濾去渣，取沸湯沖泡綠茶即可。每日當茶飲。

適用人群：肥胖者，用此茶可減肥瘦身，降脂降壓。

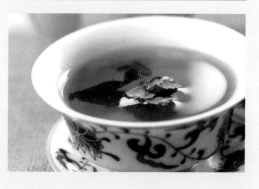

五加皮

——補肝強筋袪風濕

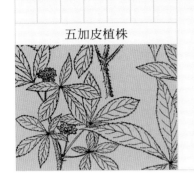

五加皮植株

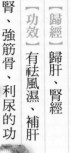

【性味】又名刺五加、南五加皮，味辛、苦，性溫

【歸經】歸肝、腎經

【功效】有袪風濕、補肝腎、強筋骨、利尿的功效。

【本草成分】

五加皮中主要含有刺五加苷、棕櫚酸、亞麻酸、鞣質等功能性成分，具有抗疲勞、耐缺氧、增強機體抗病能力等作用。

【這樣用最養生】

五加皮的治療用量為每日9～30克，養生保健用量為每日5～10克。

⊙ 散風、袪寒

五加皮之辛能散風，苦能燥濕，溫能袪寒，且兼補益之功，為袪風濕第一藥，尤適宜老人及久病體虛者。可單用或配當歸、牛膝、地榆等，如五加皮酒。也可與木瓜、松節同用。

⊙ 補肝腎、強筋骨

五加皮有溫補之效，能補肝腎、強筋骨，又常用於肝腎不足、筋骨痿軟者，常與杜仲、牛膝等配伍。用於小兒行動遲緩，則與龜甲、牛膝、木瓜等同用。

⊙ 除濕利水，治水腫、小便不利

五加皮能溫腎而除濕利水，治水腫，小便不利，可與茯苓皮、大腹皮、生薑皮、地骨皮配伍。若風寒濕壅滯之腳氣腫痛，可與遠志同用。

⊙ 減緩神經衰弱症狀

神經衰弱、倦怠乏力、精神萎靡、失眠多夢、心悸健忘等，可用五加皮10克泡茶飲用，症狀得以減緩。

⊙ 治療胸悶氣短、心前區悶痛、心悸

中老年人冠心病所致的胸悶氣短、心前區悶痛、心悸等，可用五加皮10克，丹參5克，川芎5克，加清水適量，煎煮2次，每次半小時，將藥汁合併混勻後，當茶飲用。

【服用禁忌】

五加皮性溫，又善利水，陰虛火旺者忌用。

治病小驗方

筋骨疼痛 杜仲加皮茶	杜仲12克，五加皮10克，雞血藤9克。水煎當茶飲，每日1劑，10天為1個療程。
風濕性骨病 五加皮酒	五加皮50克。用清水煎煮，取汁，再加入糯米適量，同煮成糯米乾飯，放涼後加酒麴適量，發酵釀酒，每日適量佐餐食用，適用於產後因外感寒邪導致的身痛。
類風濕性關節炎 五加皮白芍茶	白芍30克，五加皮10克，甘草10克。水煎當茶飲，有祛風除濕、養血止痛的功效。
失眠（陰虛火旺型） 五加五味茶	五加皮15克，五味子6克。將五加皮、五味子同放茶杯內，沖入沸水，加蓋燜15分鐘即可。當茶飲用，隨沖隨飲，隨時添加開水，每日1劑，可加糖調味。

養生方

消腫和胃 五加皮粥	五加皮30克，糯米100克。將五加皮洗淨，加適量清水，泡透煎煮。再將糯米放入，加適量清水，與五加皮同煮成粥即可。
補肝腎（祛風濕） 五加皮烏骨雞湯	烏雞肉90克，五加皮15克，巴戟天9克，杜仲24克。同煮2小時，加入調味品適量，隨意飲用。適用於肝腎不足引起的筋骨痿弱、四肢無力、腰膝痠軟、兩顴潮紅、頭髮脫落等。
強壯筋骨 五加皮燒牛肉	五加皮10克，杜仲10克，牛肉250克，蔥1根（切段），胡蘿蔔5片，太白粉半小匙，醬油、生薑、香油、米酒各適量。用一碗水把藥材煮成半碗藥汁。牛肉切片，並拌入生薑、米酒、醬油、香油、太白粉，醃漬20分鐘左右。將蔥爆香，加入醃好的牛肉一起拌炒，牛肉快熟時倒入藥汁、胡蘿蔔片，炒熟即可。

加皮丹參茶

原料：五加皮10克，丹參5克，川芎5克。

作法：用水煎煮以上藥材，每日當茶飲。

適用人群：氣虛血瘀型冠心病患者。

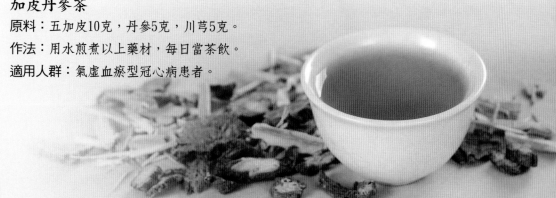

澤瀉

——清熱利尿消水腫

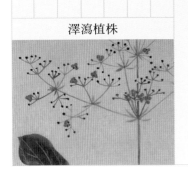

澤瀉植株

【性味】澤瀉因其生長於沼澤地，能夠瀉熱、瀉水而得名，味甘、淡，性寒

【歸經】歸腎、膀胱經

【功效】有利小便、清濕熱、排膿生肌的功效

【本草成分】

澤瀉含澤瀉萜醇、揮發油、生物鹼、天門冬素等功能性成分，有利尿、降血壓、降血糖、抗脂肪肝、抑菌等作用。

【這樣用最養生】

澤瀉用量一般為6～12克。

澤瀉是中醫利水滲濕的常用藥，能治療水腫、小便不利，常和茯苓、豬苓、桂枝配用。

據《神農本草經》記載，澤瀉初服可讓人肥健，久服則可使人輕身，這說明澤瀉有雙向調節作用。治脾胃傷冷、泄瀉不止，與厚朴、蒼朮、陳皮配用。

⊙ 調整人體代謝、降血糖

澤瀉能瀉能止，可以調整人的代謝功能，現代研究還發現，澤瀉有輕度的降血糖作用，所以澤瀉可以用於糖尿病的輔助治療。將澤瀉先煎取汁，用汁與紅豆、薏米同煮，用於肥胖型糖尿病脾虛濕困者，有健脾化濕之功效。

⊙ 祛痰濁

澤瀉還可祛除痰濁。澤瀉500克，加清水煎熬，去渣，加蜂蜜250克熬成膏，每次服用2湯匙，每日服2次，可用於風熱咳嗽有痰者。配白朮同用，還可治療體內濕熱導致的頭目昏眩等症。

⊙ 治療濕熱淋證

澤瀉既能清膀胱之熱，又能瀉腎經之虛火，故善治濕熱淋證，常與木通、車前子等藥同用。對腎陰不足、腎火偏亢之遺精、潮熱，則與熟地黃、山茱萸、牡丹皮同用，如六味地黃丸。

【服用禁忌】

澤瀉入腎經，善瀉熱瀉水，腎虛精滑無濕熱者忌用。

澤瀉與海蛤、文蛤相克，不可同食。

治病小驗方

肥胖（氣滯血瘀型）澤瀉決明茶	澤瀉、決明子、薤白各20克。用清水煎煮，取汁，每日1劑，分為3次服用。
肺炎 澤瀉豆腐湯	豆腐、澤瀉各適量，加清水煎煮，取汁，加冰糖服。或將澤瀉鮮莖葉與豆腐一起煮食，每日1劑，連服1～2個月。
肥胖（胃熱濕阻型）澤瀉山楂茶	澤瀉、山楂、決明子各10克，番瀉葉4克。將4味藥共研為粗末，放入茶壺中，用沸水沖泡，當茶飲用，每日1劑，連服1個月。有瀉熱導滯、祛濕消腫、降脂的作用。
脂肪肝 澤瀉鬱金茶	澤瀉、鬱金、虎杖、元胡、山楂各10克。水煎當茶飲。
脂肪肝 澤瀉陳皮茶	澤瀉、陳皮、半夏、蒼朮、厚朴各10克，甘草5克。水煎當茶飲。

養生方

利尿消腫 澤瀉粥	澤瀉15～30克，米50～100克。將澤瀉洗淨，煎汁去渣，放入洗淨的米共煮成粥。
利水滲濕 澤瀉茯苓雞	母雞1隻，澤瀉、茯苓各60克。加黃酒2湯匙放入雞腹內後，將母雞與澤瀉、茯苓同放入鍋中，用大火隔水蒸3～4個小時，去藥渣吃雞。適用於脾虛氣弱型心神不安、驚悸失眠、妊娠水腫者。
活血通脈 雙耳澤瀉粥	小米100克，木耳20克，銀耳20克，女貞子15克，澤瀉15克，紅糖適量。木耳、銀耳用水泡發後洗淨，撕成小片，待用。女貞子、澤瀉水煎取汁，小米淘洗後煮沸，加入木耳、銀耳煮沸，改小火煮至成粥，加入紅糖調味即可。
利腎消腫 桑葚澤瀉蛋糕	雞蛋500克，白糖250克，麵粉200克，桑葚30克，澤瀉30克，女貞子20克，發麵、鹼水各適量。將桑葚、女貞子、澤瀉加清水煮20分鐘，取汁。雞蛋敲入碗內，加麵粉、發麵、白糖拌勻，用桑葚等煎汁揉成麵糰。待麵糰發酵後，加鹼水適量，做成蛋糕麵坯，上籠蒸15分鐘即可。

首烏澤瀉茶

原料：生首烏10克，決明子10克，澤瀉5克。

作法：可用水煎煮以上藥材，每日當茶飲。

適用人群：腎陰虛型肥胖症患者

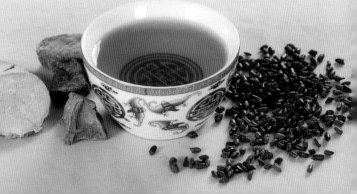

玉米鬚
——利尿消腫退黃疸

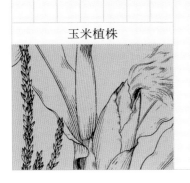

玉米植株

【性味】味甘、淡，性平

【歸經】歸膀胱、肝、膽經

【功效】有利尿消腫、利濕退黃的功效。

【本草成分】

玉米鬚含有黃酮類、苷類等功能性成分，有降血壓、降血糖、利尿的作用，還兼有一定的抑菌、抗癌作用，可用於治療腎炎水腫、肝炎、高血壓、膽囊炎、膽結石、糖尿病、鼻竇炎、乳腺炎等。

【這樣用最養生】

玉米鬚用量一般為15～30克，大劑量可用到60～90克，鮮玉米鬚比乾製後的利尿效果要好。

⊙祛暑瀉熱，排毒

玉米鬚又叫龍鬚，用水熬煮後即成龍鬚茶。龍鬚茶最宜在夏天飲用，可以祛暑瀉熱，有利身體排毒，常喝還可降血脂、降血壓、降血糖，尤其適宜「三高」病人飲用。喝玉米鬚茶還可以預防習慣性流產、妊娠腫脹、乳汁不暢等一些婦科疾病。

⊙補氣養陰、利水消腫

如果用白茅根30克，玉米鬚30克，綠茶5克，泡茶喝，則可用於氣陰兩虛型糖尿病性腎病，有水腫、血壓升高症狀者，有補氣養陰、利水消腫之功效。

⊙防治糖尿病

《嶺南采藥錄》中記載了一個方子，用玉米鬚和豬肉一起燉湯服用，可以防治糖尿病，用量為豬瘦肉100克，玉米鬚90克，加天花粉30克，有滋陰潤燥、清熱止渴之功效，對陰虛燥熱型糖尿病有顯著效果。

⊙治療膽囊炎、膽石症等

蘆根、茵陳均能清利濕熱，與玉米鬚一起煎服，可用於治療膽囊炎、膽石症、黃疸型肝炎。蓮子與玉米鬚煮食，能清熱利尿、除濕健脾，可用於治療濕熱所致的濕疹。

【服用禁忌】

玉米鬚有較強的利尿作用，凡有尿急尿頻症狀者、陰虛上火者忌用。

治病小驗方

膽結石 茵陳玉米鬚茶	茵陳30克，玉米鬚30克。加清水煎煮，然後把煮好的茵陳玉米鬚水倒入保溫杯中，白天當茶喝。
產後小便不通 （氣滯型） 玉米鬚冬瓜皮茶	新鮮玉米鬚80克（乾品30克），冬瓜皮50克（乾品30克），陳皮15克。共同放入鍋裡，加適量清水後，先大火煮開，再小火熬煮20分鐘，當茶飲用。
濕疹 玉米鬚荸薺湯	玉米鬚15克，荸薺10個，空心菜30克。3種材料分別洗淨，放入鍋中煎湯服用，每日1次，連服數天。
肥胖（胃熱濕阻型） 山楂玉米鬚茶	新鮮玉米鬚60克，生山楂30克。山楂洗淨，去核後用攪拌機打碎，與洗淨的玉米鬚一起放入砂鍋中，加適量清水，煎成湯即可。有健脾益胃、利尿消腫、降脂減肥的作用。
糖尿病（併發腎病） 玉米鬚車前茶	玉米鬚、冬瓜皮、蘆根各30克，車前子25克。將車前子用紗布包好，與其他藥一起入鍋，用清水煎煮，用於屬濕熱內盛者，有清熱利尿通淋之功效。

養生方

降脂降壓 玉米鬚豆腐湯	玉米鬚90克，豆腐300克，水發香菇5朵，鹽適量。玉米鬚煮湯取汁，豆腐洗淨切塊，香菇洗淨、切半。將豆腐、香菇放入湯汁中熬煮，加鹽一起煮湯後食用即可。
降脂減肥 荷葉玉米鬚粥	鮮荷葉1張，玉米鬚30克，米100克，冰糖2小匙。米洗淨，鮮荷葉洗淨、切小片。鮮荷葉和玉米鬚放鍋內，加清水適量，用大火煮沸後，轉小火煮10～15分鐘，取汁。米、荷葉汁放入鍋內，加冰糖、清水適量，用大火煮沸後，轉用小火煮至米爛成粥。
清熱利濕 泥鰍汆豆腐	鮮豆腐100克，泥鰍250克，玉米鬚30克。將泥鰍放盆中養1～2日，將活泥鰍與玉米鬚、豆腐共放砂鍋中，加清水適量煎煮，待爛熟後加調味料調味即可。
清肝明目 玉米鬚燉蚌肉	玉米鬚50克，蚌肉200克。將玉米鬚和蚌肉同放砂鍋內，加清水適量，小火煮至爛熟，加調味料調味即可。

玉米鬚茶

原料：玉米鬚30～60克。

作法：水煎玉米鬚，每日當茶飲。

適用人群：高血壓、糖尿病患者，可用此茶降壓、降糖、利尿。

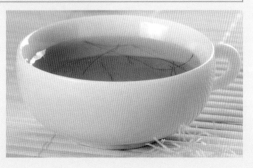

冬瓜皮
——利尿消腫去煩渴

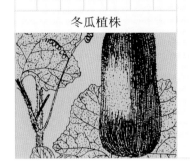

冬瓜植株

【性味】味甘，性微寒

【歸經】歸肺、膀胱經

【功效】有利尿消腫的功效

【本草成分】

　　冬瓜皮含有蠟質、樹脂等功能性成分，主要的藥理作用就是利尿。

【這樣用最養生】

　　冬瓜皮用量一般為15～30克，大劑量可用到100克。夏末秋初，是食用冬瓜的最好時節。可將冬瓜洗淨，削去外皮，曬乾，生用。成熟的冬瓜皮表面都掛一層白霜，中醫的一些食療藥方中就指明需要經過霜打的冬瓜皮。

⊙利水消腫

　　《滇南本草》中記載，冬瓜皮「止渴，消痰，利小便」。冬瓜皮最大的功用就是利尿，可與西瓜皮、紅豆、白茅根、玉米鬚、蠶豆同用，利水消腫效果更佳，適宜於腎炎及心功能不全所致的水腫患者飲用。用於治療咳嗽有痰者，可取經過霜打的冬瓜皮30克，用清水煎煮後，調入適量蜂蜜飲用。

⊙清熱利尿、消食下氣

　　對於小兒夏季熱所致的煩渴、小便不利、消化不良等症，可用冬瓜皮與柚子核，水煎服用，能清熱利尿、消食下氣。

⊙治療小兒水痘、跌打損傷腰痛等

　　冬瓜皮還有一些特殊的用法，用於治療小兒水痘，可將冬瓜皮與山藥用清水煎服。用於治療單純性甲狀腺腫，可取冬瓜皮30克，海藻、金銀藤、水紅花子各15克，海浮石30克，用清水煎服。冬瓜皮炒焦、研末用酒沖服，還可用於治療跌打損傷腰痛等。

【服用禁忌】

　　冬瓜皮性微寒，利尿作用極佳，因營養不良而致虛腫者慎用。

治病小驗方

糖尿病（陰虛熱盛型） 瓜皮花粉茶	西瓜皮15克，冬瓜皮15克，天花粉12克。將西瓜皮、冬瓜皮洗淨切碎，與天花粉水煎成湯，每日2次，食用2週。有止渴利濁之功效。
糖尿病（併發腎病） 蠶豆冬瓜茶	蠶豆殼20克，紅茶20克，冬瓜皮50克。以上3味加清水3碗煎至1碗，去渣飲用，用於治療水腫明顯者。有健脾利水之功效。
糖尿病（陰虛熱盛型） 瓜皮菊芍茶	冬瓜皮20克，黃菊花15克，赤芍12克。用清水煎煮，每日1劑，分2次趁溫飲用，連服8～10日，用於治療風熱盛者。有疏風清熱、涼血止癢之功效。

養生方

利水消腫 冬瓜皮蒸鯉魚	鯉魚1條，冬瓜皮50克，水發口蘑4個，大蒜、料酒、生薑、胡椒粉、蔥、鹽各適量。鯉魚去鱗、去內臟，洗淨，兩面橫劃幾刀，抹上鹽、胡椒粉、料酒稍醃。水發口蘑洗淨，切薄片，放在魚上面。大蒜去皮，洗淨，一半放入魚腹內，一半放在魚身周圍。冬瓜皮放在魚下面，加適量清水、生薑、蔥蒸熟即可。
生津止渴 蛤蜊冬瓜皮湯	蛤蜊肉200克，綠豆芽400克，豆腐150克，冬瓜皮50克，醬油、鹽各適量。綠豆芽擇淨，冬瓜皮洗淨切塊，豆腐洗淨切塊。鍋內加適量清水，把冬瓜皮、蛤蜊肉倒入，先用大火煮沸，再用小火煮半小時。將豆腐塊下到油鍋稍煎香，與綠豆芽一起放入冬瓜湯內，煮沸、加調味料，熟後盛出即可。
消腫止渴 冬瓜湯	冬瓜肉150克，冬瓜皮100克，冬瓜子50克，老薑2片，老玉米鬚25克。冬瓜肉切塊，冬瓜皮洗淨，冬瓜子剁碎。將玉米鬚洗淨後，裝入小布袋。將所有材料加清水約750cc，大火煮沸後小火再煮20分鐘，便可濾湯取飲，冬瓜肉也可進食。

瓜皮綠茶

原料：西瓜皮、冬瓜皮各50克，綠茶5克，冰糖適量。

作法：西瓜皮、冬瓜皮水煎取汁，再將藥汁煮沸，沖入盛有綠茶、冰糖的杯中，加蓋燜15分鐘即可。每日當茶飲。

適用人群：高脂血症患者，可用此茶清熱解毒、利尿消腫、去脂降壓。

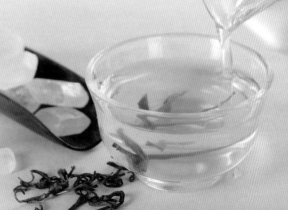

車前子

——清熱明目祛痰濕

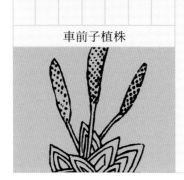
車前子植株

【性味】味甘，性微寒

【歸經】歸腎、肝、肺、小腸經

【功效】有清熱利尿、滲濕通淋、明目、祛痰的功效

選對中藥養好身

【本草成分】

車前子含黏液質、桃葉珊瑚苷、車前子酸等功能性成分，有止瀉、護肝、降壓、抑菌、降血清膽固醇等作用。

【這樣用最養生】

車前子用量一般為9～25克。

⊙ 治療泄瀉

車前子善治泄瀉，尤適宜於小便不利之水瀉，可單用本品研末，以米酒送服。若脾虛濕盛泄瀉，可配白朮同用。若暑濕泄瀉，可與香薷、茯苓、豬苓等同用。

⊙ 滲濕通淋

車前子用於濕熱下注於膀胱而致小便淋瀝澀痛者，常與木通、滑石、瞿麥等清熱利濕藥同用。對水濕停滯水腫、小便不利，可與豬苓、茯苓、澤瀉同用。若病久腎虛、腰重腳腫，可與牛膝、熟地黃、山茱萸、肉桂等同用。

⊙ 清肝熱、明目

車前子有清肝熱、明目作用，治目赤澀痛，多與菊花、決明子等同用。若肝腎陰虧、兩目昏花，則配熟地黃、菟絲子等養肝明目藥。

⊙ 清肺化痰止咳

車前子入肺經，能清肺化痰止咳。治肺熱咳嗽痰多，多與瓜蔞、浙貝母、枇杷葉等清肺化痰藥同用。

⊙ 清熱利尿

車前子還有些特別的用法，小便中帶血，用車前子與高粱米一起煮粥吃，引熱下行，很快即痊癒。與紫菜同煎湯飲，可用於治療水腫、濕腳氣。車前子用布包好後與髮菜同煮湯飲，可用於治療前列腺增生症。車前子用布包好後與田螺肉共煮，可用於治療膀胱濕熱、小便短赤、淋澀不暢。

【服用禁忌】

車前子性微寒，無濕熱者及孕婦忌用。

治病小驗方

腎炎 車前子雙苓茶	車前子、茯苓、豬苓、黃耆各10克，紅棗5枚。水煎當茶飲。
糖尿病（氣陰兩虛型） 車前子熟地黃茶	車前子15克，熟地黃90克，山萸肉60克，麥冬60克，元參30克。水煎當茶飲。
糖尿病（併發腎病） 車前子蘆根茶	車前子25克，冬瓜皮、玉米鬚、蘆根各30克。將車前子用布包好，與其他藥一起入鍋，水煎當茶飲，用於治療屬濕熱內盛者。有清熱、利尿、通淋之功效。
高血壓（肝火上炎型） 車前子夏枯草茶	車前子8克，夏枯草18克，地龍15克，五味子15克。水煎當茶飲。
腳氣（濕性） 車前子紫菜茶	紫菜25克，車前子25克。加清水適量同煎，喝湯吃紫菜，有清熱祛濕的作用。
腹瀉（腎虛型） 車前子紅茶	車前子10克，紅茶3克。以上2味用沸水沖泡濃汁，加蓋燜10分鐘即可，當茶飲用，每日1～2劑，分2次趁溫飲用。有健脾利水、化濕止瀉的作用。

養生方

健脾利水 車前子紅豆甜羹	車前子20克，紅豆250克，糯米500克，冰糖適量。車前子洗淨，入鍋，加適量清水煎取汁液，濾去雜質備用。車前子汁中放入紅豆煮至半爛，再放入糯米，煮至糯米熟爛時加冰糖拌勻即可。
解熱祛暑 車前豬腎湯	車前子15克，豬腎1個，空心菜100克，生薑、鹽、香油各適量。車前子洗淨，加清水800cc，煎至400cc。豬腎、空心菜洗淨，豬腎切片，空心菜切段。再將豬腎、空心菜放入車前子湯中，加入生薑和鹽，繼續加熱，同煮至熟，淋香油即可。
祛痰止咳 車前子米粥	車前子20克，米100克。將車前子放入紗布袋，加清水煎煮，取汁。將米放入車前子藥汁，同煮為粥。

車前子白米粥

原料：車前子20克，白米100克。

作法：將車前子放入紗布袋，加水煎煮，取藥

汁。將白米放入鍋中，加車前子藥汁，

同煮為粥，每日當茶飲。

適用人群：小便不利者，可用此粥清熱利尿。

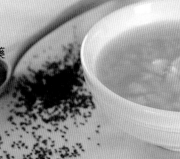

蘆薈
——清熱通便潤肌膚

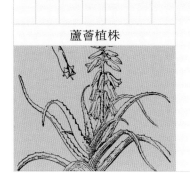
蘆薈植株

【本草成分】

蘆薈含有蘆薈酊、蘆薈素、蘆薈大黃素、異蘆薈苷等功能性成分，有殺菌抗炎、健胃強心、鎮痛鎮靜、抗衰老、抗腫瘤、增強免疫力等作用。

【這樣用最養生】

蘆薈性寒，吃多了會造成上吐下瀉，乾製蘆薈每人每天不宜服用超過15克。蘆薈有苦味，加工前應去掉綠皮，水煮3～5分鐘，即可去掉苦味。

蘆薈鮮食或乾製後食用皆可，但並不是所有的蘆薈都適合食用，只有三種在全世界大量種植的蘆薈是可以吃的，就是中國蘆薈、庫拉索蘆薈和日本木劍式蘆薈（木立蘆薈），其中中國蘆薈無任何副作用，在食用上最為安全。

⊙ 祛痰、解毒，促進血液循環、利尿

蘆薈釀酒養生保健作用極佳。蘆薈柿子酒能祛痰、解毒，適合便祕或咳嗽的人飲用。蘆薈無花果酒有促進血液循環和利尿的作用。

⊙ 緩解緊張情緒、美白皮膚

蘆薈、醋同食，可緩解緊張情緒。蘆薈加南瓜搭配食用，能清熱解毒、美白皮膚，使皮膚由粗糙變細膩。

【服用禁忌】

蘆薈性大寒，體質虛弱者忌過量食用，脾胃虛寒者、食少便溏者、孕婦、經期中婦女忌用。對蘆薈過敏者忌用，過敏現象為出現皮膚紅腫、粗糙等。

蘆薈不可與寒涼性質的藥材、食材搭配食用，以免導致腹痛腹瀉。

便祕 （腸胃積熱型） 蘆薈優酪乳	鮮蘆薈50克。將蘆薈切段，再將每段蘆薈沿著同一邊切開，然後用刀貼著葉片橫割，小心取出葉片中間厚厚的膠質。把透明的蘆薈膠質切成丁後，將其放入開水中煮5分鐘，放一點白糖。煮好後撈出蘆薈丁，用冷水浸泡一下，最後把蘆薈丁盛於碗中，淋上優酪乳即可。
便祕 青蘋果蘆薈湯	青蘋果2顆，蘆薈10克，冰糖適量。蘋果削皮，切成小塊。蘆薈洗淨，切成小段。鍋中加入適量清水，放入蘋果、蘆薈，上火煮15分鐘，調入冰糖即可。有清熱生津、止渴、潤腸通便的功效。年老體虛、便祕者，晚飯後飲1杯，可潤腸通便。
氣管炎 蘆薈蜜茶	蘆薈汁15克，蜂蜜50克。拌勻服用，分早晚2次服用。適用於氣管炎、哮喘、咽喉炎、鼻炎等患者。
咳嗽（風熱型） 蘆薈雞蛋	蘆薈15克，切碎後與1顆雞蛋拌勻，加香油炒熟，每天早飯前服用，連吃3天，治咳喘療效顯著。

養生方

延緩衰老 蘆薈汁開洋西芹	西芹250克，開洋20克，蘆薈葉肉、油、醬油各適量。將西芹洗淨，切成塊，與開洋一起放入油鍋內燒熟，待用。將蘆薈葉肉煮出汁水，放入鍋內，與西芹及開洋燒乾，加醬油調味，盛入盤中即可。
養顏護膚 涼拌蘆薈	新鮮蘆薈1塊，海蜇皮20克，小黃瓜1根，香油、醋、醬油、鹽各適量。將蘆薈用開水汆，去皮，切塊。清洗海蜇皮，以去除鹽分，黃瓜切成絲。再將上述材料擺放盤中，淋上香油、醋即可。
清熱潤膚 鹽水花生蘆薈	花生500克，鮮蘆薈1塊，紅色甜椒、鹽各適量。剔除黴變、發芽的花生，洗淨花生，放入清水，用小火煨，直至噴香酥軟粉碎，加鹽調味，倒掉花生汁水，裝盤。蘆薈煮後切塊，鋪擺在花生上。紅色甜椒切成片，擺到蘆薈中即可。

蘆薈紅茶

原料：紅茶1包，蘆薈30克，菊花3克，蜂蜜適量。

作法：將蘆薈去皮取出白肉，與菊花一起放入鍋中，倒入適量水，用小火慢煮，待水沸後倒入杯中，放入紅茶包，調入蜂蜜即可。每日當茶飲。

適用人群：皮膚早衰者，可用此茶提高細胞活力、減緩肌膚老化。

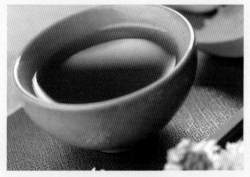

淡竹葉

——清熱利尿除心火

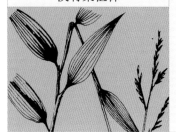

【性味】味甘、淡，性寒

【歸經】歸心、胃、小腸經

【功效】有清熱除煩、利尿的功效

【本草成分】

淡竹葉含有黃酮類化合物、蘆竹素、白茅素等功能性成分，有解熱、利尿、升高血糖的作用。

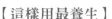

【這樣用最養生】

淡竹葉的用量一般為6～12克。

⊙ 治療口舌生瘡、尿赤、小便澀痛

淡竹葉可單用，取12克，切碎，加清水煎半小時，當茶飲用，適用於口舌生瘡、心煩、尿赤、小便澀痛等症。也可製作竹葉酒，每日適量飲一杯，上述症狀也會得到改善。作法：淡竹葉250克，米、曲適量，將竹葉煎汁，如常法釀酒，酒熟去糟渣即可。

⊙ 清熱除煩止渴

凡外感熱病，有心煩口渴症狀者，可將淡竹葉與生石膏、知母、蘆根等配伍，以清熱除煩、止渴。若氣陰兩傷者，可再加麥冬、人參等，以益氣生津。若有小便澀痛症狀者，可與生地黃、木通、生甘草梢等配伍，以清心導熱、利尿。亦可用淡竹葉與西洋參、麥冬搭配，可用西洋參3克，麥冬10克，淡竹葉6克，米50克，同煮成粥。但凡陽氣不足者，慎食此粥。

⊙ 消水腫、治療急性腎炎

淡竹葉與有利尿作用的西瓜皮、冬瓜皮同用，則消水腫效果加倍，還能治療急性腎炎。西瓜皮、冬瓜皮、絲瓜各15克，淡竹葉10克，用清水煎煮後，當茶飲用。

【服用禁忌】

淡竹葉性寒，體虛有寒者、孕婦忌用。

番瀉葉

——瀉熱利尿潤腸道

【性味】甘、苦，性寒

【歸經】歸大腸經

【功效】有瀉熱行滯、通便、利水的功效。

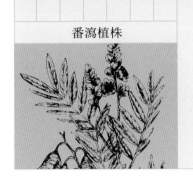

番瀉植株

【本草成分】

番瀉葉含有番瀉苷、大黃酚、葡萄糖苷、蘆薈大黃素和多糖等功能性成分，主要的藥理作用有瀉下、止血、鬆弛肌肉與解痙等。

【這樣用最養生】

番瀉葉用量一般為2～6克，可與木香、藿香等藥材同用，以減少番瀉葉的副作用。

⊙潤腸通便

番瀉葉善潤腸通便，可取番瀉葉適量，以沸水沖泡，稍溫後，加入蜂蜜適量，拌勻即可。適用於腸燥便祕、口氣混濁等症。或在製作雞蛋湯時加入番瀉葉6克，適用於實熱型便祕。也可與肉蓯蓉、桃仁、厚朴、郁李仁同用，適用於老年陰虛、腸道實熱引起的習慣性便祕等。

⊙回乳

番瀉葉還有一些特殊的用法，取4克番瀉葉泡茶喝，有回乳作用，適用於因病或其他原因不能餵奶，或嬰兒長至1～2歲需斷奶者。

⊙治療單純性肥胖

治療單純性肥胖，可取番瀉葉、胡黃連、生大黃各10克，生地黃15克，夏枯草12克，草決明12克，用清水煎煮，分為早中晚3次服用，連續服用15～45天。

【服用禁忌】

番瀉葉不宜久服、多服，會引起腸道炎症性充血和蠕動增加，產生噁心、嘔吐、腹痛等不良反應，並導致體內水分隨糞便排出體外，體內水分不足，皮膚乾燥發癢，甚至加重便祕。

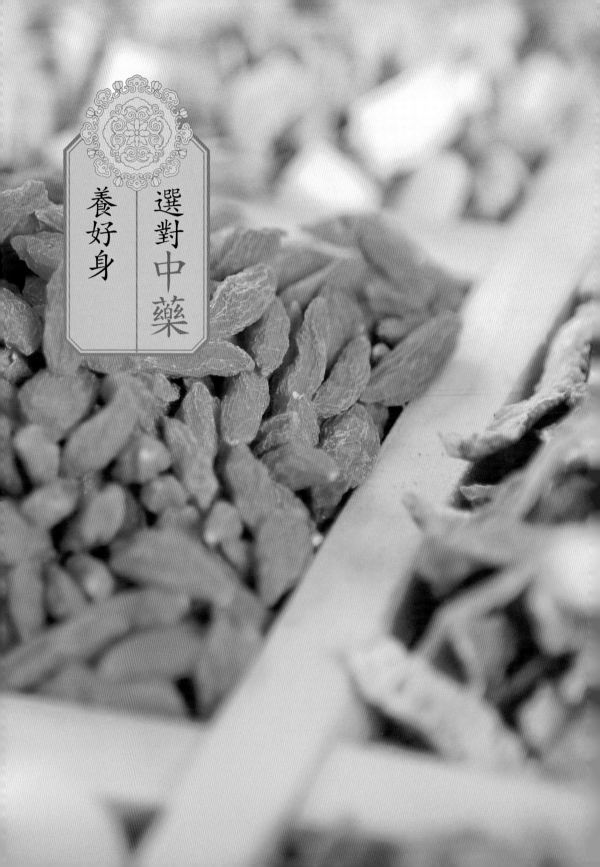

選對中藥
養好身

第四章

調理五臟必備的50味中藥

中藥養生除了補、瀉，最重要的當屬對五臟六腑的調理，保持人體陰陽的平衡、氣血的通暢。提高人體自身免疫力，是中醫治病養生的主要思想。

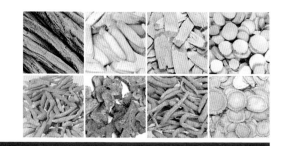

養安
心神

以安定神志為主要目的，適用於失眠多夢、煩躁不安、心悸、記憶力減退等病症的治療。

酸棗仁

——安神之最

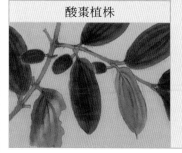

酸棗植株

【性味】即酸棗的種子，味甘、酸，性平

【歸經】歸心、肝、膽經

【功效】補肝、寧心、斂汗、生津的功效

【本草成分】

酸棗仁含酸棗仁皂苷、白樺脂酸、白樺脂醇、黃酮等功能性成分，有鎮靜、催眠、鎮痛、抗驚厥、降溫、降血壓等作用。

【這樣用最養生】

酸棗仁用量一般為6～30克。

陰虛失眠兼有熱者，宜用生酸棗仁；心脾兩虛、心慌、食少、多汗者，宜用炒酸棗仁。將酸棗果實浸泡一夜，搓去果肉，碾碎果核，將果仁曬乾，即為生酸棗仁。或用小火炒至微鼓，有香氣，色微變深，即為炒酸棗仁。

⊙ 鎮靜、催眠、潤澤肌膚、滋養五臟

酸棗仁有很好的鎮靜、催眠作用，安神助眠是酸棗仁最主要的功效。用酸棗仁泡酒，每天早餐和晚餐前溫熱後喝一小杯，除了寧心安神，還有潤澤肌膚、滋養五臟的作用，也可在泡酒時加入黃耆、茯苓、五味子、牛膝、防風等中藥材。

⊙ 治療失眠多夢

用於安眠，酸棗仁粥是最簡單的食療方法。經常因為心煩而導致失眠多夢的人，可將酸棗仁10克研成細末，加米60克，熬成粥後，每天早晚各喝1次，睡眠品質將得以改善。在粥中加入一些熟地黃，還可補肝腎。

【服用禁忌】

酸棗仁斂汗，內有實邪鬱火者慎用。

治病小驗方

更年期綜合症棗仁阿膠茶	酸棗仁15克，水煎。阿膠15克，在適量清水中加熱融化。將阿膠與酸棗仁水拌勻，睡前服用。適用於血虛陰虧、虛煩不眠等症。
失眠（心脾兩虛型）苦參棗仁湯	酸棗仁20克，苦參30克。將苦參、酸棗仁加清水煎煮，煎至湯汁剩15～20cc時即可。睡前20分鐘服用，持續10～15天。
失眠（肝鬱化火型）棗仁麥冬茶	麥冬12克，黨參12克，酸棗仁9克，柏子仁9克，五味子6克。用清水煎煮2次，合併藥汁服用。
產後失眠棗仁當歸茶	酸棗仁、當歸各5克，紅棗10枚。用清水煎煮，分為早晚服用。
神經衰弱棗仁茶	酸棗仁30克，搗碎，用紗布包裹，加清水200cc，煎至30cc。每晚睡前半小時服，10日為1個療程。也可取酸棗仁5克，研碎後加白糖拌勻，於睡前用溫開水沖服。

養生方

養心安神棗仁養心粥	酸棗仁、玉竹、桂圓肉各15克，茯苓9克，米100克，冰糖適量。酸棗仁、玉竹、桂圓洗淨，與茯苓一起放入鍋中，加清水煎取濃汁，去渣。米淘淨後放入鍋內，加適量清水，煮為稀粥，加入冰糖，再煮沸片刻即可。
滋陰安神棗仁排骨	百合20克，洗淨，用溫水浸泡約10分鐘。酸棗仁10克，用刀背略微壓碎。小排骨200克，洗淨，汆燙去血水，放入鍋中，加入百合、酸棗仁後，再加入750cc清水，煮至湯濃，加鹽調味即可。
安神補血棗仁豬肝湯	豬肝300克，酸棗仁30克，紅棗7枚，玉竹、川芎、陳皮各3克，生薑3片，料酒、鹽各適量。紅棗洗淨泡軟並去核，豬肝切大塊用料酒醃泡後洗去血水。酸棗仁用1000cc清水小火熬煮40分鐘後過濾。以酸棗仁煮的水當高湯，將其他材料（豬肝除外）倒入鍋中，用小火熬煮1小時後，再放入豬肝煮熟，添加料酒及鹽調味即可。

酸棗仁紅棗粥

原料：酸棗仁10克，紅棗5枚，白米100克，紅糖適量。

作法：先煎酸棗仁、紅棗，取汁去渣，與白米煮粥，粥成調入紅糖，稍煮即可。每週食用2次。

適用人群：貧血心悸者，可用此粥來健脾益氣、補血養心。

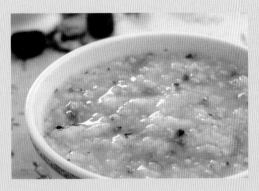

靈芝

——養心輕身抗衰老

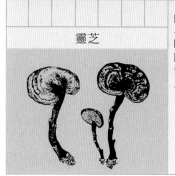

靈芝

【性味】據《神農本草經》記載,靈芝有紫、赤、青、黃、白、黑六種,現藥用者多為赤芝,味甘,性平

【歸經】歸肺、肝、腎經

【功效】有補氣安神,止咳平喘的作用

【本草成分】

靈芝主要含麥角固醇、多糖類、甘露醇等功能性成分,有抗腫瘤、保肝解毒、降低血膽固醇、改善局部微循環、阻止血小板凝集、抗衰老、抗神經衰弱、增強免疫力等作用。

【這樣用最養生】

靈芝的治療用量為10～20克,保健用量3～5克。靈芝味雖苦,但苦而香,可以加入蜂蜜調味。

⊙ 增強免疫力

用於增強免疫力時,可將靈芝剪塊後泡茶飲用,可連續沖泡5次以上。也可將靈芝剪碎,放入砂鍋內,加清水煎煮,一般煎煮3～4次,把所有藥汁混合後,分數次服用。

⊙ 治療神經衰弱、失眠、消化不良、咳嗽氣喘等症

靈芝還可泡酒食用,用白酒浸泡,適用於神經衰弱、失眠、消化不良、咳嗽氣喘、老年性支氣管炎等症。白酒變成棕紅色時即可飲用,可加入冰糖或蜂蜜。如果加入一些人參,還可治肺癆久咳、痰多、肺虛氣喘、消化不良等症。用黃酒浸泡,則對久治不癒的胃病有療效。

⊙ 滋補肝腎

無論燉豬肉、牛肉、羊肉、雞肉,都可以加入適量靈芝,按各自的飲食習慣加入調味料調味,喝湯吃肉,有滋補肝腎的作用,有利於肝硬化患者的康復。

【服用禁忌】

靈芝有活血作用,服用抗凝血劑的患者慎用。靈芝為大補藥,發燒怕冷、鼻塞流涕者忌用。

治病小驗方

哮喘 靈芝半夏茶	靈芝16克，蘇葉6克，半夏、厚朴各3克，茯苓9克。用清水煎煮後加入冰糖，每日飲用2～3次。
氣管炎 靈芝黨參茶	靈芝、黨參各10克，川貝5克，紅棗7枚。用清水煎煮，早晚服用。
口臭 靈芝五味茶	靈芝10克，五味子10克，丹參、柴胡各5克，紅棗5枚。水煎當茶飲。
肝炎（肝膽濕熱型） 靈芝甘草茶	靈芝6克，甘草4克。水煎當茶飲。
高血脂（痰濁阻滯型） 靈芝山楂茶	靈芝、山楂、何首烏各10克。水煎當茶飲。
失眠（心脾兩虛型） 靈芝西洋參茶	靈芝15克，西洋參3克。水煎當茶飲。

養生方

安神健脾 靈芝蓮心瘦肉湯	靈芝6克，蓮子、百合各30克，瘦肉200克。放入鍋內，加清水煮湯，食用時加調味料調味即可。
補血益精 靈芝鵪鶉蛋湯	靈芝60克，鵪鶉蛋12顆，紅棗12枚，白糖適量。將靈芝洗淨，切成細塊。紅棗去核洗淨，鵪鶉蛋煮熟，去殼。把全部材料放入鍋內，加清水適量，大火煮沸後，小火煮至靈芝出味，加白糖，再煮沸即可。
養心安眠 靈芝銀耳羹	靈芝9克，銀耳6克，冰糖15克。用小火煮2～3小時，至銀耳成稠汁，取出靈芝殘渣，每日分3次服用。
健脾開胃 靈芝金菇肉片湯	靈芝6克，豬瘦肉200克，金針菇100克，綠豆芽150克，生薑2片。金針菇和綠豆芽擇淨，豬瘦肉切片，靈芝切塊。所有材料放入鍋中，加清水大火煮沸，再用小火煮半小時，食用時加調味料調味即可。

靈芝枸杞粥

原料：枸杞30克，靈芝30克，白米100克，白糖適量。

作法：靈芝碾成粉末，枸杞、白米、靈芝粉加水，小火熬粥，最後加入適量白糖即可。

適用人群：中老年體虛者，可用此粥補益肝腎、延年益壽。

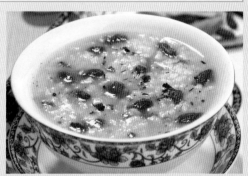

柏子仁

——養心安神通大腸

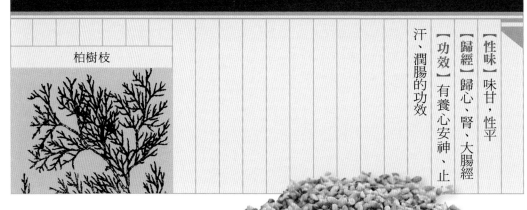

柏樹枝

【性味】味甘，性平

【歸經】歸心、腎、大腸經

【功效】有養心安神、止汗、潤腸的功效

選對中藥養好身

186

【本草成分】

柏子仁含有柏木醇、穀固醇、皂苷等功能性成分，有潤腸通便、改善睡眠等作用，用於治療產後和老年人的腸燥便祕，性質和緩而無副作用。

【這樣用最養生】

柏子仁用量一般為10～20克，大便稀溏者宜用柏子仁霜代替柏子仁。

⊙ 治療心血虧虛、心腎不交

柏子仁入心經，多用於心血虧虛以致心神失養之心悸、虛煩不眠、頭暈健忘等症，常與人參、五味子、白朮等配伍，也可與酸棗仁、當歸、茯神等同用。若治心腎不交之心悸不寧、心煩少寐、夢遺健忘，常配伍麥冬、熟地黃、石菖蒲等，以補腎養心，交通心腎。

⊙ 潤腸通便

柏子仁富含油脂，有潤腸通便之功效，用於陰虛血虧，老年、產後等腸燥便祕症，常與郁李仁、松子仁、杏仁等同用。單用可取柏子仁10克，炒香搗碎，用開水浸泡5分鐘，加適量白糖調味。

⊙ 養血、通便

柏子仁煎汁燴炒豬肝食用，有養血、通便的雙重功效，婦女閉經、面色無華、心悸氣短、髮色不澤易脫落、食欲不振者可食用。

【服用禁忌】

柏子仁多油，痰多、肺氣上浮咳嗽、大便滑泄、胃虛欲吐者忌用。

柏子仁燉菊花、羊蹄、赭石及麵麴，不可同用，會降低藥效。

治病小驗方

脫髮 柏子仁芝麻茶	黑芝麻、核桃仁、柏子仁各25克。洗淨搗爛，加適量蜂蜜拌勻，每天早晚空腹服用。
便祕（血虛型） 柏子仁杏仁茶	柏子仁、杏仁、松子仁、火麻仁各9克。將以上4味一起搗爛，放杯內用開水沖泡，加蓋燜片刻即可，當茶飲用。有滋陰潤腸、通便之功效。
耳鳴 柏子仁黑豆茶	黑豆30克，柏子仁6克，酸棗仁5克。用清水煎煮至黑豆熟爛後服用，早、晚各1次。適用於耳鳴、聽力減退，兼失眠、便祕者。
失眠（肝鬱化火型） 柏子仁棗仁茶	柏子仁9克，酸棗仁9克，麥冬12克，黨參12克，五味子6克。用清水煎煮2次，合併藥汁服用。
失眠（肝鬱化火型） 柏子仁茯苓茶	柏子仁、茯苓、熟地黃、菊花、人參各2克，紅茶5克。用500cc清水煎煮前5味藥後沖泡紅茶飲用，也可不泡紅茶，直接飲用藥汁。可加蜂蜜調味，沖飲至味淡。

養生方

養心安神 柏子仁粥	柏子仁20克，去除皮殼雜質，搗爛後，與100克米下鍋煮粥。待粥將成時，加入適量蜂蜜拌勻即可。適用於慢性便祕、心悸、失眠和健忘者。
健腦填髓 三仁芝麻粥	柏子仁15克，酸棗仁20克，火麻仁15克，黑芝麻20克，米30克。將黑芝麻炒好，酸棗仁、柏子仁、火麻仁先煎半小時，取汁，加黑芝麻、米煮粥，作晚餐食用。用於年老神衰型的糖尿病併發失眠症。
養心安神 柏子仁豬心湯	豬心1個，柏子仁10克，鹽、料酒各適量。以上材料加適量清水，用小火煮至豬心熟爛，喝湯吃豬心。適用於心血虧虛引起的心慌、失眠、多夢等症。
寧心安神 玄參柏子茶	玄參90克，丹皮30克，炒棗仁30克，柏子仁9克，蓮子心9克。以上材料用清水煎煮，取汁，再加白糖適量，分為早中晚3次服用，每日1劑。適用於心火過旺引起的口腔潰瘍、口乾舌紅、渴欲飲冷水、失眠等症。

柏子仁合歡茶

原料：柏子仁15克，合歡花6克。

作法：將柏子仁、合歡花放入茶杯中，沸水沖泡，加蓋燜10分鐘，每日當茶飲。

適用人群：肝鬱化火型失眠者。

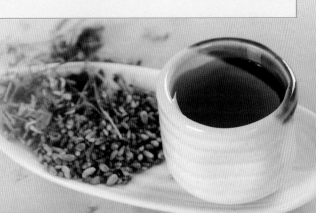

合歡皮

——解鬱安神和五臟

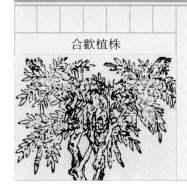

合歡植株

【性味】即合歡樹的樹皮，夏秋剝取、曬乾、味甘、性平

【歸經】歸心、肝經

【功效】有解鬱安神、活血消腫的功效。《神農本草經》中記載，合歡皮「安五臟，和心志，令人歡樂無憂」，故有「合歡」之稱。

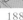
【本草成分】

合歡皮中含木脂體糖苷、金合歡皂苷元、黃酮類等功能性成分，有避孕、抗過敏、抗腫瘤的作用。

【這樣用最養生】

合歡皮用量一般為9～30克。

⊙ 解肝鬱、安神健腦

合歡皮善於解肝鬱和安神，適用於憤怒憂鬱、虛煩失眠等症，可用適量合歡皮泡茶飲用。用合歡皮泡酒，不僅安神健腦，還可止痛消腫，可用合歡皮100克，掰碎，泡於500cc黃酒中，密閉置陰涼處，每日搖動1～2次，14天後開封過濾即可，每次飲服15～20cc。

合歡皮可單用或與柏子仁、酸棗仁、首烏藤、鬱金等安神解鬱藥配伍應用。

⊙ 活血消腫

單用合歡皮，對活血消腫有效。也可與魚腥草、冬瓜仁、桃仁、蘆根等清熱消癰排膿藥同用。治瘡癰腫毒，常與蒲公英、紫花地丁、連翹、野菊花等清熱解毒

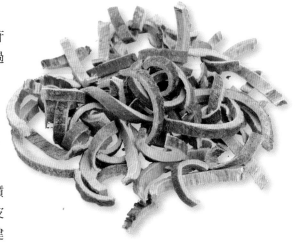

藥同用。

⊙ 滋陰壯陽

合歡皮15克煎水，沖服蛤蚧粉5克，每日2次，還有滋陰壯陽的作用。

【服用禁忌】

合歡皮單獨使用不應超過30克，否則會出現興奮、失眠等症狀。

合歡皮有活血作用，潰瘍及胃炎患者慎用，流汗不止、虛煩不眠者忌用。

治病小驗方

失眠（陰虛火旺型） 合歡皮五味子茶	合歡皮5克，五味子10克，桂圓肉10克，酸棗仁5克。水煎當茶飲。
骨折腫痛 合歡皮骨碎補茶	合歡皮25克，骨碎補20克，桃仁10克，紅花6克。水煎當茶飲。
神經衰弱 合歡皮西洋參茶	合歡皮、西洋參各5克，遠志3克，紅棗10枚。用清水煎煮，分早晚服用。
高血壓（肝腎陰虛型） 合歡皮麥冬茶	合歡皮、生首烏、熟地黃、麥冬、夜交藤、北沙參、黑玄參各15克，杭白菊9克，杭白芍9克。用清水煎煮，每日1劑，分早晚服用。
憂鬱症 合歡皮芡實茶	合歡皮15克，芡實25克，甘草3克，紅茶1克，紅糖25克。將合歡皮、芡實、甘草加清水1000cc，煮沸半小時，去除合歡皮和甘草渣，加入紅糖，再煎至300cc，後加入紅茶即可，分3次溫服，日服1劑。

養生方

解鬱寧心 合歡茯苓湯	合歡皮15克，白茯苓12克，鬱金10克，浮小麥30克，百合15克，豬瘦肉150克，黃花椰菜30克，去核紅棗6枚。將所有材料放入鍋中，加清水熬煮，肉熟時加鹽調味即可。
寧心安神 銀魚厚蛋捲	合歡皮5克，浮小麥5克，甘草3克，銀魚120克，雞蛋4顆，蔥末、鹽、胡椒粉、奶油各適量。將合歡皮、浮小麥、甘草用清水煎煮，取汁。將藥汁與銀魚、雞蛋、蔥末、鹽及胡椒粉拌勻，在平底鍋內放奶油，煎成厚蛋捲即可。適用於失眠多夢、心悸、健忘者。※高血壓或高膽固醇者不宜長期服用。
解鬱疏肝 合歡皮燉母雞	合歡皮30克，母雞1隻，瑤柱5粒，生薑3片，蔥3根，菊花10克，鹽適量。先放合歡皮墊底，再放雞、瑤柱、生薑、蔥，最後放菊花，隔水燉2小時，加鹽調味即可。

合歡皮淫羊藿茶

原料：合歡皮5克，淫羊藿15克，生曬參5克。

作法：用水煎煮以上藥材，每日當茶飲。

適用人群：陰虛火旺型失眠者。

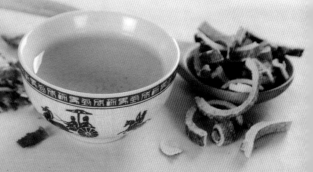

石菖蒲

——化痰開胃醒神志

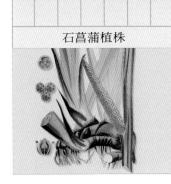

石菖蒲植株

【性味】味辛、苦，性溫

【歸經】歸心、胃經

【功效】有化濕開胃、開竅豁痰、醒神益智的功效

【本草成分】

石菖蒲含細辛醚、石竹烯、石菖醚等功能性成分，有鎮靜、平喘、抑菌、抗驚厥、解痙攣、促進消化液分泌的作用。

【這樣用最養生】

石菖蒲用量一般為3～15克。

⊙化濕濁、醒脾胃、行氣滯、消脹滿

石菖蒲辛溫芳香，善化濕濁、醒脾胃、行氣滯、消脹滿，常與砂仁、蒼朮、厚朴、黃連、茯苓同用。

⊙醒神志

石菖蒲有醒神志的作用，特別是對痰迷心竅①所致之神志不清有顯著效果，常與半夏、天南星、橘紅等燥濕化痰藥合用，還可與鬱金、半夏、竹瀝、枳實、竹茹、黃連、遠志等藥配伍。

⊙治療健忘症、失眠多夢等

石菖蒲入心經，開心竅、益心智、安心神，故可治健忘症，常與人參、茯苓等配伍；治勞心過度、心神失養引發的失眠多夢，常與人參、白朮、桂圓肉、酸棗仁、茯神等配伍。治心腎兩虛、耳鳴耳聾、頭昏、心悸，常與菟絲子、女貞子、旱蓮草、丹參、夜交藤等配伍。

【服用禁忌】

石菖蒲行氣血，陰虛血熱者忌用。

石菖蒲化濕開胃、開竅豁痰，飴糖甜膩助濕、生痰，兩者功能相反，不宜同食。

石菖蒲味辛、苦，性溫，能化濕開胃，開竅豁痰，羊肉味甘性溫，能溫補脾腎陽氣，故服石菖蒲時忌食羊肉。

注①痰迷心竅：即中風昏迷。

治病小驗方

失音 石菖蒲膨大海茶	石菖蒲、膨大海各5枚，薄荷適量。用沸水沖泡，燜10分鐘即可。
遺尿 石菖蒲益智仁茶	石菖蒲、益智仁、川草、烏藥各9克。水煎，加鹽適量，飯前服用。適用於虛寒引起的尿色白如洗米水或凝如膏糊等。如兼有其他症狀，需要酌情加減藥材。
遺尿 石菖蒲雞內金茶	石菖蒲、雞內金各10克，焦白朮6～10克，黨參6～10克，益智仁6～10克。用清水煎煮，早晚空腹各服用1次。適用於兼有口臭、食欲不佳、大便異常者。
頭暈 石菖蒲安神茶	石菖蒲、桑葉、菊花、茯苓各10克，生龍齒（先煎）20克，琥珀3克。水煎當茶飲。適用於腦溢血繼發癲癇、短暫性窒息及腦外傷後遺症引起的眩暈。

養生方

安神益智 石菖蒲老鴨湯	石菖蒲、玉竹各10克，淮山藥15克，老鴨1隻，生薑、蔥、胡椒、鹽各適量。老鴨放入開水中汆燙，去血水，備用。淮山藥、石菖蒲、玉竹分別洗淨後，用紗布包好，與老鴨一起放入鍋中，再將生薑投入鍋中，加入適量的清水，以大火燉煮，至鴨肉酥軟，然後放鹽、胡椒、蔥調味即可。
養心安神 石菖蒲豬心湯	石菖蒲15克，遠志5克，當歸2片，丹參10克，紅棗6枚，豬心1個，蔥、鹽各適量。將石菖蒲、遠志、當歸，丹參、紅棗放入鍋中，加清水1200cc熬湯取汁。豬心洗淨，用沸水汆燙，並將血塊擠出。將豬心加入藥汁中，一起用小火煮約半小時，撈出豬心切片，食用時加鹽、蔥即可。
安神鎮靜 石菖蒲龍齒茶	石菖蒲6克，龍齒9克。裝入紗布袋後，放入保溫杯中，用600cc左右的沸水沖泡，當茶飲用即可。每日1劑，感冒發燒者不宜飲用。

石菖蒲山楂茶

原料：石菖蒲15克，山楂30克。

作法：將石菖蒲和山楂用沸水沖泡10分鐘，每日當茶飲。

適用人群：心情鬱悶、記憶力下降者。

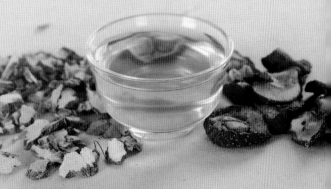

海參

——滋陰補腎養心血

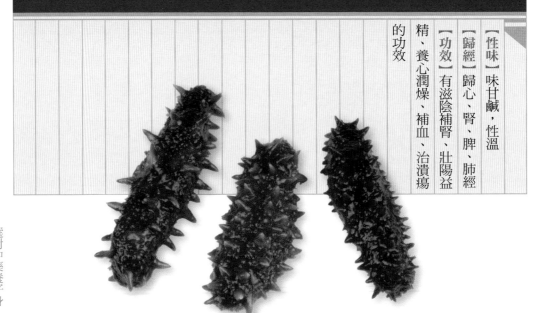

【本草成分】

海參含有海參素、海參皂苷、海膽紫酮、牛磺酸等功能性成分，有促進人體生長發育、提高記憶力、延緩性腺衰老、防止動脈硬化，預防和治療肝臟疾病、糖尿病以及癌症等作用。

【這樣用最養生】

海參的用量為煎湯9～15克，煮食15～50克。不同品種的海參有不同的功效，顏色發黑的遼參，補腎效果最好，食用後能明顯緩解陰虛火旺的各種症狀，如口乾、舌上有裂紋、唇乾裂等。

海參要泡發後使用，將乾海參用溫水洗淨，輕輕放入乾淨的保溫瓶內，沖入沸水，放置16～17小時，將海參倒出，剖開，取出內臟，內外洗淨即可。一般常用的保溫瓶可泡250克乾海參。

⊙ 補氣血、滋五臟、除火熱、健腦益智、強身健體

海參與鴨肉、雞肉、菠菜、竹筍、冬菇同食，可補氣血、滋五臟、除火熱。海參與蔥同用，可益氣補腎。海參與豆腐同用，可健腦益智、生肌健體。海參與羊肉同食可強身健體、補充精力，與木耳同食，有益筋骨、利於排便，與韭菜同食，壯陽固精。

【服用禁忌】

由於海參為清補食物，能滋陰潤燥，故凡脾虛便溏、體內有濕者不宜多食。急性腸炎腹瀉、痛風患者忌食。

海參富含蛋白質，不可與醋、五倍子、石榴皮同食，蛋白質會出現凝集、緊縮，不利於消化吸收。

治病小驗方

糖尿病（併發高血壓）海參香菇羹	海參50克，香菇30克，藕粉30克，香油、鹽、生薑、胡椒粉、蔥各適量。海參浸泡發軟，切成丁。香菇洗淨後，切碎，藕粉用清水調成汁。油燒至五成熱，放入生薑、蔥，爆香後加清水，再加入海參、香菇、鹽、味精煮沸，用藕粉勾芡成羹，撒上胡椒粉即可。有滋陰壯陽、通腸潤燥的作用。
冠心病（氣陰兩虛型）冰糖海參湯	泡發海參50克，紅棗5枚，冰糖適量。海參燉爛後，加入大棗和冰糖，再燉20分鐘即可。
冠心病（氣陰兩虛型）海參桂圓茶	海參30克，桂圓肉20克，紅棗6枚。同燉食，具有補腎益精、養陰駐顏的功效。
斑禿 海參桑葚茶	海參30克，桑葚20克，枸杞20克。同燴食，能補益精血、烏髮生髮。

養生方

補腎益精 海參米粥	海參50克，米100克，料酒、蔥、生薑、鹽、香油各適量。先將海參用溫水泡發，洗淨切段。再將米淘洗乾淨，放入砂鍋，加清水適量，大火煮沸，加入海參段，加料酒，改用小火熬煮至黏稠。待海參熟爛，放入蔥、生薑、鹽，再煮至沸，淋入香油即可。
活血降脂 綠花椰菜燴海鮮	蝦仁200克，綠花椰菜200克，海參50克，生薑、蒜、乾辣椒、鹽各適量。蝦仁洗淨，海參泡發、洗淨，切成大塊，綠花椰菜掰成小朵，洗淨，放入沸水中氽一下，撈出瀝乾。油燒熱，放入生薑、蒜末、乾辣椒炒香，放入蝦仁、海參翻炒。加適量清水翻炒2分鐘，放入綠花椰菜、鹽，翻炒均勻即可。
補腎養血 海參瘦肉湯	海參1隻，桂圓肉20克，瘦肉250克，何首烏50克，紅棗5枚，鹽適量。桂圓肉用水浸洗，用水浸軟海參，用牙刷刷去海參表面上的黏液。將海參切片，紅棗去核，所有材料清理乾淨後一起放入鍋內煮沸，再改用小火煮2小時，加鹽調味即可。

海參木耳湯

原料：海參、木耳、瘦豬肉各100克，銀耳50克，紅棗40克，香油、鹽、薑各適量。

作法：將海參泡發洗淨，切成薄片，豬肉切成小塊，木耳泡發、紅棗洗淨後一起放入砂鍋內熬煮30～50分鐘後，放入香油、鹽、薑燜5分鐘即可食用。

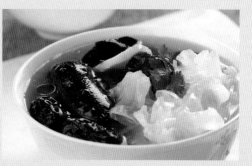

適用人群：腎虛者，可用此湯來滋陰補腎。

遠志

——安神益智祛痰濕

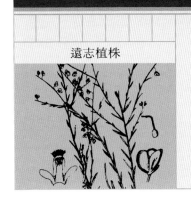

遠志植株

【性味】味苦、辛，性溫

【歸經】歸心、腎、肺經

【功效】有安神益智、祛痰、消腫的功效。古時候認為，遠志能益智強志，故有遠志之名，藥王孫思邈也將遠志列為益智方藥的第一味

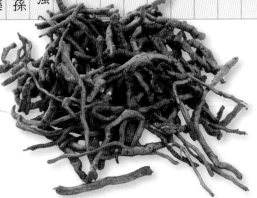

【本草成分】

遠志含有皂苷、黃酮等功能性成分，有抑菌、鎮靜、祛痰、抗驚厥、增強記憶力、增加子宮收縮力等作用。

【這樣用最養生】

遠志用量一般為3～10克。

⊙ 安神益智

遠志善安神益智。用於失眠、驚悸等症，常與茯神、龍齒、朱砂等鎮靜安神藥同用。治療健忘症，常與人參、茯苓、石菖蒲同用，若方中再加茯神，即中醫名方「不忘散」。

⊙ 開心竅、疏通氣血

遠志味辛且苦，能開心竅、善疏通氣血之壅滯而消散癰腫。用於痙攣抽搐者，可與半夏、天麻、全蠍等化痰、熄風藥配伍。用於驚風狂症發作，常與石菖蒲、鬱金、白礬等祛痰、開竅藥同用，用於癰疽瘡毒、乳房腫痛，內服、外用均有療效。內服可單用，研為末，黃酒送服。

⊙ 祛痰止咳

遠志入肺經，能祛痰止咳，故可用於痰多黏稠、咳吐不爽或外感風寒、咳嗽痰多者，常與杏仁、貝母、瓜蔞、桔梗等同用。

【服用禁忌】

遠志味辛，有實火或痰熱者慎用。遠志皂苷刺激胃黏膜，故有潰瘍或胃炎者慎用。

遠志中含皂苷，易與鐵離子沉澱，故不可與富含鐵的豬血、菠菜同食。遠志皂苷，在酸性環境下，在酶的作用下極易水解失效，故不可與富含有機酸的水果同食。

夜交藤

——養心安神通經絡

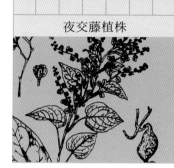

夜交藤植株

【性味】又名首烏藤，即何首烏的藤，味甘，性平

【歸經】歸心、肝經

【功效】有養心安神、祛風通絡的功效

【本草成分】

夜交藤含有大黃素、大黃酚、黃酮類等功能性成分，有降血脂、抗脂肪肝、抗腫瘤、利尿、抗菌等作用。

【這樣用最養生】

夜交藤用量一般為10～20克。

⊙治療失眠、安養心神

《本草正義》稱夜交藤「治夜少安寐」，用於失眠，有顯著療效，與其他中藥材搭配效果更佳。夜交藤配酸棗仁，滋心陰、寧心神。配生地黃，養血補陰。配天冬、麥冬，清虛火、養心陰。配雞血藤，可養心安神。

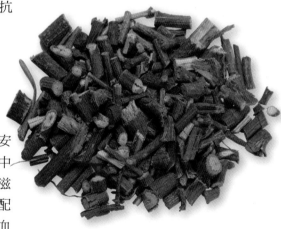

⊙舒肝化火

用於舒肝化火，輔助治療失眠多夢、口腔潰瘍等症，可用夜交藤煮冬瓜。

⊙治療風濕痺痛、防治憂鬱

夜交藤與米、紅棗煮粥，可用於虛煩失眠、頑固性失眠、風濕痺痛等症。與小米、桂圓肉、炒酸棗仁、茯神煮粥，可防治憂鬱，有滋陰安神的作用。

⊙祛風濕、通經活絡

用於祛風濕、通經活絡，可與羌活、獨活搭配，或可將夜交藤加桑枝、桂枝、柏枝、石榴枝、細辛、羌活、防風、黑豆及適量白米釀酒飲用。

【服用禁忌】

夜交藤有滋補作用，不可用於實火引起的失眠。

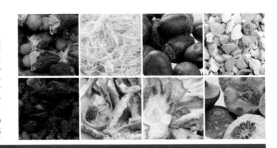

疏理肝氣

即疏散肝氣鬱結。肝氣鬱結表現為兩脇脹痛、胸悶不舒、食欲不振，婦女可見月經不調、乳房脹痛。

枳實 ——理氣之最

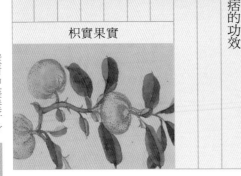

枳實果實

【性味】味苦、辛、酸，性溫

【歸經】歸脾、胃經

【功效】有破氣消積、化痰散痞的功效

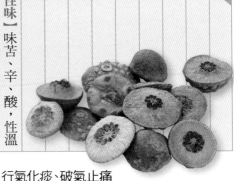

【本草成分】

枳實中主要含有橙皮苷、新橙皮苷、苦橙素等功能性成分，有緩解小腸痙攣、抑制血栓形成、抗潰瘍、強心、增加心腦腎血流量、升高血壓等作用。

【這樣用最養生】

枳實用量一般為3～9克，最多可用至30克，炒後性較平和。

⊙ 治療飲食積滯、腹滿脹痛、濕熱瀉痢

枳實善破氣除脹、消積導滯，治飲食積滯，常與山楂、麥芽、神曲等同用。若胃腸積滯、熱結便祕、腹滿脹痛，則與大黃、芒硝、厚朴等同用。治濕熱瀉痢，多與黃芩、黃連同用。

⊙ 行氣化痰、破氣止痛

枳實能行氣化痰、破氣止痛。治痰阻胸中之滿悶、疼痛，多與薤白、桂枝、瓜蔞等同用。治痰熱結胸，可與黃連、瓜蔞、半夏同用。治療胸脇疼痛，可與川芎、桂枝配伍。用於產後瘀滯腹痛、煩躁，可與芍藥同用，或與當歸、益母草同用。

⊙ 治療胃下垂、子宮脫垂、脫肛等

枳實用於胃下垂、子宮脫垂、脫肛等臟器下垂病症，可單用本品，或配伍補中益氣之品，如黃耆、白朮等，以增強療效。

【服用禁忌】

枳實破氣，脾胃虛弱、體虛久病等需要補氣者慎用，孕婦慎用，以免流產。

治病小驗方

青春痘 枳實大黃茶	生大黃、茯苓、連翹、赤芍、川芎各9克，枳實、黃芩、防風各6克，生白朮4克，生山楂15克。用清水煎煮，分為早晚2次服用，10日為1個療程。
便祕（氣滯型） 枳實白芍茶	生白芍25克，生甘草15克，枳實10克。用2碗水煎成大半碗，分早晚2次服用，每日1劑。孕婦禁用此方。
胃炎（氣滯血瘀型） 枳實黨參茶	炒枳實10克，炒黨參12克，煨木香7克，蒲公英15克。將藥打碎成粗粉，每次取20克，用紗布包好，放入杯中，用沸水適量沖泡，當茶飲用，每日1～2劑。胃陰不足、舌紅無苔者忌用。
嘔吐 枳實白朮茶	炒枳實30克，炒白朮60克，炒神曲50克。將藥打碎成粗粉，每次取20克，用紗布包好，放入杯中，用沸水適量沖泡，蓋上蓋子燜15分鐘，當茶飲用，每日1～2劑。

養生方

順氣通便 油燜枳實蘿蔔	枳實10克，白蘿蔔、蝦米、豬油、蔥、生薑、鹽各適量。用清水煎煮枳實，取汁備用。將白蘿蔔切塊，用豬油煸炒，加蝦米，澆藥汁適量，煮至極爛，加蔥、生薑、鹽調味即可。
健胃益氣 枳實兔肉	黃耆30克，升麻、枳實各15克，兔肉250克，蔥、生薑、料酒、鹽各適量。將洗淨的兔肉切塊，將藥材裝入布袋中，放於鍋內，加清水適量，煮沸後用小火煮20分鐘，去除藥渣。將兔肉放於鍋中，加蔥、生薑、料酒、鹽燜酥即可。
行氣消痰 枳實粥	枳實10克，米100克。將枳實擇淨，放入鍋中，加清水適量，浸泡5～10分鐘後，用清水煎煮，取汁，加米煮成稀粥即可。
順氣清熱 實明黃糕	枳實10克，決明子5克，大黃2克，玉米麵400克，白糖適量。枳實、決明子、大黃共研為末，加入玉米麵中拌勻，再加白糖，用清水和面，蒸熟即可。

枳實茶

原料：枳實50克。

作法：用水煎煮枳實，每日當茶飲。

適用人群：偏頭痛患者。

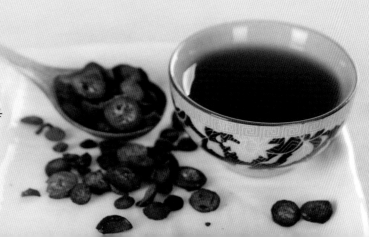

陳皮

——理氣燥濕能補瀉

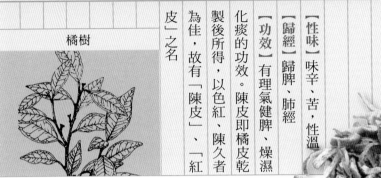

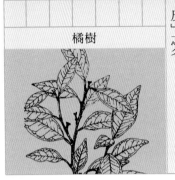

橘樹

選對中藥養好身

198

【性味】味辛、苦，性溫

【歸經】歸脾、肺經

【功效】有理氣健脾、燥濕化痰的功效。陳皮即橘皮乾製後所得，以色紅、陳久者為佳，故有「陳皮」、「紅皮」之名

【本草成分】

陳皮含有檸檬苷、苦味素、揮發油、維生素B群等功能性成分，有促進消化、排除腸道內積氣、增加食欲等作用。

【這樣用最養生】

陳皮用量一般為6～15克，最多可用至30克，炒後性較平和。

⊙強健脾胃、理氣順氣、溫熱祛寒

陳皮是養生保健佳品，能夠強健脾胃、理氣順氣、溫熱祛寒，祛除身體裡的濕氣，胃不舒服、腹脹、噁心、消化不良、咳嗽、痰多、胸悶等，都可以泡陳皮水喝。

⊙健脾和中、利濕消腫、散寒解表

陳皮與高粱、鯽魚一起燉服，能健脾和中、利濕消腫，可用於脾虛氣滯所致的妊娠水腫者。陳皮與米一起煮粥食用，能健脾、理氣、燥濕，可用於因脾虛氣滯濕阻所致的妊娠水腫者。加上適量紫蘇，還可散寒解表，可用於治療疝氣引起的陰囊墜脹不適，伴有胸部兩側脹痛者。

⊙補益脾腎、固澀止帶、促進食欲、增強體力

陳皮與芡實、鴨同燉食，能補益脾腎、固澀止帶。可用於脾、腎兩虛引起的體倦乏力、腰膝痠軟、帶下量多、色淡等症狀。陳皮末配牛肉炒食，可以促進食欲、增強體力。

⊙治療便祕、痢疾、理氣化痰

陳皮與蘿蔔同煮食，可治療便祕。陳皮與蘋果皮、生薑用清水煎煮，可治濕濁中阻所致的痢疾。荷葉茶中也可以放3克陳皮，有理氣化痰之功。

【服用禁忌】

陳皮有去除體內濕氣作用，有陰虛燥咳、吐血及內有實熱者慎服。

陳皮忌與生冷食物同食，冷飲、霜淇淋等生冷食物性寒，易生濕氣，與陳皮辛溫之性相反，同時服用影響藥效。

治病小驗方

脂肪肝 陳皮荷葉茶	陳皮5克，荷葉5克，薏米100克，山楂10克。將陳皮、山楂、薏米一起研為細末，與荷葉泡茶即可。
失眠（痰熱內擾型） 陳皮竹茹茶	陳皮20克，竹茹20克。水煎當茶飲。
憂鬱症 陳皮佛手茶	佛手15克，陳皮6克，紅棗10枚。用沸水沖泡，當茶飲用。
肥胖（脾虛濕阻型） 陳皮茯苓茶	茯苓6克，陳皮3克。水煎當茶飲。
咳嗽（燥火型） 陳皮羅漢果茶	陳皮10克，羅漢果2顆。將陳皮切絲，羅漢果洗淨、壓碎，用大火煮沸後再煮10分鐘，當茶飲用。
胃炎（氣滯血瘀型） 陳皮香附茶	陳皮、佛手、香附、蘇梗各10克，枳殼5克。水煎當茶飲。
高脂血（氣滯血瘀型） 陳皮苜蓿茶	陳皮、苜蓿子、山楂各10克，茶葉1克，紅糖適量。將各味藥材放入杯中，沖入沸水，加蓋燜15分鐘即可。每日1劑，當茶飲用，沖淡為止。

養生方

消導積滯 生麥芽陳皮粥	生麥芽30克，雞內金10克，陳皮6克，檳榔10克。將雞內金、檳榔、陳皮煎煮半小時，去渣，加生麥芽煮成粥，加適量糖或鹽調味即可。
益氣養顏 黃耆紅糖陳皮粥	黃耆、紅糖各30克，陳皮6克，米100克。將黃耆洗淨切片，放入鍋中，加清水適量，煎煮取汁。將米淘洗乾淨，與陳皮、紅糖放入鍋中，再倒入黃耆汁，加清水適量，煮至米爛熟即可。
消脂化積 山楂陳皮茶	新鮮山楂30克（或上帝粒子、乾山楂15克），陳皮15克，荷葉15克，生槐花5克。所有材料裝到小紗布袋裡，放入鍋中，加1000cc清水，先大火煮開，再中火熬煮半小時即可。
清熱化痰 陳皮肉絲湯	豬瘦肉200克，百合30克，陳皮、熟杏仁各10克，鹽、醬油、生薑、蔥各適量。將陳皮、百合洗淨，豬瘦肉切絲。將肉絲、陳皮、百合與杏仁放入鍋內，加適量清水、生薑、蔥，用小火煮至肉爛，加入鹽、醬油調味即可。

陳皮薑粥

原料：陳皮、生薑各10克，米50克。

作法：米洗淨。鍋中加適量清水，放入以上材料，大火煮開後，以小火慢熬成粥，每天食用2次。

適用人群：因流感引起的咳嗽可用此粥來緩解症狀。

香附
——行氣解鬱止疼痛

【性味】又名香附子，味辛、微苦、微甘，性平

【歸經】歸肝、脾、三焦經

【功效】有行氣解鬱，調經止痛的功效

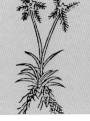

香附植株

選對中藥養身

200

【本草成分】

香附中主要含有揮發油、生物鹼、強心苷、黃酮類等功能性成分，有強心保肝、利膽抗炎、抗菌等作用。

【這樣用最養生】

香附用量一般為6～20克。藥用香附由鮮香附乾製後所得。用米醋拌香附片，浸潤至透，用小火炒乾、放涼，即為醋香附，醋香附止痛效力更強。

⊙ 治療月經不調

香附炒製後研細末，用醋和丸，每次服6～9克，早晚各1次，溫水送服，對月經不調有療效。

⊙ 舒肝理氣止痛

凡胸部兩側和胃腹部脹痛者，可與柴胡、鬱金、延胡索、白芍等配伍，以紓肝理氣、止痛。凡肝氣鬱滯，月經先後無定期者，可與當歸、川芎、熟地黃等配伍。凡血熱瘀阻、月經不調或經行腹痛者，可與赤芍、牡丹皮、益母草、當歸等同用，以加強活血、調經、止痛之功效。

⊙ 活血化瘀、治療惡露不盡

香附與山楂、紅糖煎汁，能活血化瘀、理氣止痛，可用於食積脹滿，或因血瘀引起的惡露不絕者。香附與牛肉燉食，能紓肝理氣、調經，可用於肝鬱血滯引起的月經不調及產後惡露不盡者。將香附、佛手煎汁，與米酒配飲，可用於治療肝鬱氣滯所致的月經不調。

【服用禁忌】

香附有行氣之功，陰虛、血熱者忌用，氣虛無滯者慎用。

痛經（氣滯血瘀型） 香附益母草茶	香附、益母草各12克，丹參15克，白芍10克。水煎當茶飲，行經前3～5天開始，每日1劑，早晚各1次。
崩漏 香附白芍茶	香附12克，白芍15克，生蒲黃、熟蒲黃各9克。水煎當茶飲。
閉經（氣滯血瘀型） 香附牛膝茶	香附15克，莪朮、紅衣、蒲黃、牛膝各10克，鳳仙花30克，益母草30克。水煎當茶飲，每日1劑，早晚各1次。
月經不調（氣滯血瘀型） 香附月季茶	香附、月季花、當歸、益母草各15克。水煎當茶飲。
胃炎（肝胃不和型） 香附木香茶	香附、木香、元胡各10克，甘草5克，紅棗5枚。水煎當茶飲。
胃炎（脾胃陰虛型） 香附黃芩茶	香附10克，黃芩10克，生石膏30克，黃連、枳殼、甘草各5克。水煎當茶飲。

養生方

舒肝解鬱 陳皮香附蒸乳鴿	陳皮6克，醋香附9克，乳鴿1隻，生薑、蔥、料酒、鹽各適量。將陳皮、醋香附、乳鴿、生薑、蔥、料酒一起放入鍋內，大火蒸40分鐘，加鹽調味即可。
行氣健脾 香附豆腐湯	香附9克，豆腐200克，鹽、生薑、蔥各適量。把香附洗淨，去雜質。豆腐洗淨，切成塊。生薑切片，蔥切段。把炒鍋置大火上燒熱，加入油燒至六成熱時，下入蔥、生薑爆香，加清水600cc，放入香附，煮沸，下入豆腐、鹽，煮5分鐘即可。
溫經行氣 香附雞	香附6克，雞1隻，芹菜1把，蘿蔔1根，雞肝、洋蔥、白糖、醬油、料酒、鹽各適量。先將香附切細，加清水以小火煮1小時，水減半時，用布濾過，取汁備用。雞肝、洋蔥切塊，蘿蔔切片，芹菜切段，鍋內先用雞肉墊底，將雞肝放在雞肉上面，調味料鋪在最上層，加料酒3湯匙，並放入香附汁、白糖、醬油，加雞湯適量。先用大火煮開，再用小火煮爛即可。

香附陳薑粥

原料：紅茶3克，陳皮5克，制香附、生薑片各10克。

作法：將制香附和陳皮用500cc水煮沸，然後取沸湯沖泡生薑片和紅茶，每日當茶飲。

適用人群：胃脘冷痛者，可用此茶來散寒、止痛。

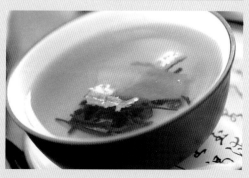

玫瑰花

——行氣和血解肝鬱

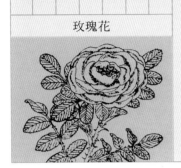

玫瑰花

【性味】味甘、微苦，性溫

【歸經】歸肝、脾經

【功效】有行氣解鬱，和血，止痛的功效

選對中藥養身

202

【本草成分】

玫瑰花中主要含有橙花醇、丁香油酚、香茅醇、苦味質等功能性成分，有促進新陳代謝、去除器官硬化、修復細胞、抗病毒等作用。

【這樣用最養生】

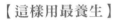

玫瑰花用量一般為3～15克。

⊙ 調節情緒

《本草正義》記載，玫瑰花「香氣最濃，清而不濁，和而不猛……」玫瑰花的藥性非常溫和，心情憂鬱者或是憂鬱症患者，飲用適量玫瑰花茶最適宜，如同時有腹脹，可在茶中加入橘絡。女性在月經前或月經期間常會有情緒上的煩躁，喝點玫瑰花茶可以產生調節作用。

⊙ 排除毒素、鬆弛神經、理氣、散寒、止痛

用於促進體內毒素的排出，鬆弛緊張的神經，以及理氣、散寒、止痛時，可將玫瑰花與紅糖熬成膏，用溫水服用。

泡玫瑰花時可以根據個人的口味加蜂蜜或冰糖，氣虛者可加紅棗3～5枚，腎虛者可加入枸杞15克。

⊙ 用於消化不良

玫瑰花與白蘿蔔同食，能疏肝健胃、消食止嘔，可用於消化不良者的食療。玫瑰花與米同煮粥，能舒肝理氣、健脾，可用於肝鬱脾虛證患者食用。

【服用禁忌】

玫瑰花行氣活血，陰虛有火者忌用。

玫瑰花不宜與綠茶同用，因為綠茶中含有大量的鞣酸，會影響玫瑰花舒肝解鬱的功效。

青春痘 玫瑰槐花茶	玫瑰花、生槐花、月季花、金銀花、雞冠花各10克，生石膏30克（先煎半小時），紅糖適量。用清水煎煮，再放入蜂蜜適量，放涼、裝瓶，每次1湯匙，每日2～3次，溫水沖服。
憂鬱症 玫瑰金橘餅茶	玫瑰花6克，金橘餅半塊，切碎。沸水沖泡，燜15分鐘，當茶飲用，可沖泡3～5次，每日1劑，嚼服玫瑰花瓣、金橘餅。適用於情緒憂鬱兼有胸脇脹痛等症。
月經期間頭痛 玫瑰月季茶	玫瑰花12克，茉莉花12克，月季花15克，金銀花15克，杜紅花10克，旋覆花6克（紗布包裹）。水煎當茶飲，月經來潮前4天開始服用，連服10劑，下次月經前4天再開始服用。
乳腺增生 玫瑰菊花茶	玫瑰花、菊花各10克，青皮5克。沸水沖泡，當茶飲用。
肥胖（氣滯血瘀型） 玫瑰烏梅紅茶	玫瑰花15克，烏梅3顆，紅茶包1包。鍋中倒入250cc清水，放入烏梅煮3分鐘至沸，再將烏梅汁沖泡紅茶，最後撒上玫瑰花稍浸泡即可。

養生方

清熱解毒 海帶綠豆玫瑰湯	海帶50克，綠豆30克，杏仁9克，玫瑰花6克，紅糖適量。綠豆洗淨，瀝乾水，放入攪拌機中攪成綠豆粉。海帶洗淨，切絲。杏仁、玫瑰花分別洗淨。鍋裡加適量清水，放入杏仁、玫瑰花、綠豆粉，大火煮開後轉小火煮20分鐘。再放入海帶絲煮5分鐘，加紅糖調味即可。
活血調經 玫瑰花粥	玫瑰花15克，米、紅糖各100克。米淘洗乾淨，玫瑰花瓣洗淨。用米煮粥，將熟時加入玫瑰花瓣、紅糖，再略煮即可。
理氣活血 玫瑰玻璃肉	鮮玫瑰花10克，豬肉400克，熟芝麻、白糖、水澱粉各適量。豬肉切小條，加水澱粉拌勻，鮮玫瑰花洗淨，切成粗絲。油燒至六成熱，將漿好的豬肉入鍋中油炸，撈出瀝油。鍋內留底油適量，放入白糖，翻炒至能掛長絲，隨即下肉條翻炒幾下，待糖全裹在豬肉上時，投入芝麻、鮮玫瑰花絲，迅速翻炒幾下，裝盤晾涼即可。

玫瑰花茶

原料：玫瑰花10克。

作法：可將玫瑰花瓣置於大杯中，用沸水沖泡，每日當茶飲。

適用人群：月經不調及經期綜合症患者。

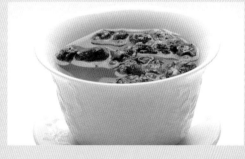

佛手

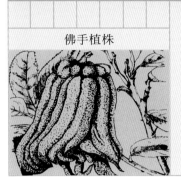

佛手植株

【性味】味辛、苦、酸,性溫

【歸經】歸肝、脾、肺經

【功效】有舒肝理氣,和胃止痛的功效。

【本草成分】

佛手主要含有香豆素類、黃酮類、三萜類、揮發油等功能性成分,有解痙攣、抑制中樞神經、增加冠狀動脈血流量、抗心律失常、降血壓、抗過敏、抗炎、抗病毒等作用。

【這樣用最養生】

佛手用量一般為5～30克,鮮用或乾製後使用皆可。

⊙治療氣滯型便祕

《本草綱目》中記載,佛手「煮酒飲,治痰氣咳嗽。煎湯,治心下氣痛」。做佛手酒,可將30克佛手浸泡於1000cc白酒中。取佛手10克,泡茶喝,可治療氣滯型便祕。

⊙治療鬱結型神經衰弱

肝氣鬱結型神經衰弱者,可在平時製作佛香梨,當零食吃。取佛手和香附各20克混合打粉,鴨梨挖孔後放入佛手香附粉,蒸10分鐘即可。

⊙舒肝、行氣、和胃

佛手與米煮粥食,能舒肝、行氣、和胃,可作為肝失疏泄所致的疝氣患者的食療方。香附、佛手煎汁,與米酒配飲,可用於治療肝鬱氣滯所致的月經不調,也可用於治療肝氣犯胃引起的胃痛。

⊙理氣化痰、潤肺止咳

用於理氣化痰、潤肺止咳,可製作佛手蜜。佛手100克,蜂蜜250克,白酒10cc,共浸7天即可,每次2湯匙,含服,或沸水沖服。適用於慢性氣管炎、咽喉炎、肺氣腫、肺心病、慢性胃炎等。

【服用禁忌】

佛手有行氣之功,陰虛血燥、氣無鬱滯者慎用。

治病小驗方

冠心病（氣虛血瘀型） 佛手山楂茶	佛手10克，山楂10克。用沸水沖泡，當茶飲用。
咳嗽（痰濕型） 佛手生薑茶	鮮佛手10克，生薑6克。用清水煎煮後去渣，加白糖趁溫飲服，每日1次。
嘔吐 佛手薑茶	佛手10克，鮮薑10克。用清水煎煮，取汁，加入白糖適量，當茶飲用。
支氣管炎 佛手丹參茶	佛手30克，丹參15克，元神曲15克，杏仁15克，麻黃5克，五味子、細辛、炙甘草各3克。水煎當茶飲。
甲狀腺機能亢進 佛手竹茹茶	佛手、竹茹、茯苓各5克，山楂1枚。沸水沖泡，蓋上蓋子燜半小時，當茶飲用，可重複沖泡。
月經不調（氣滯血瘀型） 佛手川芎茶	佛手、川芎、香附各15克。水煎當茶飲，每日1劑。

養生方

理氣扶正 佛手排骨湯	豬排骨300克，佛手30克，杏仁20克，生薑、蔥、料酒、鹽各適量。將豬排骨洗淨剁成小塊，放入沸水中汆燙，去血水。佛手洗淨切塊，杏仁用溫水泡軟備用。鍋內倒入適量清水，將處理好的豬排骨、杏仁、生薑、蔥、料酒一起放入鍋中，大火煮開後改用小火慢煮，1小時後放入佛手，大火煮開後改小火煮，半小時後用鹽調味即可。
行氣止痛 韭菜炒佛手	韭菜25克，佛手20克，料酒、鹽各適量。韭菜切段，佛手切片，加料酒同炒，熟時加鹽調味即可。適用於關節脫位復位中期，關節仍腫脹，活動不便者。
疏肝理氣 山藥佛手粥	山藥50克，白扁豆50克，佛手30克，大麥芽30克。同煮粥，熟時加入適量白糖調味即可。適用於肝病消化不良、食欲不振、胃脹、腹瀉者。

佛手陳皮茶

原料：佛手15克，陳皮6克，大棗10枚。

作法：用沸水沖泡，每日當茶飲。

適用人群：中暑、食欲不振者，可用此

茶來消暑，具有理氣、健胃、抗憂鬱

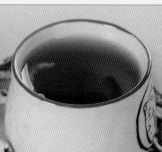

刀豆

——溫中下氣止打嗝

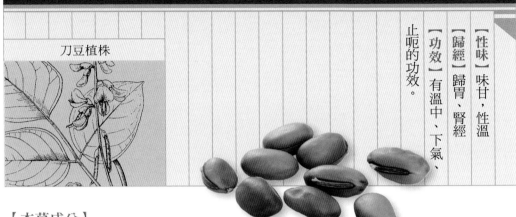

刀豆植株

選對中藥養好身

206

【性味】味甘,性溫

【歸經】歸胃、腎經

【功效】有溫中、下氣、止呃的功效。

【本草成分】

刀豆含有尿毒酶、血球凝集素、刀豆氨酸、刀豆赤黴等功能性成分,有治療肝性昏迷、抗癌、鎮靜、清晰神志、充沛精力等作用。

【這樣用最養生】

刀豆用量一般為9~30克。

⊙ 治療打嗝、小兒疝氣

刀豆嫩時煮食或製作成醬菜,味美,有溫補作用,老刀豆入藥對治療打嗝有一定療效。可用刀豆60克,炒乾研末,每次6克,開水送服。或用刀豆15克,用清水煎煮後服用,每日1劑,連續3日,也治小兒疝氣。

⊙ 治療咳嗽

如果是治胃寒引起的打嗝,可用帶殼老刀豆30克,生薑3片,用清水煎煮後去渣。或用鮮刀豆殼60克,水煎後加適量紅糖溫服,每日2次。如果刀豆與紅糖、生薑同用,還可治咳嗽。用於治咳嗽還可將刀豆水煮後加冰糖或蜂蜜服用。

⊙ 止呃逆、嘔吐

如呃逆伴有嘔吐的情形發生時,應取刀豆殼30克,用清水煎煮後加紅糖,每日分2次服用,較易生效。

⊙ 治療腰痛、頭痛

刀豆對各種腰痛、頭痛有顯著療效。如果是腎虛或妊娠腰痛,可取帶殼刀豆30克,豬腰子1個,同煮熟食用。或用刀豆殼60克,雞蛋1顆,加清水同煮,喝湯吃蛋。如果是老年腰痛,刀豆殼7枚,燒成炭、研末,拌糯飯,每日1次,分2次吃。

⊙ 治療頭痛、肋間痛、跌打傷痛

對於頭痛、肋間痛、跌打傷痛,可將刀豆燒成炭,研細末,每次3克,每日3次,用溫黃酒送服。

【服用禁忌】

刀豆性溫,有溫中作用,胃熱者忌用。

治病小驗方

哮喘 刀豆蜜菊舒咽茶	綠茶5克，菊花8克，刀豆8克，蜂蜜30克。先將刀豆加清水適量，煮沸片刻，然後取汁沖泡綠茶、菊花，加蓋燜泡5分鐘，再加蜂蜜調味即可。當茶飲用，每日1劑。
頸淋巴結核 刀豆雞蛋酒	鮮刀豆殼30克，雞蛋1顆，黃酒、清水煎服，治頸淋巴結核初發。
打嗝 刀豆薑糖綠茶	刀豆10克，生薑3片，綠茶3克，紅糖適量。混合後用沸水沖泡5分鐘即可。每日1劑，當茶趁溫飲用。有溫胃散寒、下氣降逆等作用。
鼻竇炎 刀豆酒	帶殼老刀豆以小火烘乾研末，每次6克，用黃酒拌勻服用，3～5次見效。
鼻炎 刀豆薏米竹葉茶	刀豆20克，薏米20克，淡竹葉10克。混合後用沸水沖泡5分鐘即可，每日1劑，當茶趁溫飲用。

養生方

消腫散結 刀豆燉肉	豬瘦肉50克，刀豆50克，木瓜100克，鹽、料酒、水澱粉、蔥、生薑各適量。將豬肉洗淨，切成薄片，放入碗中加鹽、水澱粉抓揉均勻。蔥、生薑切末。將刀豆、木瓜洗淨，木瓜切成片，與刀豆同放入砂鍋，加適量清水，煮半小時，取汁後放入砂鍋，加適量清水，大火煮沸，加入肉片，拌勻。加入料酒，再煮至沸，加蔥花、薑末和適量鹽拌勻即可。
健脾理氣 刀豆香菇粥	鮮刀豆30克，香菇30克，豬肝60克，秈米60克，蔥、生薑、料酒、香油、鹽、胡椒粉各適量。溫水發香菇，與豬肝分別切小丁。香油下鍋燒熱，放入刀豆、豬肝、香菇煸炒後，再加蔥、生薑、料酒、鹽炒拌入味，撒胡椒粉，裝入碗中備用。秈米淘淨，下鍋加清水，煮成稀粥後拌入刀豆、豬肝、香菇等材料，再稍煮片刻即可。

刀豆黃酒紅茶

原料：刀豆30克，黃酒5cc，紅茶3克。

作法：將上述材料用水煎煮服用，每日數次，連服3～5日。

適用人群：風寒型頭痛者。

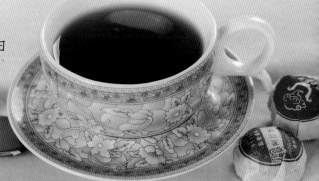

半夏

——燥濕化痰止嘔吐

半夏植株

【性味】味辛，性溫

【歸經】歸脾、胃、肺經

【功效】有燥濕化痰、降逆止嘔、消痞散結的功效

選對中藥養身好身

208

【本草成分】

半夏含有煙鹼、黏液質、多種胺基酸、β-穀固醇、膽鹼、生物鹼等功能性成分，有鎮咳、鎮吐、催吐、避孕、抑制腺體分泌、降血壓、凝血等作用。

【這樣用最養生】

半夏用量一般為3～9克，大劑量可用到60克。

半夏生用有一定的毒性，可使人咽痛音啞，而生薑可以抑制半夏的毒性，用生薑炮製後成薑半夏，半夏的毒性大大降低。

⊙ 燥濕化痰

用明礬加工炮製的半夏稱為法半夏或制半夏，明礬又有燥濕的功效，加強半夏燥濕化痰的功力，且解半夏毒。

⊙ 治療脾胃氣弱、嘔逆反胃

生薑、薑半夏均可止嘔，兩者與粟米煮粥同食，可用於脾胃氣弱、嘔逆反胃等患者的食療。也可用半夏和胡椒治噁心

嘔吐，胡椒和半夏各3克，研末，開水沖服，每日2次。

⊙ 止咳平喘

半夏祛痰作用顯著，可與佛手同用，製作佛手生薑半夏湯，再加適量生薑和冰糖，冰糖在食用時加入即可，這道湯有止咳平喘、燥濕化痰的功效，可治療慢性支氣管炎及痰濕咳嗽。

【服用禁忌】

半夏有祛濕作用，陰虛燥咳、津傷口渴、出血症及燥痰者忌用。

半夏不可與羊肉、羊血等大熱食物同食，同食則損傷陰液。飴糖生痰動火，也不可與半夏同食，因兩者的作用和藥理相反。

	治病小驗方
腹瀉（食傷型） 半夏木香茶	半夏、木香、陳皮、神曲各10克，黃連、甘草各5克。水煎當茶飲。
胃炎（肝脾不和型） 半夏山藥茶	醋製半夏60克，淮山藥100克，生雞內金100克，浙貝母40克。研細末，每次3克，用水送服，每日3次。
打嗝 半夏水牛角茶	半夏10克，水牛角30克，黃連6克，升麻10克，茵陳30克，生地黃10克，丹皮20克，旋覆花10克，川厚朴10克，代赭石15克，赤芍15克，竹茹10克。水煎當茶飲。
咳嗽（燥火型） 半夏麥冬茶	半夏5克，麥冬15克，米15克，黨參9克，紅棗4枚。水煎當茶飲。
高脂血（痰濁陰滯型） 半夏茯苓茶	半夏、厚朴、甘草各5克，茯苓、陳皮各10克。水煎當茶飲。

	養生方
降逆止嘔 半夏山藥粥	半夏6克，山藥30克，米60克，白糖適量。將山藥研末，先煮半夏取汁200cc，去渣，加入米煮至米開花，加入山藥末，再煮至沸，酌加白糖拌勻即可。空腹食用。
健脾祛濕 半夏薏米湯	半夏15克，薏米50克，百合10克，冰糖適量。將半夏、薏米、百合用水洗淨。鍋中加適量清水，放入半夏、薏米、百合煮35分鐘。最後加入冰糖調味即可。
清濕化痰 天麻半夏燉雞肉	雞肉500克，木耳50克，天麻30克，半夏、白朮各15克，陳皮5克，料酒、鹽、蒜泥、生薑、醬油各適量。半夏、白朮、陳皮、天麻包入小紗布袋內並紮緊袋口，然後分2次煎取濃汁200cc備用。雞肉切成小塊盛入盆中，加入適量料酒、鹽拌勻，稍醃片刻。油入鍋後，大火燒至七成熱，下雞塊炒至半熟，加入木耳再炒片刻，然後放入生薑、蒜泥、醬油、藥汁，小火煮至香熟即可。

半夏陳皮茶

原料：半夏10克，陳皮15克。

作法：半夏和陳皮用水煎煮，每日當茶飲。

適用人群：痰濁型頭痛者。

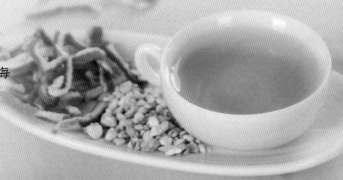

荔枝核
——行氣止痛降血糖

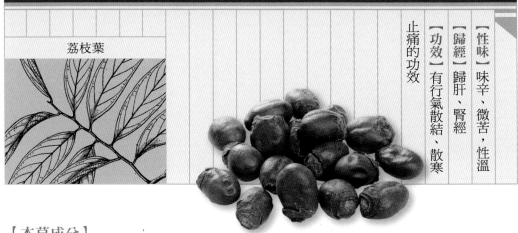

荔枝葉

止痛的功效

【性味】味辛、微苦、性溫

【歸經】歸肝、腎經

【功效】有行氣散結、散寒止痛的功效

【本草成分】

荔枝核主要含有皂苷、鞣質、甘氨酸等功能性成分，有降血糖、調血脂、抗氧化、抑制B型肝炎病毒和護肝等作用。

【這樣用最養生】

荔枝核用量一般為2～12克，大劑量可用到60克。

⊙ 輔助治療糖尿病

荔枝核單獨烘乾研末，飯前半小時用開水送服10克，對糖尿病有輔助治療效果。

⊙ 治療各種類型的疼痛

荔枝核善治各種類型的疼痛。用於慢性胃炎之胃寒氣滯疼痛，可取荔枝核，燒焦，每3克加木香0.5克，研為細末，熱開水送服。用於胃痛，可取荔枝核6克，砂仁3克，共研末，每次服3克，每日3次，以白酒1小杯沖服。

⊙ 治療經期疼痛、女性不孕

如果是經期的疼痛，可將荔枝核與小茴香、橘核、米同煮為粥，於月經結束後一天開始食用，此粥也適合作為女性不孕的輔助食療。

⊙ 祛除各種腫結

荔枝核還可祛除各種腫結。用於改善肝硬化，可將荔枝核與茴香、青皮、海帶煮湯喝。

⊙ 治療小兒疝氣

荔枝核對疝氣也有較好的療效。可與茴香研末，黃酒送服，能緩解疝氣疼痛。也可與高良薑、香附研末，以開水送服，對小兒疝氣療效尤佳。

⊙ 消脹

荔枝核與橘皮研末沖服可消脹，將100克荔枝核和10克橘皮用小火烘乾、研末，飯前服用，每次10克。

【服用禁忌】

荔枝核味澀性溫，無寒濕氣滯症狀者忌用。

治病小驗方

胃痛（脾胃虛寒型） 荔枝核木香茶	荔枝核60克，木香30克，丁香10克。以上3味藥研末，每次服6克，每日3次，溫開水送服。
肝炎（急性病毒性） 海帶荔枝核茶	海帶25克，荔枝核、小茴香、青皮各15克。水煎當茶飲，每日1劑。
產後小腹刺痛 荔枝核香附茶	荔枝核60克，香附子20克。以上2味藥一起炒黃後研細末，每次服6克，每日服3次，用溫開水送服。
痛經（氣滯血瘀型） 荔枝核山楂	荔枝核60克，山楂30克，延胡索30克。以上3味藥共加少量鹽水炒後研細末，每次服6克，每日服3次，用溫開水送服。
疝氣痛 荔枝核小茴香茶	荔枝核50克，小茴香15克。以上2味藥一起炒黃後研細末，每次服5克，每日3次，用溫開水送服。
疝氣 荔枝核高良薑茶	荔枝核、高良薑各20克，香附子10克。共研細末，每次服10克，每日1次，5天服完。

養生方

消積和胃 荔枝核山藥粥	荔枝核30克，山藥15克，蓮子肉15克，米50克。先將荔枝核、山藥、蓮子肉共煎，取汁，再放入米煮粥。
理氣利濕 荔枝核蜜茶	荔枝核30克，蜂蜜20克。荔枝核敲碎後放入砂鍋，加清水浸泡片刻後，煎煮半小時，取汁，趁溫熱調入蜂蜜，拌勻即可。早晚服用，可用於預防骨盆腔炎。
行氣散結 荔枝核甲魚湯	荔枝核10克，山楂20克，甲魚1隻，鹽適量。荔枝核洗淨，砸開。山楂洗淨，將甲魚宰殺，去內臟、頭、爪，洗淨，切塊。將荔枝核、山楂、甲魚一起放鍋內，加清水適量，大火煮沸，改小火煮至甲魚肉熟爛，加鹽調味即可。適用於各種癌症及睪丸腫痛患者食用。
補腎養血 荔枝紅棗湯	荔枝核20克，紅棗5枚，雞蛋殼10枚。加清水煎煮後服用，宜早晚空腹服用。

荔枝核橘核茶

原料：荔枝核60克，橘核15克，鹽水適量。

作法：將上述2味藥用鹽水炒黃後研末，每次服6克，日服3次，用溫開水送服。

適用人群：睪丸腫痛患者。

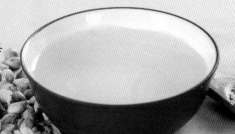

竹茹

——清熱化痰止嘔吐

淡竹植株

【性味】又名淡竹皮茹，味甘，性微寒

【歸經】歸肺、胃經

【功效】有清熱化痰、除煩止嘔的功效

選對中藥養好身

212

【本草成分】

竹茹為青稈竹、大頭典竹或淡竹莖稈的乾燥中間層，含有各種醛類、酯類等功能性成分，有抗菌、增高血糖、化痰、止嘔、安神等作用。

【這樣用最養生】

竹茹用量一般6～12克，竹茹可炒焦用，減少其寒性，也可炒時加適量薑汁，減少其寒性，並加強止嘔作用。

⊙ 化痰、止嘔、安神

竹茹與半夏都有化痰、止嘔、安神的作用，常配合使用。竹茹用於清熱消炎、降逆止嘔時，還可與蒲公英配伍，加適量白糖，製成竹茹蒲公英茶飲用。竹茹與生薑、人參、葛根同用，可緩解中暑症狀。

⊙ 治療扁桃腺炎、慢性胃炎

用於扁桃腺炎，可將竹茹配合鮮蘆根使用，再加適量生薑和米，煮粥作早餐，有疏風清熱、解毒利咽之功效。竹茹、蘆根、蒲公英、枳殼、石斛、麥冬、薄荷、白芍、甘草同用，則是治療慢性胃炎有名的方子，可清胃、理氣、止痛。

⊙ 調補氣血、美容養顏

竹茹還可用於調補氣血、美容養顏。取2克竹茹，與50克桑寄生、8枚紅棗和2顆雞蛋加清水同煮，可根據個人口味加糖、蜂蜜或是鹽。

⊙ 緩解酒醉後頭痛

竹茹還有個緩解酒醉後頭痛的很有效的方子。竹茹10克，雞蛋5顆，取蛋清，將竹茹用清水煎煮，去渣，待藥汁放涼後，將雞蛋清放入，拌勻，放在火上，煮沸即可。

【服用禁忌】

竹茹性微寒，有清熱作用，寒痰咳喘、胃寒嘔逆及脾虛泄瀉者忌用。

檀香

——行氣止痛調脾胃

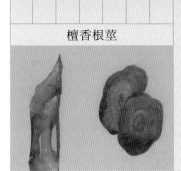

檀香根莖

【性味】味辛，性溫

【歸經】歸脾、胃、心、肺經

【功效】有行氣溫中、開胃止痛的功效

【本草成分】

　　檀香中主要含有檀香醇、檀香烯、三環檀香醛、反式檸檬烯、荷葉醇等功能性成分，有消炎、抗菌、催情、鎮咳、祛痰、補身、收斂等作用。

【這樣用最養生】

　　檀香用量一般為2～5克。

⊙ 調脾胃、利胸膈

　　《本草備要》中記載，檀香「調脾胃，利胸膈，為理氣要藥」。常與白豆蔻、砂仁、丁香等同用，治療寒凝氣滯、胸腹冷痛。若治療寒凝氣滯之心絞痛，可與蓽撥、延胡索、高良薑等同用。若治胃寒痛、嘔吐食少，可以本品研末，乾薑湯泡服。

⊙ 用於月經量少、小腹脹痛

　　檀香可與活血藥紅花同用，用於月經量少、小腹脹痛、經色暗有血塊者，也有

美容的作用。如果再加入適量石膏、甘草，則適用於肺熱咳嗽、痰中帶膿。

⊙ 行氣、化瘀、止痛

　　檀香與靈芝、砂仁、米同煮粥，有行氣、化瘀、止痛之功效。

⊙ 用於酒醉不醒、嘔吐吞酸

　　檀香還可用於醒酒，配以鮮橘皮、陳橘皮、葛花、綠豆花、人參、白蔻仁、鹽，以清水煎煮後服用，用於酒醉不醒、嘔吐泛酸。

【服用禁忌】

　　檀香味辛性溫，有行氣開胃之功，陰虛火盛者忌用。

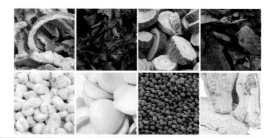

化痰止咳

即減輕或消除咳嗽、痰濁，「咳謂無痰而有聲，肺氣傷而不清也。嗽是無聲而有痰，脾濕動而為痰也。」

貝母

——化痰之最

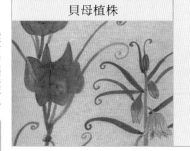

貝母植株

【性味】味苦、甘，性微寒

【歸經】歸肺、心經

【功效】有清熱潤肺，化痰止咳的功效

【本草成分】

貝母含有生物鹼、皂苷等功能性成分，有鎮咳、祛痰、平喘、抗菌、鎮靜、鎮痛、保護心血管、抗潰瘍、抗血小板凝集、抗腫瘤等作用。

【這樣用最養生】

貝母用量一般為1～9克。川貝母善治陰虛燥熱之肺虛久咳、痰少咽燥或痰中帶血等，浙貝母則多用於外感風熱或痰熱鬱肺的咳嗽。

⊙ 清熱潤肺、化痰止咳

貝母與豆腐兩者燉食，能清熱潤肺、化痰止咳，可用於燥熱咳嗽或肺虛久咳、咳吐不爽、大便乾硬、舌紅少苔等症者，外感風寒之咳嗽及痰濕咳嗽者忌用。貝母與甲魚同煮熟食用，能補肝益腎、養血潤燥，可用於陰虛咳嗽、低熱等症者。

⊙ 用於乾咳少痰、久咳不癒

貝母與銀耳、雪梨三者都有滋陰潤肺、止咳化痰之功效，一起燉食，可用於乾咳少痰、久咳不癒等症。用於肺脾氣虛引起的久咳痰少、氣短乏力、小便不利、浮腫，還可將貝母與蘿蔔、米同煮粥食用。

【服用禁忌】

貝母有清熱作用，川貝母和浙貝母都不宜用於寒痰、濕痰的治療。

無論是川貝母還是浙貝母都不宜與烏頭類藥材同用，因藥性相反。

治病小驗方

糖尿病（併發肺炎） 雪梨銀耳貝母湯	雪梨1顆，銀耳6克，川貝母3克。將銀耳泡發，然後與雪梨、川貝母用清水煎煮，當茶飲用，並吃梨、銀耳。有清熱化痰之功效。
咳嗽（燥火型） 茯苓貝梨	茯苓15克，川貝母10克，梨500克，蜂蜜、冰糖各適量。茯苓洗淨、切塊，川貝母去雜洗淨，梨洗淨、去蒂把，切成丁。茯苓、川貝母放入鍋中，加適量清水，用中火煮熟，再加入梨、蜂蜜、冰糖繼續煮至梨熟，出鍋即可。有清熱生津、潤肺化痰、止咳平喘的食療功效。
口腔潰瘍· 貝母白芨茶	浙貝母6克，白芨3克。研末，用冷開水送服，每次4克，每日3～4次，1～3週即癒。
胃炎（肝脾不和型） 貝母山藥茶	浙貝母40克，淮山100克，生雞內金100克，醋製半夏60克。研細末，每次3克，用水送服，每日3次。
哮喘 貝母蜜茶	蜂蜜30克，貝母12克，蜂蜜適量。將貝母放入砂鍋，加適量清水，用小火煮熟，加蜂蜜調味，早上趁溫飲用，連服15～20天。

養生方

清熱潤肺 川貝燉豆腐	豆腐2塊，川貝母15克，冰糖、鹽各適量。川貝母打碎或研粗末，豆腐沖洗乾淨。將川貝母粉與冰糖一起放在豆腐上，放入燉盅內，加蓋，用小火隔水燉1小時，加鹽調味即可。
化痰止咳 黃瓜川貝湯	黃瓜100克，川貝母10克，蜂蜜適量。將黃瓜洗淨，對剖後，再切成長條，川貝母洗淨備用。鍋內加適量清水，先放入黃瓜，煮15分鐘，再下入川貝母煮熟，出鍋時加蜂蜜拌勻即可。
潤肺止咳 川貝梨	雪梨2顆，川貝母5克，水澱粉50克，冰糖適量。川貝母洗淨，瀝乾水分。雪梨洗淨去外皮，挖去梨核，切成小瓣，把雪梨裝入碗裡，再加入川貝母、冰糖和清水，封嚴碗口，蒸2小時後取出，倒出糖汁。將梨塊扣入小盤內，鍋中加入蒸梨的糖汁和適量清水，大火煮沸後用水澱粉勾芡，澆在梨塊上即可。

川貝梨

原料：川貝粉5克，大雪梨1顆，冰糖適量。

作法：雪梨洗淨，切塊，與川貝、冰糖同入碗中，隔水蒸熟服食即可。

適用人群：咳嗽痰多者，可用川貝梨來化痰止咳。

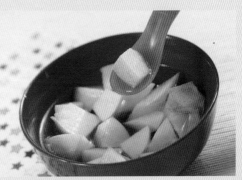

膨大海
——利咽解毒去暑熱

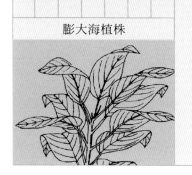

膨大海植株

〔性味〕味甘，性寒

〔歸經〕歸肺、大腸經

〔功效〕有清熱潤肺、利咽解毒、潤腸通便的功效

【本草成分】

膨大海含有膨大海素、黏液質、戊聚糖等功能性成分，有收縮血管平滑肌、改善黏膜炎症、減輕痙攣性疼痛、促進腸蠕動、緩瀉等作用。

【這樣用最養生】

膨大海用量一般為3～5枚，大劑量可用到10枚。煎服或浸泡飲用，病好即停，切勿將膨大海當茶飲用。

⊙ 用於風熱邪毒侵犯咽喉所致的音啞

膨大海只適用於風熱邪毒侵犯咽喉所致的音啞，至於因聲帶小結、聲帶息肉、聲帶閉合不全、菸酒刺激過度引起的嘶啞，用膨大海是無效的。

膨大海有一個治療喉痛音啞的妙方，取適量膨大海放入砂鍋內，用清水和小火煎煮，待膨大海的外殼破裂後，再煮5分鐘。取出膨大海的外殼，往藥汁中加入冰糖適量，冰糖融化後待其汁液溫度適宜即可，早晚飲服，具有治療喉痛音啞等療效。

⊙ 清肺利咽

用羅漢果2顆加膨大海2枚，沸水沖泡成羅漢果茶，具有清肺利咽的作用，很適合咽痛音啞、腸燥便祕的人。

【服用禁忌】

老年人突然失音及脾虛便溏者應慎用，錯誤使用膨大海會使脾胃虛寒，引起大便稀薄、飲食減少、胸悶、消瘦等一系列副作用。

脾胃虛寒及風寒感冒引起的咳嗽、咽喉腫痛、肺陰虛咳嗽不宜用。

<div align="center">🐚 **治病小驗方** 🐚</div>	
糖尿病（併發扁桃腺炎）膨大海茶	膨大海3枚。開水沖泡，即可飲用。有清熱解毒、利咽潤喉之功效。
失音膨大海石菖蒲茶	膨大海5枚，石菖蒲5克，薄荷適量。放入保溫杯中，沸水沖泡，燜10分鐘即可。
扁桃腺炎膨大海甘草茶	膨大海3～5枚，甘草3克。沸水沖泡，飲用3～5天。適用於風熱感冒引起的咽喉燥痛、乾咳無痰、聲音嘶啞等。
扁桃腺炎大冬銀茶	膨大海2枚，麥冬、金銀花各5克。將所有材料混合後用沸水沖泡10分鐘即可，每日1劑。有清熱解毒、生津利咽的作用。
慢性咽喉炎膨大海橄欖綠茶	膨大海3枚，橄欖、綠茶各6克，蜂蜜1湯匙。橄欖煮片刻，沖泡綠茶、膨大海，蓋上蓋子燜片刻，加蜂蜜調味後飲用。
便祕（腸胃積熱型）膨大海潤腸茶	膨大海2枚。沸水約150cc，沖泡15分鐘，待膨大海脹大後，少量分次頻飲，一般飲用1天即可大便暢通。

<div align="center">🐚 **養生方** 🐚</div>	
潤肺養顏膨大海燒豬肝	豬肝250克，膨大海3枚，鹽、料酒、醬油、生薑、蒜各適量。膨大海泡發洗淨，生薑切末，蒜剁成蓉，豬肝切片，入沸水中汆熟，撈出。起油鍋，下生薑、蒜，放入豬肝片、膨大海，加清水煮10分鐘，加調味料炒勻即可。
清肺解毒解毒豬肺湯	膨大海3枚，豬肺200克，鹽、生薑、蔥各適量。將豬肺洗淨，切方塊，膨大海洗淨。鍋內燒水，水開後放入豬肺汆去血水，撈出洗淨。將膨大海、豬肺、生薑、蔥一起放入鍋內，加適量開水，大火煮沸後改用小火煮1小時，加鹽調味即可。
滋陰潤燥潤燥茶	膨大海2枚，麥冬5克，桔梗3克，烏梅3克，紅棗5枚。用沸水沖泡1小時，可加冰糖適量調味。

217

膨大海茶

原料：龍井茶3克，膨大海6枚。

作法：將龍井茶與膨大海一起用沸水沖泡，蓋上蓋燜30分鐘即可，每日當茶飲。

適用人群：聲音沙啞、咽喉乾燥疼痛者，可飲用此茶來利咽止咳。

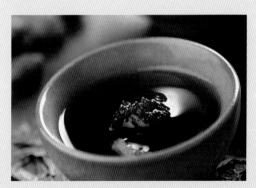

桔梗

——潤肺止咳排膿痰

桔梗花

【性味】味苦、辛，性平

【歸經】歸肺經

【功效】有宣肺、利咽、祛痰、排膿的功效。李時珍在《本草綱目》中釋其名曰：「此草之根結實而梗直，故名桔梗。」

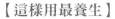

【本草成分】

桔梗含多種皂苷、桔梗酸、菊糖、植物固醇等功能性成分，有祛痰、鎮咳、降血糖、抑制胃液分泌、抗潰瘍、抗炎、鎮靜、鎮痛和解熱等作用。

【這樣用最養生】

桔梗的用量一般為5～10克。桔梗味苦，可取一小撮粗鹽，抹在泡好的桔梗根的表皮上，一邊輕輕揉搓，一邊用清水沖洗乾淨，即可去除苦味。

⊙ 潤肺止咳

桔梗最主要的功能就是潤肺止咳。桔梗與杏仁配合應用，可以宣肺止咳化痰，是痰濕咳嗽哮喘的有益方劑。甘草、桔梗、蔥白一起煎服，能清利咽喉，可用於咽炎者的食療。

⊙ 緩解咳嗽、痰多、咽炎

桔梗與黃瓜涼拌，特別適合經常吸菸的人食用，常吃可以有效緩解因吸菸引起的咳嗽痰多和咽炎。如果不小心急性咽炎發作，還可以用6克桔梗煮水喝，每日1劑，分早晚2次喝完，1～2天後即癒。

【服用禁忌】

桔梗性升散，凡嘔吐、嗆咳、眩暈、陰虛火旺咯血者忌用，用量不可過大，易致噁心嘔吐。

油膩食物及菸、酒易聚濕生痰，與桔梗化痰之功效相反，故服用桔梗時不宜食用油膩食物及飲酒。

桔梗中的皂苷會與鐵離子形成沉澱，且在酸性環境條件下，極易在酶的作用下水解失效，因此不能與富含鐵的食物，如豬血、菠菜等同食，也不能與有機酸含量高的水果，如橘子、奇異果等同食。

治病小驗方	
急性咽喉炎 菊花桔梗雪梨茶	桔梗5克，杭白菊5朵，雪梨1顆，冰糖適量。杭白菊、桔梗加1200cc清水煮開，轉小火繼續煮10分鐘，取汁，加入冰糖拌勻後，盛出放涼。雪梨洗淨削皮，梨肉切丁，加入已涼的桔梗水即可。
咳嗽（風寒型） 桔梗杏仁茶	生薑、杏仁、桔梗各15克，蔥段適量。加清水煮20分鐘後，下蔥段再煮一會兒，加糖飲用。
咳嗽（風熱型） 枇杷葉桔梗茶	桔梗、枇杷葉、杏仁各15克，蜜棗10枚，冰糖適量。枇杷葉、蜜棗、杏仁、桔梗用清水洗淨，取乾淨的紗布將枇杷葉包好，與蜜棗、杏仁、桔梗用3碗水一起煎煮。先用大火煮開，再用小火慢煮，水煮至1碗半左右時，調入冰糖即可。

養生方	
潤肺止咳 桔梗貝母粥	桔梗、貝母各10克，米100克，冰糖適量。將桔梗洗淨，切成薄片。貝母洗淨，去雜質。米淘洗乾淨，冰糖打碎成屑。將米、桔梗、貝母同放鍋內，加清水800cc，用大火煮沸，再用小火煮35分鐘，加入冰糖，拌勻即可。
補肺潤燥 桔梗牛肚湯	牛肚200克，桔梗10克，胡蘿蔔80克，蔥末、生薑、蒜末、料酒各適量。將牛肚洗淨切條，放到沸水中汆燙，撈出沖涼後備用。桔梗洗淨後放入清水中泡軟，撕成條，胡蘿蔔去皮切塊。油鍋燒熱，加入蔥末、生薑、蒜末、料酒、桔梗、牛肚，翻炒後，放入胡蘿蔔和2000cc清水，熬煮10分鐘即可。
潤肺止咳 桔梗冬瓜湯	冬瓜150克，杏仁10克，桔梗9克，甘草6克，鹽、大蒜、蔥、醬油各適量。冬瓜洗淨，切塊，放入鍋中，加入油、鹽煸炒後，再加適量清水，然後放入杏仁、桔梗、甘草一併煎煮，至熟後，用大蒜等調味料調味即可。

桔梗生薑紅糖茶

原料：桔梗20克，生薑30克，紅糖20克。

作法：將以上藥材拌勻，置於保溫瓶內，以沸水沖泡，加蓋燜1小時後即可，每日當茶飲。

適用人群：氣管炎患者。

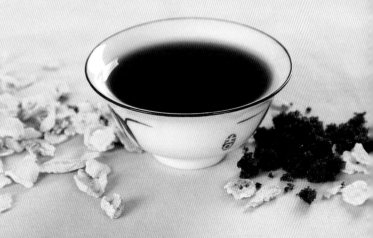

枇杷葉

——清肺止咳生津液

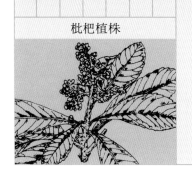

枇杷植株

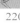

【性味】味苦，性微寒

【歸經】歸肺、胃經

【功效】有清肺止咳、降逆止嘔的功效，是傳統止咳平喘的常用藥材。

【本草成分】

枇杷葉含有皂苷、苦杏仁苷、橙花叔醇、金合歡醇等功能性成分，有鎮靜、抗炎、抗菌、抗糖尿病、抗潰瘍、降血糖等作用。

【這樣用最養生】

鮮枇杷葉用量一般為15～30克，乾製後用量一般為9～15克，方子中未標明的皆是乾品。

將枇杷葉曬至七八成乾時，紮成小把，再曬乾，除去雜質，刷去葉背的絨毛，用水噴潤、切絲、乾燥，即為生枇杷葉。或用煉蜜拌枇杷葉，炒至不黏手，即為蜜炙枇杷葉。化痰止咳宜用蜜炙枇杷葉，和胃降逆宜用生枇杷葉。

⊙ 清熱、和胃

清肺胃之熱，可取枇杷葉10克。沸水沖泡，當茶飲用，適用於肺胃熱的青春痘患者。也可蒸製其葉，取露而成的「枇杷葉露」，有清熱、和胃等作用。

⊙ 治療風熱咳嗽、噁心嘔吐

枇杷葉與蘆根一起煎服，能祛風清熱、止咳和胃，可用於風熱咳嗽、噁心嘔吐者的食療。鮮枇杷葉水煎取汁，加蜂蜜同飲，能清肺和胃，可治療酒糟鼻、肺燥咳嗽等症。

【服用禁忌】

枇杷葉苦降，因此胃寒嘔吐、風寒咳嗽者忌用。

不可大量服用新鮮枇杷葉，易引起中毒，導致運動協調障礙。

治病小驗方

咳嗽（風熱型） 枇杷葉桔梗茶	桔梗、枇杷葉、杏仁各15克，蜜棗10枚，冰糖適量。把枇杷葉、蜜棗、杏仁、桔梗等所有材料用清水洗淨。取乾淨的紗布將枇杷葉包好，與其餘蜜棗、杏仁、桔梗用3碗水一起煎煮。先用大火煮開，再用小火慢煮，水煮至1碗半左右時，調入適量冰糖即可。
青春痘 枇杷綠豆湯	枇杷葉15克，玫瑰花10克，用紗布包好，與綠豆、海帶各30克同煮15分鐘，加入適量紅糖，稍煮即可。喝湯吃海帶和綠豆。
便祕（腸胃積熱型） 枇杷葉茅根茶	枇杷葉10克，茅根30克，白扁豆花5朵。用清水煎煮，加白糖調味，當茶飲用，每日1劑。有清熱生津、和胃止痛之功效。
回乳 枇杷牛膝茶	枇杷葉5克，去毛洗淨，土牛膝9克。將枇杷葉和土牛膝一起放入鍋內，加300cc清水煎煮，當茶飲用。適用於回乳時的乳房脹痛。
酒糟鼻紅斑期 枇杷葉桑皮茶	枇杷葉12克（去毛），桑皮15克，夏枯草30克，海浮石30克，雙花、連翹、黃芩、野菊花、苦參、生槐花各10克，黃連6克，白茅根20克。水煎當茶飲。

養生方

滋陰清肺 青欖枇杷燉海螺	青欖12個，枇杷葉30克，海螺頭250克，生薑3片，鹽適量。青欖洗淨，對半切，枇杷葉洗淨，稍浸泡，海螺頭洗淨，切成片狀。把所有材料一起放進燉盅內，滴適量油，加入冷開水適量。加蓋隔水燉2.5小時，加鹽調味即可。
潤燥消腫 豆腐枇杷葉湯	冬瓜100克，豆腐100克，枇杷葉20克，鹽適量。將枇杷葉用紗布包好，與冬瓜、豆腐同放入鍋內，加清水，用大火煮沸5～7分鐘，揀出枇杷葉袋，加鹽調味即可。適用於虛火型口腔潰瘍。

枇杷菊花粥

原料：枇杷葉9克，菊花6克，生石膏15克，白米60克。

作法：將以上藥材用紗布包好，用水煎煮、留汁。加入白米，大火煮沸，再用小火慢煮，粥熟即可，每日1次。

適用人群：上火者。

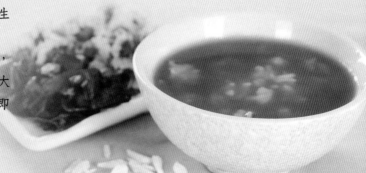

銀杏葉

——清肺平喘化瘀血

銀杏葉

【性味】味甘、苦、澀，性平

【歸經】歸心、肺經

【功效】有斂肺、平喘、活血化瘀、止痛的功效

【本草成分】

銀杏葉含有黃酮苷、銀杏萜內酯、原花青素類等功能性成分，有降血脂、降膽固醇、預防心腦血管疾病、防治動脈硬化、美白、祛斑、防止黃褐斑形成、改善腦功能、防止中風、減緩衰老等作用。

【這樣用最養生】

銀杏葉用量一般為9～12克。銀杏葉泡茶要掌握好用量，多則偏苦，也可摻入少量白糖攪拌後飲用，以沖淡苦味。

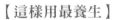 用於心悸怔忡、肺虛咳喘

據《食療本草》記載，銀杏葉可用於心悸、肺虛咳喘，如有胸悶、胸痛徹背、短氣、喘息不得臥等症，可取鮮銀杏葉洗淨後蒸15分鐘，曬乾，放入鐵器中貯存，每次3～5片，用200cc開水沖泡15分鐘，上下午各飲用1次。

⊙ 降血脂

銀杏葉有很好的降血脂作用，對各種類型的高脂血症具有療效，可與杜仲葉、甘草、山楂、芹菜、絞股藍、乾花生葉等配合使用。

【服用禁忌】

銀杏葉中的銀杏酸有輕微毒性，不宜長期連服。有過敏史者慎用。

銀杏葉藥性偏涼，虛寒性心臟病和高血脂病患者忌用。

銀杏葉不能與茶葉或菊花一起泡茶喝。因為茶葉或菊花會促使銀杏葉中的毒性物質銀杏酸大量釋出，從而引起陣發性痙攣、神經麻痺、過敏等副作用。

治病小驗方	
高血脂（氣滯血瘀型）芹菜銀杏葉茶	新鮮芹菜250克，銀杏葉10克。將銀杏葉洗淨，曬乾或烘乾，研磨成粗粉。新鮮芹菜擇洗乾淨，將葉、莖、根全部切碎，放入攪拌機中，快速絞榨取汁。取銀杏葉粉放入杯中，加入適量的芹菜汁，用沸水沖泡，加蓋燜15分鐘即可。
高血脂（氣滯血瘀型）絞股藍銀杏葉茶	絞股藍、銀杏葉各10克。將絞股藍、銀杏葉分別洗淨，曬乾或烘乾，共研成細末，放入杯中，用沸水沖泡，加蓋燜15分鐘即可。
高血脂（肝腎陰瘀型）銀杏葉花生葉茶	乾花生葉、銀杏葉各10克，槐花3克，白糖適量。沸水沖泡，加蓋燜15分鐘即可。
高血壓（氣滯血瘀型）杜仲銀杏葉茶	杜仲葉15克，銀杏葉10克。水煎當茶飲。
高血壓（氣滯血瘀型）銀杏葉山楂茶	銀杏葉5克，山楂10克，夏枯草5克。沸水沖泡，當茶飲用。

養生方	
去脂降壓芹菜銀杏粥	芹菜粗末150克，薏米100克，紅棗15枚，銀杏葉10克，白糖適量。銀杏葉水煎取汁，加紅棗、薏米煮沸，改小火煮至薏米酥軟。放入芹菜、白糖，拌勻、煮沸、煮熟即可。
散瘀去脂芹菜銀杏海帶湯	芹菜250克，白茅根、水發海帶絲各30克，銀杏葉10克，鹽、香油各適量。芹菜洗淨切段，銀杏葉、白茅根水煎取汁，加芹菜段、海帶絲，煮沸，加調味料調味即可。
活血養心銀杏葉燉瘦肉	銀杏葉12克，豬瘦肉200克，木耳10克，料酒、生薑、蔥、鹽各適量。銀杏葉浸濕，木耳泡發、洗淨，撕成瓣。生薑拍鬆，蔥切段，豬瘦肉切小塊。將銀杏葉、瘦肉塊、木耳、生薑、蔥、料酒同放鍋內，加入清水500cc，用大火煮沸後，改用小火煮20分鐘，加入鹽調味即可。

銀杏葉紅糖茶

原料：銀杏葉5克，紅糖適量。

作法：銀杏葉加適量清水煎煮，取汁加紅糖攪拌均勻即可，每日當茶飲。

適用人群：痰濁阻滯型高血脂症患者。

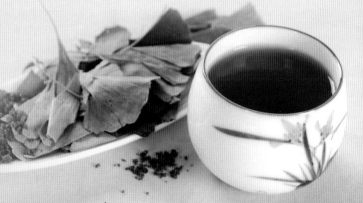

海藻

——消痰利尿去腫結

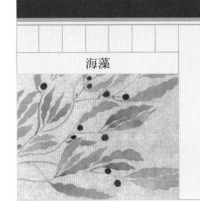

海藻

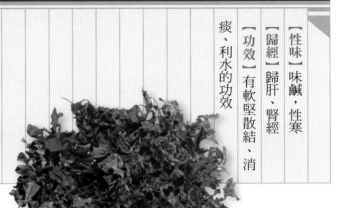

224

【性味】味鹹，性寒

【歸經】歸肝、腎經

【功效】有軟堅散結、消痰、利水的功效

【本草成分】

海藻含有海藻多糖、甘露醇、褐藻酸鈉、碘等功能性成分，有防治便祕、排毒、養顏、預防腸癌、預防動脈硬化、降血脂、降血糖、降血壓、排除體內鉛及放射性元素、提高智商、延年益壽等作用。

【這樣用最養生】

海藻用量一般為6～15克，最多可用到30克。

⊙治療淋巴結核、甲狀腺腫大等症

海藻炒或蒸後涼拌，或煮湯，食用後，可治淋巴結核、甲狀腺腫大、睾丸腫痛、高血壓、高脂血症。

⊙清熱降壓、軟堅散結、滋陰和脾

海藻與昆布、黃豆同用，可加適量白糖調味，有清熱降壓、軟堅散結、滋陰和脾的作用，適用於陰陽兩虛型高血壓，以及屬於脾虛濕濁內阻的糖尿病性高血脂症患者。

⊙清痰降脂

海藻與黃瓜、蘋果、胡蘿蔔涼拌，可適量加點白糖和醋，有清痰降脂的作用。海藻也可煮粥，與薏米、甜杏仁、海帶同用，有宣肺化痰、健脾利尿的作用，可輔助治療青春痘、咳嗽痰多等病症。

【服用禁忌】

海藻性寒，脾虛胃寒、大便溏瀉者忌用。

海藻不可與甘草同食，甘草性平、味甘，補脾益氣，海藻味鹹、性寒滑，有瀉利作用，兩者性味相反。海藻不可與含有鞣質的五倍子、石榴等同用，海藻中的蛋白質、鈣等與鞣質結合，會形成不易消化的物質，影響營養物質的吸收，且引起嘔吐、腹脹、腹痛、腹瀉等消化道症狀。

治病小驗方

糖尿病（併發高血脂）昆布海藻茶	昆布、海藻各30克。水煎當茶飲，適用於脾虛濕濁內阻型患者。
甲狀腺腫大冬瓜皮海藻茶	冬瓜皮30克，海藻、金銀藤、水紅花子各15克，浮海石30克。水煎當茶飲。
高血壓（肝火上炎型）海藻黃豆湯	黃豆150～200克，海藻、海帶各30克。水煎當茶飲。
乳腺增生海藻消瘀茶	海藻18克，昆布15克，栝樓15克，丹參、昆布、夏枯草、生牡蠣各30克，浙貝母、三稜、莪朮各9克，連翹12克，紅花12克，水蛭6克，三七粉1克。每日1劑，前13味藥用清水煎煮，藥汁沖服三七粉，分為2次服用。從月經來潮第15天開始服用，連續12天，經期停用。

養生方

散結消腫海藻蒸牡蠣	海藻30克，牡蠣肉100克，料酒、生薑、蔥、鹽、油各適量。海藻洗淨，牡蠣肉洗淨切薄片，生薑切片，蔥切段。海藻、牡蠣肉、生薑、蔥、料酒一起，加清水適量，置蒸籠內大火蒸20分鐘，取出加入鹽、油拌勻即可。
強骨補血海藻豆腐	海藻30克，豆腐200克，蓮子20克，枸杞10克，花生、澱粉、鹽各適量。海藻泡軟後，放入開水中煮熟，拌適量鹽備用。蓮子浸泡後，蒸熟備用。枸杞用熱水洗過後，撈起備用。花生碾碎，豆腐去邊，與花生碎粒、鹽、適量清水拌勻成泥狀。加入枸杞、蓮子拌勻，倒入方形盒中蒸熟成塊狀，切片裝盤，撒上海藻即可。
潤腸通便海藻總匯湯	海藻30克，海帶、豆腐、蘑菇各50克，生薑、蔥、料酒、鹽各適量。海藻、海帶洗淨切好，豆腐切塊，蘑菇切片，生薑切片，蔥切花。水燒開，放海帶稍煮片刻。油鍋燒熱，下生薑、蘑菇片，加清水、料酒、海帶、海藻、豆腐煮10分鐘，再加鹽，撒蔥花即可。

海藻海帶茶

原料：海藻、海帶各15克，小茴香6克。

作法：將上述藥材用水煎煮服用，每日當茶飲。

適用人群：睪丸腫痛者。

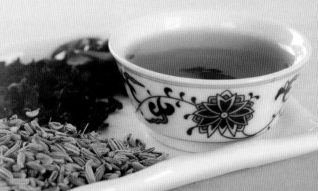

紫蘇子

——止咳化痰降血脂

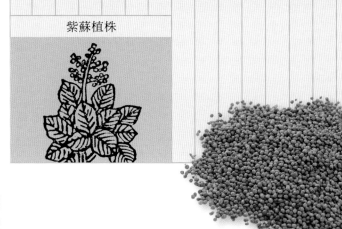

紫蘇植株

【性味】又名蘇子，味辛，性溫

【歸經】歸肺、大腸經

【功效】有降氣消痰、平喘、潤腸的功效。

【本草成分】

紫蘇子含亞麻酸、亞油酸、18種胺基酸、穀維素、維生素E等功能性成分，有鎮咳、化痰、平喘、抗癌、延緩衰老、降血壓、降血脂、抗動脈硬化、增強記憶力、預防老年癡呆症等作用。

【這樣用最養生】

紫蘇子用量一般為6～10克。

⊙ 潤燥滑腸、降泄肺氣

紫蘇子富含油脂，能潤燥滑腸，又能降泄肺氣以助大腸傳導，常配杏仁、火麻仁、瓜蔞仁等，用於腸燥便祕。

⊙ 用於咳嗽氣喘、痰多

紫蘇子性主降，長於降肺氣、化痰涎，氣降痰消則咳喘自平。用於咳嗽氣喘、痰多時，常配白芥子、萊菔子使用。若上盛下虛之久咳痰喘，則配肉桂、當歸、厚朴等溫腎化痰下氣之品。

⊙ 治療糖尿病併發症

紫蘇子小火微炒後浸泡於黃酒，密封7日後飲用，有降氣化痰之功效，適用於糖尿病併發氣管炎。紫蘇子與蘿蔔各半混合，略炒，研末，一次12克，與桑白皮一起煎湯服，對糖尿病併發腎病有一定療效。

⊙ 用於老年人急慢性支氣管炎及腸燥便祕

紫蘇子與米同煮粥，加紅糖適量，有降氣消痰、止咳平喘、養胃潤腸的作用，適用於中老年人急慢性支氣管炎及腸燥便祕。大便稀薄的老人忌服。

【服用禁忌】

紫蘇子滑腸耗氣，故脾虛大便稀薄、腹瀉、氣虛者忌用。陰虛喘咳者慎用。

苦杏仁

——止咳之最

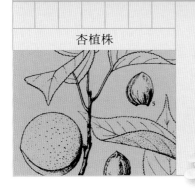

杏植株

【性味】味苦，性微溫

【歸經】歸肺、大腸經

【功效】有降氣、止咳平喘、潤腸通便的功效。

【本草成分】

苦杏仁含有苦杏仁苷、苦杏仁酶、苦杏仁苷酶、櫻葉酶等功能性成分，有鎮咳、平喘、鎮痛、抗腫瘤、降血糖、降血脂等作用。

【這樣用最養生】

苦杏仁用量一般為5～10克。杏仁有苦甜之分，入藥的為苦杏仁，有輕微毒性，臨床應用時需要經過加工炮製才可入藥。

⊙ 宣肺化痰、止咳平喘

苦杏仁與米同煮粥，可產生宣肺化痰、止咳平喘的作用，適用於老年人咳喘。服用期間，飲食不宜過飽，需清淡，忌食油膩、辛辣的食物，不宜飲用濃茶、咖啡、酒、可樂等。

⊙ 治療肺虛咳喘、慢性支氣管炎

用於肺虛咳喘和慢性支氣管炎，可將苦杏仁與冰糖研碎、混勻，每天早上服10克，或與蘿蔔、牛肺同燉煮。

⊙ 滋陰清熱、潤燥止咳

用於糖尿病併發肺炎，屬陰虛肺燥者，可取苦杏仁10克，冰糖適量，與鴨梨同蒸煮，有滋陰清熱、潤燥止咳之功效。

【服用禁忌】

苦杏仁有輕微毒性，所含成分苦杏仁苷水解會生成氫氰酸，適量使用可治療疾病，過量服用則會中毒。

苦杏仁有降氣、潤腸通便的作用，陰虛勞嗽、大便稀薄者慎用。

苦杏仁不可與豬肉同食，易引起腹痛、腹瀉，有損身體元氣。苦杏仁不可與小米同食，會使人嘔吐、泄瀉。

祛化風濕

祛風即祛除風寒，防感冒；化濕即祛除體內濕氣，體內有濕，會四肢倦怠乏力、大便不成形、水腫。

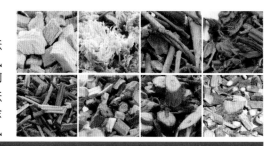

藿香

——化濕之最

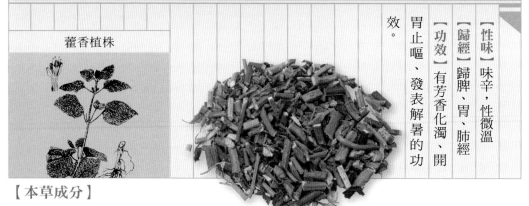

藿香植株

【性味】味辛，性微溫

【歸經】歸脾、胃、肺經

【功效】有芳香化濁、開胃止嘔、發表解暑的功效。

選對中藥養好身

228

【本草成分】

藿香含有藿香苷、異藿香苷、藿香素、鞣質、苦味質等功能性成分，有抗菌、抗病毒、刺激胃黏膜、促進胃液分泌、幫助消化等作用。

【這樣用最養生】

藿香用量一般為6～15克。

⊙ 用於胃脹、暑濕、惡寒發熱、胸悶

用於胃脹時，藿香可與佩蘭、薄荷、茵陳、黃芩等同用，藿香與佩蘭搭配還常用於暑濕，不論偏寒、偏熱，都可應用。用於惡寒發熱、胸悶，藿香可配伍紫蘇、陳皮。

⊙ 治療嘔吐、脾胃虛弱

用於嘔吐、泄瀉等，藿香可與蘇葉、半夏、厚朴、陳皮等同用。若胃寒嘔吐者，可配半夏同用。濕熱者，可配黃連、竹茹。脾胃虛弱者，可配黨參、甘草。妊娠嘔吐者，可配砂仁同用。

⊙ 醒酒、助消化

用葛花10克和藿香6克泡水喝，既能醒酒，又助消化。脾胃虛弱、食欲不佳的人，可以泡藿香薑棗茶，將藿香、生薑、紅棗分別洗淨，放入生薑、紅棗，加清水煮20分鐘，再加入藿香葉繼續煮10分鐘，加白糖調味即可。

【服用禁忌】

藿香味辛、性微溫，有發汗作用，陰虛火旺、邪實便祕者忌用。

治病小驗方

高血脂（脾腎陽虛型）藿香薑茶	藿香6克，生薑4片，荷葉15克。以上材料洗淨，用清水煎煮後服用，每日2～3次。
胃炎（脾虛濕阻型）藿香豆蔻茶	藿香、白豆蔻、訶子各6克。共研木，每次取3克，薑湯送服。適用於噁心吐酸症狀。
神經性皮炎藿香蘋果茶	蘋果1顆，藿香15克，綠茶3克，蜂蜜適量。蘋果用清水洗淨，去蒂、去核，切成片狀，與藿香、茶葉放入砂鍋內，加清水適量，撇去浮沫，煮沸15分鐘左右，濾去茶渣，加入蜂蜜拌勻即可。
腹瀉（寒濕型）藿香佩蘭茶	藿香10克，佩蘭10克，木香10克，吳茱萸5克，甘草5克。水煎當茶飲。
口臭藿香薄荷茶	藿香10克，佩蘭10克，薄荷5克，綠茶5克。沸水沖泡，當茶飲用。
口臭藿香紫蘇茶	藿香10克，紫蘇子10克，黃芩10克，梔子5克，甘草5克。水煎當茶飲。

養生方

化濕和胃涼拌藿香	藿香15克，鹽、醬油、香油各適量。將藿香嫩葉洗淨，入沸水燙一下，撈出、瀝乾，加入鹽、醬油、香油拌勻即可。
化濕和胃藿香鯽魚	鯽魚500克，藿香30克，鹽、豆瓣、蒜蓉、生薑、泡蘿蔔、野山椒各適量。鯽魚洗淨、去內臟，吸乾水分，放入油鍋中炸至呈金黃色，撈出瀝油。鍋內加油燒熱，放入豆瓣、藿香、野山椒、蒜蓉、生薑、泡蘿蔔，炒香。放入鯽魚，加鹽煮入味即可。
健脾醒胃五葉蘆根茶	藿香、薄荷葉、荷葉各3克，枇杷葉、鮮蘆根、佩蘭葉各30克，冬瓜60克，白糖適量。將以上材料洗淨，先用枇杷葉、冬瓜共煎湯約500cc，再加入其他藥同煎10分鐘，調入白糖即可。

229

藿香粥

原料：藿香15克，白米100克，冰糖適量。

作法：將藿香洗淨，加水適量，煮15分鐘，去渣，留汁液，備用。將白米淘洗乾淨，放入鍋內，加入備好的汁液，大火燒沸，再用小火煮30分鐘，加入冰糖攪勻即成，每週食用2次。

適用人群：消化不良嘔吐者，可用此粥來開胃止嘔。

桂枝

——發汗散寒通經脈

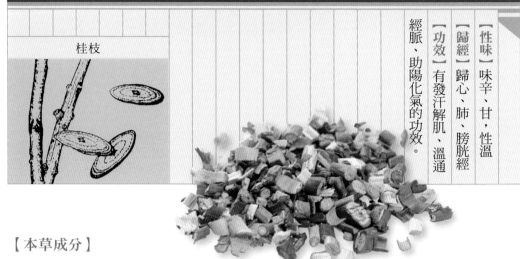

桂枝

選對中藥養身好

【性味】味辛、甘，性溫

【歸經】歸心、肺、膀胱經

【功效】有發汗解肌、溫通經脈、助陽化氣的功效。

【本草成分】

桂枝含有桂皮醛、苯甲酸苄酯、乙酸肉桂酯、β-蓽澄茄烯、菖莆烯、香豆精等功能性成分，有擴張血管、促進發汗、解熱、鎮痛、鎮靜、抗驚厥、抗炎、抗過敏、抗菌、抗病毒的作用。

【這樣用最養生】

桂枝用量一般為3～16克，大劑量可用到15～30克。

《傷寒論》裡，張仲景還特意指出桂枝要「去皮」後再用。皮主收斂，取桂枝的生發之效，就要把它收斂的特性去掉。

⊙治療感冒

有一個桂枝湯的藥方，是《傷寒論》裡的第一方，被譽為群方之首。當患有感冒，出現發燒、頭痛、脖子僵硬、怕冷、身上微汗等症狀時即可用此方。這副湯藥由桂枝、白芍、甘草、生薑、紅棗五味藥組成。這個方子非常有效，若用對了，感冒可一劑而癒。

⊙治療各種瘀滯導致的痛症

桂枝善治各種瘀滯導致的痛症。風濕痛、肩臂肢節冷痛，常與附子、生薑、甘草等同用，以溫經散寒止痛。胃寒腹痛，常與飴糖、白芍、生薑等同用。如果是血寒瘀滯、經閉腹痛或痛經，常與當歸、川芎、吳茱萸等同用。心悸、脈象不穩，常與炙甘草、人參等同用。

⊙用於頭暈、多痰、發汗過多、小便不利

用於頭暈、多痰、發汗過多，桂枝常與白朮、茯苓、甘草同用。小便不利，常與茯苓、澤瀉、豬苓等同用。

【服用禁忌】

桂枝性溫，有發汗作用，熱病高熱、陰虛火旺、血熱妄行者忌用。

治病小驗方

便祕（氣滯型） 桃仁大黃桂枝茶	桃仁70克，大黃30克，桂枝15克，清水2000cc。將桃仁搗碎，放到紗布袋中，加清水，煮10分鐘左右後將紗布袋撈出。在水中再加入大黃和桂枝，繼續煮5～7分鐘，最後將藥渣濾除即可。
糖尿病（併發冠心病） 桂枝薤白茶	薤白15克，三七粉3克，桂枝9克，沙參30克，黃酒適量。前4味水煎去渣，用黃酒沖服。每日2次，連服數日。有通陽益陰、宣痺散寒之功效。
糖尿病（併發腦血栓） 桂枝白芍粥	黃耆15克，生薑15克，炒白芍10克，桂枝10克，米60克，紅棗4枚。將黃耆、白芍、桂枝、生薑煎濃汁去渣，米、紅棗煮粥，粥成時加藥汁拌勻。有調和營衛、養血通絡之功效。
腸炎 桂枝川芎茶	桂枝、川芎、人參、白茯、當歸、白朮、白芍各6克，粟米60克。水煎當茶飲。

養生食療方

祛寒補血 桂枝人參粥	桂枝6克，紅參6克，當歸、甘草各3克，紅棗6枚，米100克，紅糖20克。把桂枝、當歸、甘草放入燉杯內，加清水100cc，用中火煎煮20分鐘，除去殘渣，留汁待用。紅參切片，紅棗去核，米淘淨，與藥汁一起放入砂鍋內，再加清水1200cc，把粥煮熟，加入紅糖，拌勻即可。
溫經散寒 葛根桂枝薏米粥	桂枝15克，葛根30克，薏米30克，米60克，鹽適量。先將葛根、桂枝用水洗淨後放鍋內，加適量清水煮沸半小時後取汁，再將薏米、米分別淘洗乾淨，放入上述藥汁中，煮沸後用小火慢煮，至米爛粥熟時加鹽調味即可。
養心安神 桂枝甘草糯米粥	桂枝12克，炙甘草6克，糯米50克。桂枝、炙甘草用紗布包好放入鍋內，加清水500cc，浸透，煎15分鐘，取汁。糯米淘洗乾淨，與藥汁一起放入鍋中，煮沸後用小火慢煮，至米爛粥熟即可。

桂枝地黃茶

原料：桂枝6克，生地黃10克，玉竹10克。

作法：將以上藥材用水煎煮，每日當茶飲。

適用人群：慢性咽喉炎患者。

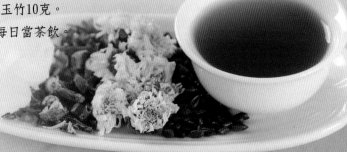

薄荷

——宣散風熱清頭目

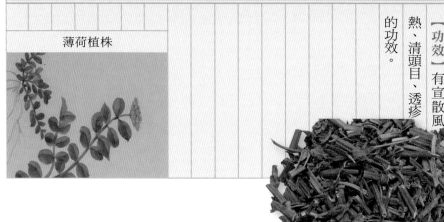

薄荷植株

【本草成分】

薄荷含有薄荷醇、薄荷酮、乙酸薄荷酯等功能性成分，有消炎抗菌、刺激神經中樞、抗過敏、止癢、鎮痛、健胃、祛風等作用。

【這樣用最養生】

薄荷藥用用量一般為3～6克，做菜不限量。

⊙ 清熱利咽、清涼解暑

薄荷與綠茶共同浸泡，製成薄荷茶，可以清熱利咽、清涼解暑，也可加適量西瓜汁煮成湯，效果更佳。將一根新鮮黃瓜、適量豆漿、三片薄荷一起打碎攪拌，製成清涼的薄荷黃瓜汁，解乏又美容。

⊙ 疏散風熱

薄荷可疏散風熱，與米煮粥同食，可用於外感風熱、發熱頭痛、咽喉腫痛等症，也可用於小兒麻疹透發不暢。如果再加適量荊芥，則對腮腺炎初期輕微發熱惡寒、腮部紅腫有一定療效。

⊙ 消腫止痛、祛風止癢

薄荷與升麻同煎服，能清熱疏風、消腫止痛，可用於治療風熱牙痛及牙齦腫痛。鮮薄荷葉與荸薺同取汁飲用或同煮食，能清熱生津、祛風止癢，可用於治療蕁麻疹，屬風熱引起者。

【服用禁忌】

薄荷不宜長時間咀嚼，會反覆刺激口腔黏膜，導致口腔黏膜角化層增厚，細菌侵入，使口腔黏膜受到損害。

薄荷與甲魚肉不可同食，甲魚有腥氣，與薄荷的氣味會發生干擾。此外，甲魚肉主聚，薄荷主散，兩者的功效不相諧調。

食用薄荷時忌食辛辣、羊肉等食物。羊肉、辛辣食物等易生火助燥、損津耗氣，薄荷為芳香辛散之品，也易發汗耗氣，兩者同時食用，損傷正氣。

治病小驗方

高血脂（腎虛濕盛型） 奇異果薄荷汁	奇異果1顆，蘋果半顆，薄荷葉2片。奇異果削皮，切成4塊。蘋果削皮，去核，切塊。將薄荷葉洗淨，放入榨汁機中攪碎，再加入奇異果、蘋果塊，攪打成汁即可。
失音 薄荷大海茶	膨大海5枚，石菖蒲5克，薄荷適量。放入保溫杯中，用沸水沖泡，燜10分鐘即可。
咳嗽（風熱型） 薄荷甘草茶	薄荷2～5克，甘草1～3克。用沸水沖泡即可，常飲此茶，對咽喉癢痛有防治作用。
頭痛（肝陽上亢型） 薄荷夏枯草茶	夏枯草10克，菊花10克，生梔子5克，薄荷5克。水煎當茶飲。
頭痛（腎虛型） 薄荷黃耆茶	黃耆10克，升麻5克，柴胡5克，薄荷3克。水煎當茶飲。
頭痛（血虛型） 薄荷當歸茶	當歸10克，元胡10克，升麻5克，薄荷5克。水煎當茶飲。

養生方

開胃解乏 清口薄荷	薄荷200克，醬油、辣椒油、醋、彩椒各適量。將薄荷洗淨備用。清水煮沸，下入薄荷汆水，用涼開水沖涼後，瀝淨水分，裝盤待用。將醬油、辣椒油、醋、彩椒拌勻，澆在薄荷上即可。
潤膚瘦身 薄荷鴨湯	鴨肉400克，薄荷100克，生薑、鹽、胡椒粉各適量。鴨肉洗淨，斬成小塊。薄荷洗淨，摘取嫩葉。生薑切片。鍋中加清水燒沸，下入鴨塊汆去血水，撇去浮沫後撈出。油燒熱，下入生薑、鴨塊炒乾水分。加入適量清水，倒入鍋中煮半小時，再下入薄荷葉、鹽、胡椒粉拌勻即可。
補脾益胃 芋頭薄荷米粥	芋頭90克，米50克，薄荷、白糖各適量。芋頭洗淨、去皮，切成小塊。米淘洗乾淨，薄荷葉洗淨。芋頭、米一起放入鍋中，加適量清水煮粥。粥將熟時，加入薄荷葉再煮片刻。粥熟後，加入白糖再煮片刻即可。

薄荷豆腐湯

原料：鮮薄荷40克，豆腐200克，蔥、鹽各適量。

作法：豆腐洗淨切片，薄荷葉洗淨，蔥切段待用。鍋中放水，將所有材料一起入鍋煮沸，至水減半，出鍋前加少許鹽調味即可。

適用人群：傷風鼻塞者，可用此湯緩解症狀。

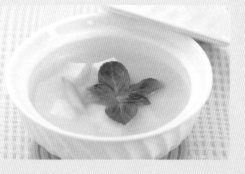

菊花

——平肝明目疏風熱

菊花

【性味】味甘、苦，性微寒

【歸經】歸肺、肝經

【功效】有疏散風熱、平肝明目的功效

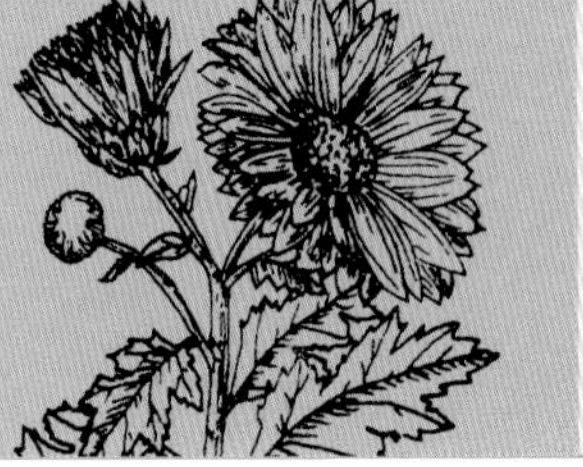

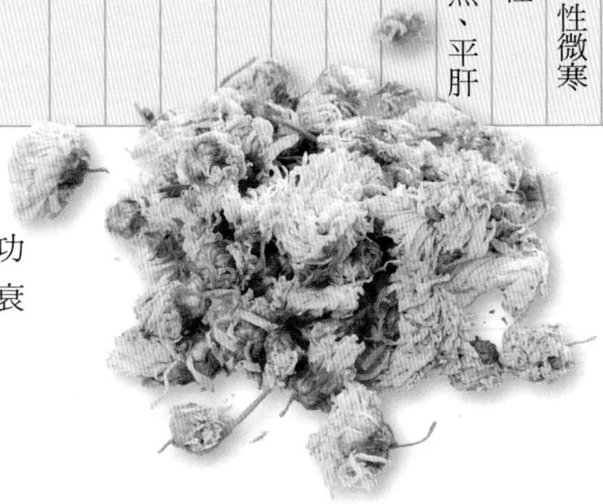

【本草成分】

菊花含有菊苷、三萜類、黃酮類等功能性成分，有抗菌消炎、抗病毒、抗衰老、抗腫瘤、解熱等作用。

【這樣用最養生】

菊花用量一般為6～10克。

⊙ 止血

菊花舒肝作用尤其強，春天正是肝風旺盛的時候，肝氣過盛易致流鼻血，菊花泡茶喝，有利於止血。取杭白菊10克，投入煮沸的開水中，蓋鍋蓋燜3分鐘，放溫後大口喝下，味極苦，不可加糖調味。

⊙ 養肝、明目、健腦、抗衰老

菊花泡酒，常飲有養肝、明目、健腦、抗衰老等功效，所以又稱「長壽酒」。杭白菊、枸杞、當歸、生地黃先煎藥汁，再與蒸熟的糯米混勻，拌入適量酒麴，裝入瓦壇中，包好發酵，直發到有甜味時即可。

⊙ 清肝瀉火、明目止痛

菊花與枸杞泡茶喝，有非常好的清肝明目作用，大名鼎鼎的明目良藥——杞菊地黃丸，就是以這兩味藥為主藥。生槐花與菊花共同煎湯當茶飲，可清肝瀉火、明目止痛，適用於肝火上炎、頭痛、頭脹、眩暈、目赤等症。

⊙ 治療心腦血管疾病

菊花與豬肝同食，則養肝明目的功效更佳。菊花、胡蘿蔔煮湯，所含營養豐富，可滋肝、養血、明目、清熱，常食可防治眼目昏花。菊花與花生煮湯同食，可作為心腦血管疾病患者的食療。

【服用禁忌】

菊花性涼，氣虛胃寒、食少泄瀉者慎服。

治病小驗方

咳嗽（燥火型） 菊花桔梗雪梨湯	菊花5朵，桔梗5克，雪梨1顆，冰糖適量。菊花、桔梗加1200cc清水煮開，轉小火繼續煮10分鐘，取汁，加入冰糖拌勻後，盛出待涼。梨子洗淨削去皮，梨肉切丁，加入已涼的菊花水即可。
糖尿病（併發高血壓） 菊花槐花茶	菊花、槐花、綠茶各3克。沸水沖泡，當茶飲用。
高血壓（肝陽上亢型） 山楂菊花茶	山楂15克，菊花5克，荷葉、決明子各10克。沸水沖泡飲用，不僅能減肥，還具有健脾降濁的作用。
急性咽喉炎 菊花銀花茶	菊花10克，金銀花15克，桔梗15克，板藍根20克，麥冬10克，甘草3克，綠茶6克，冰糖適量。將所有的材料放入研磨器中磨成粗末狀，再用紗布袋裝成三包。取其中一包放入鍋中，沖入1000cc沸水，蓋上鍋蓋，以小火煮約10分鐘，或用浸泡方式泡約15分鐘，飲用時加入冰糖。

養生方

祛風清熱 菊花炒肉片	豬瘦肉500克，菊花瓣10克，雞蛋3顆，蔥花、生薑、鹽、料酒、澱粉各適量。將豬肉洗淨切片，菊花輕輕洗淨，雞蛋敲入碗中，加入料酒、鹽、澱粉調成糊狀，放入肉片拌勻備用。油燒熱，下肉片滑熟、撈出，鍋內留適量油，投入蔥花、生薑煸香，加入肉片、水、菊花翻炒均勻即可。
清熱解毒 銀花菊花粥	金銀花5克，菊花5克，米100克。先將米加清水煮粥，等粥熟時加入金銀花、菊花，稍煮5分鐘即可。
解毒明目 枸杞菊花燉排骨	排骨500克，枸杞、菊花、生薑、鹽各適量。將排骨洗淨，切成段。枸杞、菊花用冷水洗淨，生薑切片。鍋中加清水燒開，放入排骨、薑片、枸杞，大火煮開後，改用中火煮約半小時，加入菊花、鹽即可。
清熱散風 桑菊茶	桑葉15克，菊花10克，淡竹葉5克。水煎當茶飲。

菊花枸杞茶

原料：菊花5克，枸杞3克。

作法：將菊花與枸杞一起放入茶杯中，用沸水沖泡，每日當茶飲。

適用人群：「三高」患者，常飲此茶可清火明目。

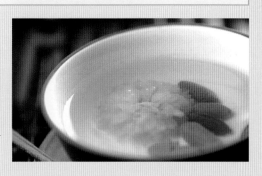

柴胡

——疏肝鎮咳抗病毒

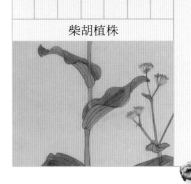

柴胡植株

【性味】味苦，性微寒

【歸經】歸肝、膽經

【功效】有和表解裡、舒肝、升陽的功效。

選對中藥養好身

【本草成分】

柴胡含有柴胡皂苷、固醇、柴胡醇、丁香酚等功能性成分，有解熱、鎮靜、鎮痛、鎮咳、抗菌、抗病毒、抗炎、促進免疫功能、降血脂、降膽固醇、保肝等作用。

【這樣用最養生】

柴胡用量一般為3～10克。

⊙ 治療感冒發燒

柴胡善解熱，是治療感冒發燒的良藥，中醫著名方子「小柴胡湯」就是以柴胡為主藥。身體出現寒熱的症狀，柴胡常與黃芩、半夏、葛根、石膏等同用。

⊙ 消熱去燥、止咳化痰

氣候乾燥的秋季，人們常有皮膚瘙癢、口鼻乾燥等症狀，有時乾咳少痰，可用柴胡6克，梨1顆，煮湯喝，有消熱去燥、止咳化痰的作用，加適量紅糖還有暖身效果。

⊙ 用於月經不調、子宮下垂等症

用於肝氣鬱結、脅肋疼痛、月經不調等症，柴胡常與當歸、白芍、香附、鬱金等藥同用。用於氣虛下陷、久瀉脫肛、子宮下垂等症，柴胡常配黨參、黃耆、升麻等藥。

⊙ 養血保肝

柴胡入肝經，對各種症狀的肝炎有顯著療效，常與白芍、金銀花、甘草、五味子、靈芝、紅棗、丹參、枳殼、木香、山楂、白朮、當歸等配伍。慢性肝炎或B型肝炎，用白芍10克，金銀花10克，柴胡5克，甘草5克，有養血保肝的功效。

⊙ 治療急性膽囊炎、膽結石

柴胡還入膽經，可與炒黃芩、梔子、虎杖、雞矢藤、金錢草、雞內金、青葉膽、甘草同用，對急性膽囊炎、膽石症有較好的療效。

【服用禁忌】

柴胡有發汗作用，真陰虧損、肝陽上亢及陰虛火旺者忌用。

治病小驗方

慢性肝炎（肝鬱脾虛型） 柴胡五味子茶	柴胡5克，五味子10克，靈芝10克，丹參5克，紅棗5枚。水煎當茶飲。
慢性肝炎（肝鬱脾虛型） 柴胡白芍茶	柴胡10克，白芍10克，黨參10克，白朮10克，甘草5克，紅棗10枚。水煎當茶飲。
慢性肝炎（肝膽濕熱型） 柴胡山楂茶	柴胡10克，山楂10克，白芍10克，瓜蔞15克，甘草5克。水煎當茶飲。
脂肪肝 柴胡枳殼茶	柴胡10克，枳殼10克，白芍10克，木香10克，山楂10克，甘草5克。水煎當茶飲。
脂肪肝 柴胡白朮茶	柴胡10克，白朮10克，白芍10克，當歸10克，人參10克，甘草5克。水煎當茶飲。
頭痛（風熱型） 柴胡升麻茶	柴胡10克，升麻10克，白芷5克，細辛3克。水煎當茶飲。

養生方

清熱養肝 柴胡豬肝湯	柴胡15克，豬肝200克，菠菜1棵，鹽、澱粉各適量。菠菜去根洗淨，切小段。豬肝洗淨切片，加澱粉拌勻。柴胡放入鍋內，加清水1500cc，大火煮開後轉小火煮20分鐘，去渣留湯。將豬肝加入柴胡湯中，轉大火，並下菠菜，等湯再次煮沸，加鹽調味即可。
清熱養肝 清火粥	柴胡5克，澤瀉5克，木通10克，車前子15克，當歸尾10克，生地黃20克，甘草6克，龍膽草、黃芩、梔子各3克，米150克，白糖適量。將所有藥材放入砂鍋內，加清水500cc，煎煮25分鐘，取汁。將米淘洗乾淨，放入鍋內，另加清水500cc，大火煮沸，再用小火煮35分鐘，加入白糖即可。
清熱除濕 赤芍柴胡粥	柴胡10克，米60克，馬齒莧25克，赤芍10克，延胡索10克，紅棗10枚，山楂10克，白糖適量。柴胡、馬齒莧、赤芍、延胡索放入鍋內，加清水1000cc，大火煮開後，小火煮半小時，取汁，用藥汁煮米、紅棗至粥熟，加山楂、白糖拌勻即可。

柴胡決明子茶

原料：柴胡15克，決明子20克，菊花15克，冰糖15克。

作法：以上藥材用水煎煮，每日當茶飲。

適用人群：氣虛型便祕者。

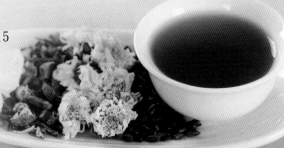

荊芥
——解熱發汗消腫痛

荊芥花

【性味】味辛，性微溫

【歸經】歸肺、肝經

【功效】有解表散風、透疹、排膿生肌的功效

【本草成分】

荊芥含有薄荷酮、檸檬烯、荊芥苷等功能性成分，有解熱、鎮痛、止血、抗病毒、抗腫瘤等作用。

【這樣用最養生】

荊芥用量一般為4～10克。

⊙ 祛風解表

荊芥生用，有祛風解表作用。荊芥炒炭，有止血作用，可用於便血、崩漏等症，在臨床上常配合其他止血藥同用。

⊙ 治療感冒風寒

荊芥有發汗解表作用，且有祛風功效。主要治療感冒風寒、發熱惡寒、無汗、頭痛、身痛等症，常與防風、羌活配合使用。但也可配辛涼解表藥或清熱解毒藥治療感冒風熱、發熱惡寒、目赤咽痛等症，如薄荷、菊花、桑葉、金銀花等。

⊙ 發汗解表、止血

荊芥與紫蘇均能發汗解表，但紫蘇散寒力強，又能理氣寬中。而荊芥祛風力勝，炒炭後又能止血，故在理氣方中常用紫蘇，而在理血劑中多用荊芥。

⊙ 退寒熱，消痛腫

荊芥有辛散作用，能助麻疹透發，常與薄荷、蟬衣、牛蒡子等配合應用。荊芥又常用於瘡瘍初起有表證者，可配伍防風、金銀花、連翹、赤芍等同用，既退寒熱，又消癰腫。荊芥配生石膏，治風熱頭痛。配牛蒡子、桔梗、生甘草，治咽喉腫痛。

⊙ 疏風、和胃

荊芥、薄荷、米煮粥食用，能解表疏風、和胃，對腮腺炎初期輕微發熱惡寒、腮部紅腫有一定療效。

【服用禁忌】

荊芥有發汗作用，表虛自汗、陰虛火旺者忌用。

荊芥不可與驢肉同食，荊芥辛溫，驢肉甘涼，兩者性味相反。

治病小驗方

糖尿病（併發腦血栓）荊芥葛粉	荊芥5克，葛粉25克，豆豉10克。將葛粉研成細粉末，再製成麵條。把荊芥和豆豉用水煮，稍沸，取汁，再將葛粉麵條放入荊芥、豆豉汁中煮熟。有祛風、養血、通絡之功效。
皮膚瘙癢荊芥益母草茶	荊芥10克，益母草30克，蟬蛻5克，苦參10克，蒼朮10克，白蘚皮、地膚子、蛇床子、生地黃、土茯苓各15克。水煎當茶飲用。
感冒（風寒型）荊芥薑糖茶	荊芥10克，橄欖4枚，蔥白4根，生薑4片，紅糖適量。將橄欖洗淨搗碎，蔥白洗淨切碎，與荊芥、生薑同放入鍋內，水煎取汁，調入紅糖當茶飲用。
頭痛（風寒型）荊芥白芷茶	荊芥5克，白芷10克，防風5克，川芎5克，生薑3片，紅棗5枚。水煎當茶飲。
氣管炎荊芥百部茶	荊芥、百部、白前、杏仁各10克，甘草5克，生薑5片。水煎當茶飲用。

養生方

祛風理血荊芥粥	荊芥10克，薄荷30克，豆豉30克，米100克，鹽適量。將荊芥、薄荷洗淨，一起和豆豉放入鍋內，加清水適量，大火煮沸，再用小火熬煮15分鐘，取汁。將米淘洗乾淨，放入鍋內，加入藥汁，大火煮沸，加入鹽適量，再用小火煮熟即可。
清熱發汗荊芥麻黃粥	荊芥、豆豉、麻黃、梔子、生薑各10克，葛根15克，生石膏15克，蔥白7根，米50克。將豆豉、荊芥、麻黃、梔子、葛根、生石膏、蔥白、生薑加適量清水共同煎煮，取汁。米淘洗乾淨，與藥汁一起放入鍋中煮粥即可。建議空腹食用此粥，服後蓋被臥床，待略微出汗即可。

239

荊芥桔梗粥

原料：荊芥9克，桔梗12克，甘草6克，白米100克。

作法：先將荊芥、桔梗、甘草放入鍋中，加水煎煮，去渣留汁。將白米放入鍋中，加入藥汁，用小火煮成粥即可。

適用人群：扁桃腺炎患者，可用此粥來清熱宣肺利咽止咳。

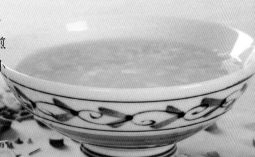

桑寄生

——補腎安胎祛風濕

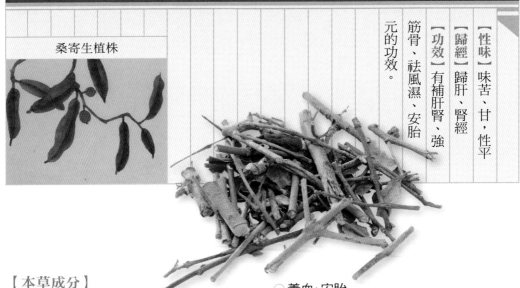

桑寄生植株

【性味】味苦、甘，性平

【歸經】歸肝、腎經

【功效】有補肝腎、強筋骨、祛風濕、安胎元的功效。

【本草成分】

桑寄生含廣寄生苷、齊墩果酸、β-香樹脂醇、肌醇等功能性成分，有鎮靜、利尿、舒張冠狀血管、增加冠狀動脈流量、抗病毒、降血壓等作用。

【這樣用最養生】

桑寄生用量一般為10～15克，大劑量可用到30克。

⊙ 補腎補血

桑寄生為補腎補血藥劑，用桑寄生煎湯代茶，對治療高血壓具有明顯的輔助療效。可以取桑寄生乾品15克，煎煮15分鐘後飲用，每日早晚各1次。

⊙ 祛風濕、補肝腎、強筋骨

桑寄生祛風濕又長於補肝腎、強筋骨，對傷及肝腎、腰膝痠軟、筋骨無力者尤宜，常與獨活、杜仲、牛膝、桂心等同用。

⊙ 養血、安胎

桑寄生養血而安胎。用於肝腎虧虛、月經過多、崩漏、妊娠下血、胎動不安者，可與阿膠、續斷、當歸、香附等配伍，或配阿膠、續斷、菟絲子。用於婦女產後體虛，可取雞蛋2顆，紅棗10枚，桑寄生30克，麥冬30克，冰糖適量，煮湯飲用，有補血安神作用。

⊙ 行氣開鬱、祛風燥濕

用於行氣開鬱、祛風燥濕，可將桑寄生泡酒飲用，與橘核、川芎、當歸、杜仲、地黃、牛膝、茯苓、防風、細辛、白芍、甘草搭配，浸入1000cc白酒中，60天後飲用。適用於腰痠背痛、老年慢性骨關節炎、關節肥大、關節變形等症。

【服用禁忌】

桑寄生去體內濕氣，體內有火者忌用。

治病小驗方

高血壓（肝火上炎型） 桑寄生雞蛋湯	桑寄生30克，雞蛋2顆。桑寄生與雞蛋放入砂鍋內，加適量清水同煮，待雞蛋熟後去殼再煮片刻即可。
高血壓（肝火上炎型） 桑寄生決明茶	石斛15克，石決明30克，先用清水煎煮，再加入桑寄生15克、草決明10克。水煎煮後服用，每日1劑，分為2次服用。
放化療後體虛 桑寄生玉竹茶	桑寄生、生地黃、玉竹、黃耆、北沙參各10克，紅棗6枚。水煎當茶飲。
先天性腦癱 六桑茶	桑寄生30克，桑枝30克，桑葉20克，桑葚50克，桑白皮15克，桑螵蛸20克。研細末，每次10克，每日2次，溫水沖服。適用於先天性大腦發育不全、腦性癱瘓。
頭痛（肝陽上亢型） 桑寄生天麻茶	桑寄生、天麻、女貞子各10克，白芍5克。水煎當茶飲。

養生方

補肝腎強筋骨 桑寄生雞爪湯	桑寄生30克，連翹15克，雞爪400克，蜜棗2枚，鹽適量。桑寄生、連翹洗淨，蜜棗洗淨。雞爪洗淨，去爪甲，斬塊，入沸水中汆燙。鍋內加適量清水，煮沸後加入所有材料，大火煮沸後，改用小火煮2小時，加鹽調味即可。
補腎祛濕 桑寄生牛尾湯	杜仲15克，桑寄生3克，牛尾1條，蔥、生薑、陳皮、鹽各適量。陳皮、杜仲、桑寄生分別洗淨後放入清水中浸泡15分鐘。牛尾去肥脂，洗淨後切段，與生薑、蔥一起放入沸水中汆燙，撈起、備用。鍋內倒入適量的清水，將所有材料一起投入鍋中，大火煮至水沸，再改中火慢煮，2小時後用鹽調味即可。
養血補腎 桑寄生首烏蛋湯	桑寄生30克，何首烏30克，雞蛋3顆，白糖適量。將何首烏、桑寄生、雞蛋洗淨後一起放入砂鍋內，加清水適量，大火煮沸後，小火煮40分鐘，撈起雞蛋去殼，再放入鍋內煮40分鐘，加白糖煮沸即可。

桑寄生杜仲茶

原料：桑寄生10克，杜仲12克，山藥10克。

作法：以上藥材用水煎煮後服用，每日1劑。

適用人群：習慣性流產患者。

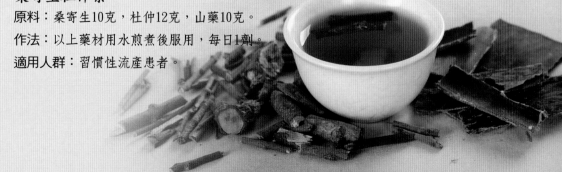

桑葉

——疏風平肝清肺熱

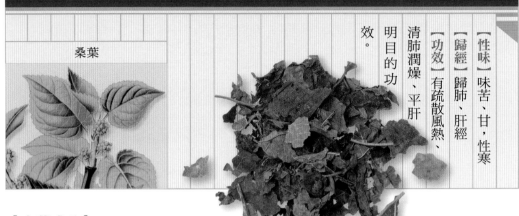

桑葉

【性味】味苦、甘，性寒

【歸經】歸肺、肝經

【功效】有疏散風熱、清肺潤燥、平肝明目的功效。

【本草成分】

桑葉含有牛膝固酮、脫皮固酮、β-保甾醇、芸香苷、桑苷等功能性成分，有解痙、抗炎、降血糖、降血壓、降血脂、利尿等作用。

【這樣用最養生】

桑葉鮮用或乾製後使用皆可，鮮桑葉用量可達60克，乾桑葉用量一般為6～10克。

金元名醫朱丹溪在《丹溪心法》一書中寫道：「經霜桑葉研末，米飲服，止盜汗。」意思是，採摘經霜的桑葉，研成末，用米湯調服，能治療盜汗。「盜汗」即指人在入睡後不自覺地出汗，醒後即停止的現象。

⊙ 止汗

用於白天動輒出汗，夜晚心神不寧的人，也可以將桑葉與豆豉、小米煮粥食用。

⊙ 養肝明目

桑葉入肝經，善養肝明目。《食療本草》一書中曾談到過一種桑葉茶的作法，就是很好的養肝明目茶。桑葉搓碎、去梗，加蜂蜜和開水適量，拌勻，蓋上蓋子燜一會兒之後放入鍋內，用小火炒至不黏手為準，取出放涼即可，每次取10克，用開水沖泡飲用。

⊙ 清熱散風、益胃

此外，用桑葉、杭白菊、淡竹葉加清水共煎而成的桑菊茶，也有清熱散風、益胃明目的作用。

⊙ 用於乾咳少痰

桑葉能疏散風熱、清肺潤燥、清肝明目，對於燥氣傷肺引起的乾咳少痰最有效。桑葉水煎取汁，加蜂蜜同飲，能清熱潤肺，可用於小兒肺熱咳嗽及口渴者的食療。

【服用禁忌】

桑葉味苦，有收斂作用，熱病汗多、斑疹已透者忌用。桑葉性寒，脾虛泄瀉者慎用。

治病小驗方

糖尿病（併發視網膜病變） 車前桑葉茶	鮮車前30克，鮮桑葉60克，鮮杞果葉20克。以上3味藥一起放入鍋中，加清水煎煮，當茶飲用，每日1劑，連服7日。有疏風清熱、潤肺之功效。
頭暈 桑葉安神湯	桑葉、菊花、石菖蒲、茯苓各10克，生龍齒（先煎）20克，琥珀3克。前5味藥先用清水煎煮，再沖服琥珀。
高血壓（肝火上炎型） 桑葉山楂茶	山楂、金銀花、菊花各15克，桑葉10克，清水適量。把4味中藥同煮熬汁，接連煎2次，將2次取得的藥汁混勻服用。
氣管炎 桑菊杏仁茶	桑葉10克，杏仁10克，菊花、連翹、桔梗、甘草各5克。水煎當茶飲。
咳嗽（燥火型） 桑葉桑白茶	桑葉10克，杏仁10克，桑白皮10克，薄荷5克。用清水煎煮，分早中晚服。
咳嗽（燥火型） 桑葉麥冬茶	桑葉、麥冬、枇杷葉各10克，白糖適量。水煎當茶飲。

養生方

安神助眠 小麥黃耆紅棗粥	黃耆20克，首烏藤20克，刺五加10克，桑葉10克，當歸10克，三七5克，小麥100克，紅棗10枚，冰糖適量。將前6味藥放在砂鍋內，加清水煎成藥汁，煎好後倒出約1碗。鍋內加清水，放入洗淨的小麥和紅棗，大火煮開，改小火煮成粥。粥將熟時，倒入煎好的藥汁，再煮一會兒，放冰糖即可。
清肝明目 桑菊茶	桑葉10克，菊花10克。用清水煎煮，分幾次服用，或沸水沖泡當茶飲用，也可加適量蜂蜜或白糖調味。適用於風熱頭痛目赤。

桑葉石膏退熱粥

原料：生石膏50克，豆豉、麻黃各2克，桑葉5克，米100克，生薑3片，冰糖適量。

作法：將生石膏、豆豉、麻黃、生薑片、桑葉洗淨，加清水煎煮，取汁去渣。將洗淨的米加清水煮沸後，加入藥汁煮成粥，再加入冰糖調味即可。

適用人群：發燒患者，可食此粥來解表邪、發汗、清熱。

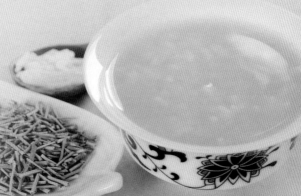

葛根
——除熱生津降血脂

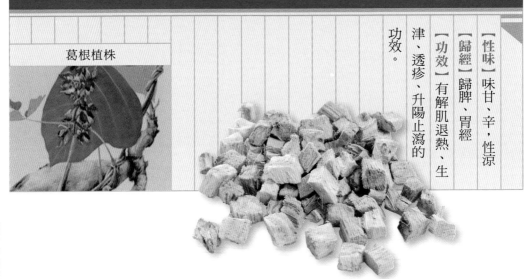

葛根植株

【性味】味甘、辛，性涼

【歸經】歸脾、胃經

【功效】有解肌退熱、生津、透疹、升陽止瀉的功效。

【本草成分】

葛根含有大豆素、大豆苷、葛根素、葛根素-7-木糖苷等功能性成分，有解痙、降血糖、降血脂、解熱、益智、促進血液循環等作用。

【這樣用最養生】

葛根用量一般為10～15克，大劑量可用到60克。

⊙ 緩解高血壓引起的頭痛等症狀

葛根茶可有效緩解高血壓引起的頭痛、眩暈、耳鳴及腰痠腿痛等症狀，其製作方法十分簡單，將葛根洗淨切成薄片，每天30克，加清水煮沸後當茶飲用，也常與山楂、菊花、決明子搭配使用。

⊙ 清心醒脾、促進智力

平時煮飯時，拌入適量葛根粉，有清心醒脾、促進智力的作用，適用於心神恍惚、言語失常、記憶衰退等病症。

⊙ 降脂延壽

葛根與丹參、何首烏、桑寄生、黃精、甘草一起泡茶，可產生降脂通脈、活血化瘀、滋陰益氣的作用，是一道很好的降脂延壽茶。葛根與茵陳、澤瀉同用，也有降血脂作用，還可清熱利濕，適用於高脂血、動脈硬化、高血壓等病症。

⊙ 清熱解毒、紓氣散瘀

用於高脂血的輔助食療，葛根還可與山楂、茯苓、小米同煮粥，加適量紅糖調味，有清熱解毒、紓氣散瘀、降脂降壓的作用，對中老年人肝腎陰虛、脾虛濕盛型高脂血症尤為適宜。

【服用禁忌】

葛根性涼，脾虛泄瀉者慎用。

治病小驗方

腹瀉（濕熱型）葛根黃連茶	黃連、黃芩、木香、葛根各10克，甘草5克。水煎當茶飲。
糖尿病（陰虛熱盛型）葛根洋參茶	西洋參5克，枸杞10克，生地黃5克，葛根5克。水煎當茶飲。
糖尿病（陰虛熱盛型）葛根天花粉茶	葛根10克，天花粉10克，生曬參5克，麥冬5克，黃芩3克。水煎當茶飲。
糖尿病（氣陰兩虛型）葛根枸杞茶	葛根10克，西洋參5克，枸杞10克，生地黃5克。將以上諸藥用清水浸泡半小時後，用清水煎煮3次，合併藥汁後，當茶飲用。有滋補肝腎、生津止渴的功效。
肥胖（胃熱濕阻型）首烏葛根核桃羹	核桃仁末100克，炒黑芝麻末30克，葛根粉、首烏粉各15克，蜂蜜適量。在鍋內加適量清水，用大火煮沸，加冷水，調和核桃仁末、炒黑芝麻末、葛根粉、首烏粉。待拌勻後，改小火熬煮，邊煮邊調。待煮成糊時停火，稍涼，加蜂蜜調味即可。

養生方

溫經散寒葛根小排湯	葛根60克，山藥50克，豬排骨250克，鹽適量。將排骨洗淨、汆水，放入煮沸的清水中，加葛根、山藥同煮，先用大火煮開，再改用小火煮1小時，加鹽調味即可。
溫經散寒葛根桂枝薏米粥	葛根30克，桂枝15克，薏米30克，米60克，鹽適量。先將葛根、桂枝用水洗淨後放鍋內，加適量清水煮沸半小時後取汁，再將薏米、米分別淘洗乾淨，放入上述藥汁中，煮沸後用小火慢煮，至米爛粥熟時加鹽調味即可。
清熱宣肺葛粉羹	葛根粉10克，葡萄乾10粒。將以上材料放入碗中，用沸水沖泡，攪拌成糊狀，加適量蜂蜜或白糖，拌勻即可。
清熱宣肺紅薯葛根湯	鮮紅薯100克，葛根50克。將紅薯洗淨切片，和葛根一起放入鍋內，加清水適量同煮，取汁飲用。

葛根山楂茶

原料：山楂15克，葛根10克。

作法：用水煎煮山楂和葛根，
每日當茶飲。

適用人群：氣滯血瘀型高血脂
症患者。

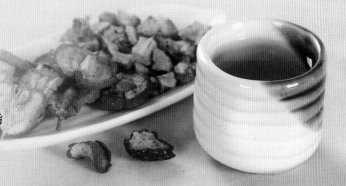

牛蒡子

——解毒利咽散風熱

牛蒡植株

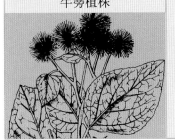

【性味】味辛、苦，性寒

【歸經】歸肺、胃經

【功效】有疏散風熱、宣肺透疹、解毒利咽的功效。

【本草成分】

牛蒡子含牛蒡苷、牛蒡酸、菊糖、醛類、多酚物質等功能性成分，有降血糖、抗病毒、抗腫瘤、鎮咳、保肝等作用。

【這樣用最養生】

牛蒡子用量一般為9～15克。

⊙祛風止癢

牛蒡子配浮萍，祛風止癢功效卓著，用於外感風熱、咽喉腫痛、麻疹透發不暢諸症。配山藥，一補一清，清補合宜，祛痰止咳之力增強，可用於脾胃不健、肺氣虛弱、痰濕內生，以致胸膈滿悶、咳嗽氣短、身倦乏力等症。

⊙治療咽喉腫痛

牛蒡子入肺經，配甘草、薄荷，用於肺經風熱或肺經鬱火、熱毒上炎的咽喉腫痛，如急性咽炎、扁桃腺炎等症有很好的療效。配桔梗，疏風宣肺之力大增，可用於外感風熱、咳嗽、咳痰不利及咽喉腫痛等症。

【服用禁忌】

牛蒡子忌用量過大，其成分牛蒡苷，會引起中樞神經興奮，過量會導致驚厥、呼吸加快、繼而抑制呼吸。

牛蒡子有滑腸作用，氣虛便溏者忌用。

對牛蒡子過敏者忌用，過敏表現為服藥後半小時出現胸悶、氣急、頭暈、嘔吐、皮膚丘疹、血壓下降，但這是極個別現象。

苦丁茶

——清熱明目生津液

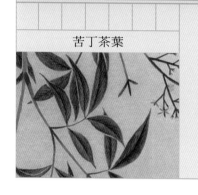

苦丁茶葉

【性味】味苦、甘，性大寒

【歸經】歸肝、肺、胃經

【功效】有疏風清熱、明目生津的功效

【本草成分】

苦丁茶含有熊果酸、β-香樹脂醇、羽扇豆醇、熊果醇等功能性成分，有止痛、抑菌、解痙、降壓、清熱、止渴生津、解毒消炎、強心利尿等作用。

【這樣用最養生】

苦丁茶用量一般為3～9克。

⊙潤喉、止渴、生津

苦丁茶泡茶喝時，可單獨沖泡或與其他茶葉、藥材混合沖泡。與其他茶葉，如烏龍茶、綠茶、花茶等混合沖泡時，既有這些茶的香味，又有苦丁茶回甘、潤喉的優點。苦丁茶與其他茶葉相配的比例不宜超過2：8，否則，苦丁茶就會把其他茶葉的味道蓋住。

苦丁茶性大寒，對胃寒的人而言，在沖泡時可以和紅茶、烏龍茶等熱性茶或與人參、桂圓、紅棗、枸杞等熱補藥材一併沖泡，這種沖飲方法雖然對苦丁茶的藥性有一定的中和作用，但不失為一種養生保健方法。

⊙疏風清熱

用於疏風清熱，可取枸骨葉、苦丁茶，沸水浸泡後飲用，適用於外感風熱、頭昏目赤等症。夏天還可以與蜂蜜一起沖泡製成苦丁茶甘露，口感極佳，清涼解渴。

【服用禁忌】

苦丁茶不可多喝，喝多傷腎，會引起腰痛。

苦丁茶性大寒，寒性體質、脾虛泄瀉者忌用。

苦丁茶不可與富含蛋白質的蝦、魚、肉、蛋類等食物同用，苦丁茶所含鞣質會與蛋白質結合，容易使人便祕。

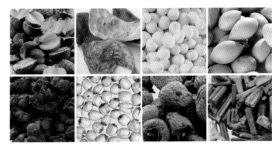

收固斂精

用於預防和治療遺精滑泄、自汗盜汗、帶下過多等病症。

白果

———固精之最

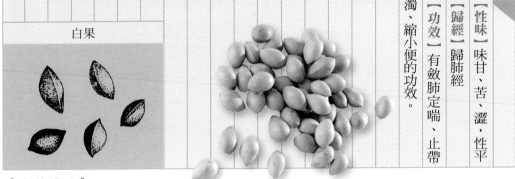

白果

【性味】味甘、苦、澀，性平

【歸經】歸肺經

【功效】有斂肺定喘、止帶濁、縮小便的功效。

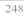
【本草成分】

　　白果含有槲皮素、蘆丁、白果素、銀杏酸、銀杏酚、銀杏醇等功能性成分，有潤肺、定喘、減少痰量、抑菌、降膽固醇等作用。

【這樣用最養生】

　　白果用量一般3～10克，一次用量不可超過10個。

⊙ 降痰、消毒殺蟲

　　《本草綱目》中記載，白果生吃能降痰、消毒殺蟲，如果吃太多會頭昏腦脹，有中毒現象，煮熟了吃則能溫肺益氣、定喘咳、縮小便、止白濁。白果可以在鐵鍋裡炒熟後吃，或者將白果敲裂，放到微波爐裡小火加熱2分鐘即可。

⊙ 斂肺氣、止帶濁

　　白果煮雞蛋食用，能斂肺氣、止帶濁，可治療婦女白帶過多。白果、北沙參、蓮子同燉，可用於治療經期延後、經期腹痛拒按、經血暗黑有塊或不孕症等病症。

⊙ 健脾固腎、收澀止帶

　　白果、蓮子、雞肉煮湯同食，有健脾固腎、收澀止帶的功效，適合冬天進補。可用於病後體弱或勞倦損傷、脾腎不足，有腰腿痠軟、面色蒼白、神疲乏力等症者。

【服用禁忌】

　　白果有毒，忌長期過量服用，否則會出現噁心、嘔吐、腹脹、腹痛、腹瀉、頭痛、驚厥、抽搐、呼吸困難、昏迷等中毒症狀。如有中毒反應出現，可服用雞蛋清、豆漿或牛奶解毒，也可用甘草或是白果殼煮水喝。

　　兒童服用白果需謹慎。白果藥性收斂，咳嗽痰稠者慎用。

治病小驗方

遺尿 紅棗白果枸杞茶	紅棗5枚，白果3個，枸杞3粒。紅棗切開，白果去棕色外殼，鍋中加清水煮10分鐘，每晚臨睡前喝湯，堅持1個冬天，遺尿症狀會有明顯改善。
咳嗽（風熱型） 燕麥薏米白果茶	燕麥120克，薏米120克，白果10克，豆漿750cc。燕麥、薏米分別洗淨，泡水約1小時，備用。鍋內放入豆漿、燕麥和薏米，用大火煮開，再改用小火，加入白果，煮至爛熟即可。
咳嗽（風熱型） 鮮奶白果雪梨湯	雪梨1顆，鮮牛奶80克，白果10克，蜂蜜、白糖、水澱粉各適量。雪梨去皮、核，切成小塊。白果取肉，洗淨備用。鍋內加適量清水，放入雪梨塊、白果肉煮熟，加入蜂蜜、牛奶拌勻，加白糖調味，用水澱粉勾芡即可。

養生方

固腎止帶 白果雞丁	白果10克，雞脯肉500克，蛋清、鹽、白糖、料酒、香油、蔥各適量。將雞肉切成丁，放入碗內，加入蛋清、鹽拌勻。白果煮熟，剝去薄皮。將蔥入油煸炒，加料酒、鹽，放入雞丁、白果，加適量開水燜熟後翻炒幾下，淋入香油，再翻炒幾下，起鍋裝盤即可。
固腎止帶 白果烏雞湯	白果8個，烏雞1隻，米酒、鹽各適量。將烏雞去內臟、頭足，洗淨。把白果填入雞腹中。烏雞入鍋，加米酒及適量清水，用小火煮熟，加鹽調味即可。
清肺定喘 玉米白果瘦肉粥	玉米50克，白果10克，瘦肉30克，米50克，紅棗3枚，鹽、蔥、生薑、香菜各適量。玉米洗淨剝粒，白果洗淨剁碎，瘦肉剁蓉，蔥切花，生薑切絲，香菜切末，紅棗泡發，米淘洗乾淨備用。砂鍋中加清水煮沸，放入米、玉米、白果煮沸。加入瘦肉、紅棗煮熟，再放入其他材料，加調味料調味即可。

白果蜂蜜茶

原料：白果10克，蜂蜜適量。

作法：取白果加水煮熟，放入杯中，加蜂蜜調勻即可。

適用人群：風熱型咳嗽患者，可用此茶來滋陰潤燥。

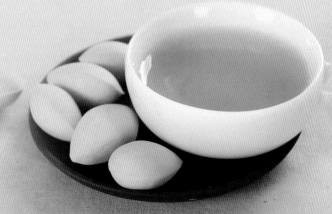

蓮子

——益腎固精安心神

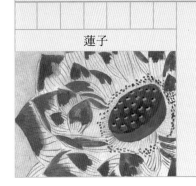

蓮子

【性味】味甘、澀，性平

【歸經】歸脾、腎、心經

【功效】有補脾止瀉、益腎澀精、養心安神的功效。

【本草成分】

　　蓮子含有 β-穀固醇、生物鹼、鈣、磷、鐵等功能性成分，有瀉火、鎮靜、強心、抗衰老等作用。

【這樣用最養生】

　　蓮子用量一般為6～25克。

⊙ 養心安神、健脾止瀉

　　蓮子與黃瓜、南瓜、木瓜同食，適合高血壓、冠心病患者食用，有養心安神、健脾止瀉的功效。蓮子、桂圓同食，補中益氣、養心安神的功效增強，常可作為心血不足、心脾兩虛等虛證患者的食療品，也可作為病後、年老、產後體虛者的滋補食品。

⊙ 減肥、祛斑

　　蓮子與銀耳同食，有助於腸胃蠕動，減少脂肪吸收，故有減肥作用，同時還具有去除臉部黃褐斑、雀斑的功效。蓮子與金銀花同食，可治療因熱毒內擾大腸而引起的暴瀉、痢疾。蓮子、紅薯煮成粥，適宜大便乾燥、習慣性便祕、慢性肝病、癌症患者等食用，還具有美容功效。

⊙ 健美抗衰、烏髮明目、健身延年

　　蓮子和枸杞同食，具有健美抗衰、烏髮明目、健身延年的功效。蓮子與鴨肉同食，具有補腎健脾的功效，適用於脾腎兩虛所引起的食欲不振、消化不良、乏力、腰膝痠軟、尿清長等患者食用。

【服用禁忌】

　　蓮子有收斂作用，胃脹、大便祕結者忌用。

　　蓮子有收斂作用，不可與魚、蝦等富含蛋白質的食物同食。

治病小驗方

消化不良 蓮子扁豆茶	蓮子20克，白扁豆10克，紅棗10枚。水煎當茶飲。
失眠（陰虛火旺型） 蓮子桂圓茶	蓮子30克，桂圓肉20克，紅棗10枚，紅糖適量。水煎當茶飲。
腹瀉（腎虛型） 蓮子芡實茶	蓮子20克，芡實10克，茯苓5克。水煎當茶飲。
口腔潰瘍 玄參蓮棗茶	玄參90克，丹皮30克，炒棗仁30克，柏子仁9克，蓮子心9克。用清水煎煮，取汁，再加白糖適量，分為早中晚3次服用，每日1劑。
水腫 黑豆蓮子茶	黑豆50克，蓮子10克。將黑豆、蓮子洗淨，放入鍋中，加800cc清水，用中火煮熟，當茶飲用。
咳嗽（燥火型） 銀耳蓮子湯	銀耳25克，蓮子15克，冰糖適量。銀耳用水泡發，去蒂洗淨。蓮子放入沸水中浸泡，放入蒸碗內，加入銀耳、冰糖和適量清水，用大火蒸40分鐘即可。

養生方

益氣生津 蓮子南瓜羹	小南瓜1個，蓮子15克，老薑、冰糖各適量。蓮子洗淨泡軟，小南瓜洗淨去皮、瓤，切成大塊。將所有材料放入鍋中，加清水用小火煮約2小時，加入冰糖，再用大火煮10分鐘即可。
溫補腎陽 香菇蓮子豆腐	豆腐500克，香菇100克，蓮子25克，鹽適量。豆腐洗淨，切塊，抹鹽，晾乾。蓮子洗淨，香菇浸水去蒂。油燒熱，將豆腐油炸後撈起，香菇、蓮子放入鍋內，加入適量清水煮沸，放入豆腐，小火熬煮1小時即可。
益肝補脾 荔枝蓮子燉山藥	荔枝、山藥各50克，蓮子20克。荔枝去皮、去核，山藥洗淨，去皮，切成小塊。將荔枝、山藥、蓮子放入鍋中，加適量清水煮熟即可。也可加入適量米煮成粥，於早晚服食，對疳積有一定的食療作用。

蓮子紅茶

原料：紅茶1包，蓮子10枚，紅棗5枚，蜂蜜2小匙，桂圓乾40克。

作法：蓮子用水煮熟，放入紅茶包、紅棗和桂圓乾，待溫後調入蜂蜜即可，每日當茶飲。

適用人群：乏力疲勞者，可用此茶來解乏提神。

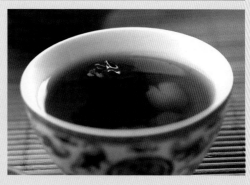

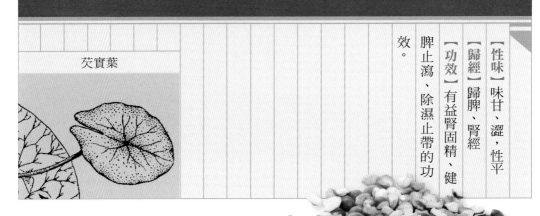

芡實
——除濕止瀉固腎精

芡實葉

【性味】味甘、澀，性平

【歸經】歸脾、腎經

【功效】有益腎固精、健脾止瀉、除濕止帶的功效。

【本草成分】

　　芡實含有蛋白質、碳水化合物、鈣、磷、鐵、硫胺素等成分，有消除尿蛋白、治療慢性腎小球腎炎和慢性腸炎的作用。

【這樣用最養生】

　　芡實用量一般為15～30克。

⊙ 健脾益腎、固精

　　芡實燉老鴨，能健脾益腎、固精，可治療陰虛火旺所致的遺精。芡實與魚頭同食，還有健腦功效，可以治療神經衰弱。

⊙ 強身健體

　　養生有個著名的「四神湯」，取蓮子、薏米、淮山、芡實煮成湯，是適合氣虛之人的養生飲食。也可在四神湯中加排骨、雞肉等，為防止營養過剩、發胖，可以去掉附著的油脂再煮。

⊙ 除濕止瀉

　　芡實甘澀收斂，能益腎固精、除濕止瀉。治腎虛不固之腰膝痠軟、遺精滑精者，常用芡實與金櫻子配合使用，也可與蓮子、蓮鬚、牡蠣等配伍。用於脾虛濕盛、久瀉不癒者，常用芡實與白朮、茯苓、扁豆等藥同用。

⊙ 治療帶下症

　　芡實為治療帶下症之佳品。治脾腎兩虛之帶下清稀，陰道分泌物色白或淡黃，常與黨參、白朮、山藥等藥同用。若治濕熱帶下、陰道分泌物色黃質黏稠，則配伍清熱利濕之黃柏、車前子等藥。

【服用禁忌】

　　芡實有收斂作用，食滯不化者慎服，大小便不利者忌用。

治病小驗方

腹瀉（脾胃虛弱型）山藥芡實扁豆茶	山藥200克，芡實200克，扁豆100克。共同搗碎，混合均勻，每天用約30克，裝在杯子裡用開水泡茶喝。
水腫 茯苓芡實茶	芡實15克，茯苓10克，枸杞適量。芡實、茯苓搗碎，放入鍋中，加適量清水，煎至軟爛時加入枸杞，稍煮即可，當茶飲用。
水腫 芡實荷葉茶	芡實200克，山藥200克，鮮荷葉2張。把芡實煮熟，去殼曬乾，和山藥共研成粉末，每次取30克，與荷葉共煮為茶，趁溫飲用。有補中益氣、消腫利尿作用。
盜汗 蓮實棗仁茶	芡實10克，蓮子10克，酸棗仁10克，桂圓肉12粒。用清水煎煮後服用，於睡前服。
遺尿（肝經濕熱型）芡實茵梔茶	芡實5克，茵陳8克，梔子5克，柴胡3克，生地黃8克，綠茶1克。前5味加清水約300cc，煮沸15分鐘，取沸湯沖泡綠茶，每日1劑。有清熱利濕作用。

養生方

健脾止瀉 山藥芡實粥	山藥、芡實、韭菜各30克，米50克，鹽適量。山藥洗淨，去皮，切塊。芡實洗淨，泡2小時。韭菜洗淨，切碎，米淘洗乾淨。鍋中倒入適量清水煮沸，放入芡實煮10分鐘，放入米煮20分鐘，加入山藥煮熟，放入韭菜末、鹽煮沸即可。
健脾和胃 花生芡實粥	花生50克，芡實15克，米100克，冰糖適量。將芡實泡發，花生沖洗乾淨後，放入鍋內，加入清水，小火煮至爛，備用。將米用清水淘洗乾淨，除去泥沙雜質，放入鍋中，加清水煮成稀粥，粥熟後加入芡實、花生、冰糖，拌勻即可。
益腎固精 桂圓蓮實粥	蓮子25克，芡實25克，桂圓10克，米150克，冰糖2大匙。蓮子用清水泡發後，擦去仁衣，抽出蓮心，沖洗乾淨。米淘洗乾淨。芡實，桂圓洗淨，去雜質。蓮子、芡實、桂圓放入鍋內，加清水適量用小火煮爛，備用。米放入鍋內，加清水，用大火煮沸後，轉用小火煮成稀粥，再將蓮子、芡實、桂圓倒入，加入冰糖拌勻即可。

芡實蓮子豬肉湯

原料：芡實、蓮子各50克，豬瘦肉200克，鹽適量。

作法：芡實洗淨去雜，蓮子泡發後洗淨，豬瘦肉洗淨切塊。將三者一同入鍋煮沸後，改小火熬煮1小時，最後加鹽調味即可，每週食用2次。

適用人群：腎虛腰痠痛、神經衰弱者，可用此湯來補脾固腎。

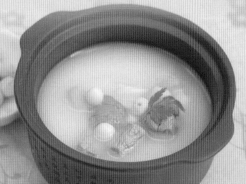

五味子
——收斂固精護五臟

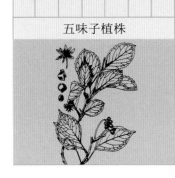

五味子植株

【性味】性溫，皮肉甘酸，核中辛苦，有鹹味，五味俱全，故得名。

【歸經】歸肺、心、腎經

【功效】有收斂固澀、益氣生津、補益五臟的功效。

【本草成分】

五味子含有五味子素、去氧五味子素、五味子醇等功能性成分，有保護人體五臟、消炎、益智、增強體能耐力、延緩衰老、增強免疫力等作用。

【這樣用最養生】

五味子用量一般為1～6克。五味子有北五味子與南五味子之分，北五味子的滋補作用強，而且品質較好，用於養生保健時常選用北五味子。五味子酸味較重，可加適量白糖調味。

⊙ 治療酒後吐瀉、虛汗

五味子與桑甚用清水煎煮後服用，可作為酒後吐瀉、虛汗者的食療方。

⊙ 用於早洩、遺精

五味子與核桃仁同食，對腎虛耳鳴及神經衰弱之失眠有效。五味子加冰糖煎取藥汁飲用，能益陰生津、澀精止遺，可用於早洩、遺精者。五味子煎汁，加入蜂蜜飲，可治療早洩、遺尿、腰膝痠軟、體虛潮熱、不自覺流汗、多汗、咳喘無痰、口燥咽乾等病症。

⊙ 治療糖尿病

五味子還是用於糖尿病輔助治療的良藥，可取五味子250克，鮮紅皮雞蛋10顆，先將五味子煮汁，待冷後，放入雞蛋，浸泡6～7日。每日早晨用沸水或黃酒沖服雞蛋，用於糖尿病併發氣管炎屬肺腎氣虛者，有補益肺腎、納氣平喘之功效。

【服用禁忌】

五味子有收斂固澀作用，外感風寒風熱、內有實熱，或咳嗽初起、麻疹初發者忌用。

治病小驗方

糖尿病（併發高血壓）五味羅布麻茶	羅布麻6克，山楂15克，五味子5克。以上3味開水沖泡，當茶飲用。有降壓利尿、活血安神之功效。
糖尿病（併發高血壓）五味夏枯草茶	五味子5克，夏枯草10克，酸棗仁10克。將夏枯草、五味子、酸棗仁放入鍋中。水煎3次，去渣，合併藥汁，當茶飲用。
咳嗽（體虛型）五味人參茶	人參9克，麥冬9克，五味子6克。水煎當茶飲。適用於溫熱暑熱耗氣傷陰引起的神疲乏力、氣短懶言、咽乾口渴或久咳肺虛、氣陰兩虛等症。
咳嗽（體虛型）五味蛤蚧茶	蛤蚧1對，核桃仁250克，五味子60克。炒酥研末，每次6克，早晚各1次，以溫水沖服。
失眠（肝鬱化火型）五味麥冬茶	麥冬12克，黨參12克，酸棗仁9克，柏子仁9克，五味子6克。用清水煎煮2次，合併藥汁，當茶飲用。
盜汗五味石斛茶	石斛10克，先水煎，再加山茱萸6克，五味子6克。用清水煎煮後服用，每日1劑，分為2次服用。

養生方

安神益氣人參五味粥	人參10克，五味子6克，麥冬10克，米150克，白糖適量。將人參切成薄片，麥冬砸扁，去內梗，洗淨。五味子洗淨，去雜質。米淘洗乾淨。將米、人參、五味子、麥冬同放鍋內，加清水800cc，大火煮沸，再用小火煮35分鐘，加入白糖拌勻即可。適用於脾氣虛、肺氣虛等各種氣虛等症。
滋補肝腎核桃五味子羹	核桃仁3個，五味子6克，蜂蜜適量。將核桃仁、五味子搗碎，放入鍋中，加清水用大火煮沸，再用小火稍煮即可。食用時用蜂蜜調味，適合睡前食用。
補養心脾山藥桂圓粥	鮮山藥100克，桂圓15克，荔枝肉3～5枚，五味子3克。先將山藥去皮，切成薄片，與桂圓、荔枝肉、五味子放入鍋中，加清水用大火煮沸，再用小火煮熟即可。適合早晚食用。

人參烏雞湯

原料：人參10克，烏雞1隻，鹽適量。

作法：將烏雞洗淨，人參放入雞腹內，放砂鍋中。加水適量，燒沸，改用小火熬燉，至雞肉熟爛，加入少許鹽調味即可，每週食用1次。

適用人群：氣血虛弱的老年人，血熱、月經不調的女性，可用此湯來補益脾氣、攝血止血。

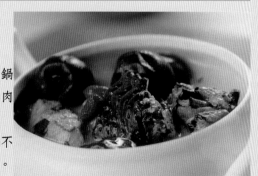

覆盆子

——益腎固精治貧血

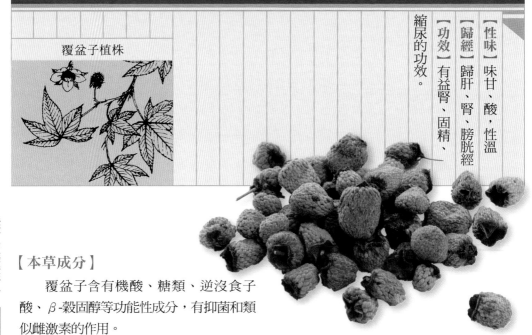

覆盆子植株

【性味】味甘、酸，性溫

【歸經】歸肝、腎、膀胱經

【功效】有益腎、固精、縮尿的功效。

【本草成分】

覆盆子含有機酸、糖類、逆沒食子酸、β-穀固醇等功能性成分，有抑菌和類似雌激素的作用。

【這樣用最養生】

覆盆子用量一般為6～12克，可鮮用或乾製後使用，藥用覆盆子多為乾品，覆盆子與桑葚不同，兩者要加以鑑別使用。

⊙ 用於陽痿、不孕

覆盆子甘酸微溫，入肝腎經，用於腎虛遺精、滑精、陽痿、不孕者，常與枸杞、菟絲子、五味子等同用。用於腎虛遺尿、尿頻者，常與桑螵蛸、益智仁、補骨脂等藥同用。用於肝腎不足、目暗不明者，可單用，或與枸杞、桑葚、菟絲子等藥同用。

⊙ 治療遺精、早洩、尿頻

覆盆子與綠茶同煮汁飲用，適合遺精、小便頻數、陽痿等症者食用。覆盆子與芡實、韭菜子、棗皮、炒山藥一起用清水煎服，可以治療遺精、早洩、陽痿、尿頻，以及小兒遺尿等症。

⊙ 治療老年人多尿、遺尿

如果是老年人有多尿遺尿症狀，可取覆盆子10克，金櫻子10克，桑螵蛸10克，沙苑子10克，用清水煎煮後當茶飲用。

⊙ 養血、補血

覆盆子單獨食用可以養血補血，與菠菜同用，並配合紅棗，可作為各種類型貧血症的輔助食療。

【服用禁忌】

覆盆子性溫，腎虛火旺、小便短赤者慎服。

石榴皮
——止瀉止血袪蛔蟲

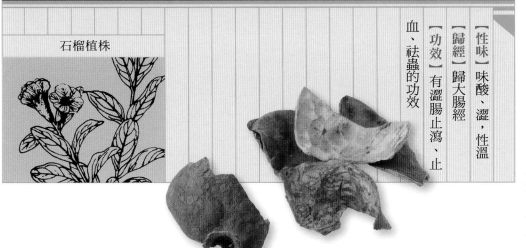

石榴植株

【性味】味酸、澀，性溫

【歸經】歸大腸經

【功效】有澀腸止瀉、止血、袪蟲的功效

【本草成分】

石榴皮含石榴皮苦素、鞣質、甘露醇、菊酚、沒食子酸、熊果酸、異槲皮苷等功能性成分，有抗菌、抗病毒、止瀉、刺激胃腸黏膜等作用。

【這樣用最養生】

石榴皮用量一般為3～15克，藥用石榴皮是鮮石榴皮經過乾製所得。

⊙止瀉

石榴皮善止瀉，與玉米共研細末，分幾次以溫水沖服，可作為消化不良引起的腹瀉患者的食療方。用於小兒腹瀉，可取高粱米6克，放鍋內炒至炸裂，石榴皮15克，用清水煎煮後服用。

⊙收斂、止血

石榴皮與白芨煮湯喝，有收斂、止血作用，適用於鼻出血。也可用石榴皮30克，用清水煎煮，加適量紅糖或蜂蜜，適用於脾虛泄瀉、便血、脫肛、滑精、帶下、蟲積腹痛等病症。

⊙袪蟲

石榴皮也可用於袪蟲。石榴皮15克，檳榔9克，加清水煎煮後飲用，可祛除蛔蟲和條蟲。

【服用禁忌】

石榴皮有輕微毒性，用量不宜超過15克，痢疾積滯未清者慎服。

石榴皮不可與富含蛋白質、鈣的食物同食，如石榴皮不可與螃蟹同食，石榴皮所含的鞣質會與蛋白質、鈣結合成不易消化的物質，影響營養物質的吸收，刺激消化道，出現腹痛、腹瀉、嘔吐、噁心等症。

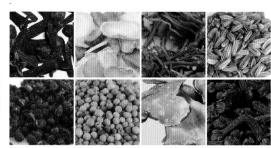

溫祛裡寒

有溫暖臟腑，祛除身體裡寒氣的作用，溫裡又稱為溫中。

附子

——溫裡之最

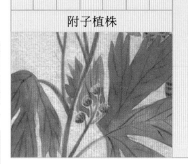

附子植株

【性味】味辛、甘，性大熱

【歸經】歸心、腎、脾經

【功效】有回陽救逆、補火助陽、逐風寒濕邪的功效

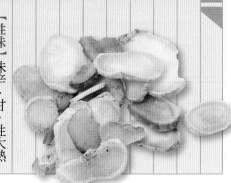

【本草成分】

　　附子含有烏頭鹼、中烏頭鹼，有強心、改善血液循環、防止休克、抗心律失常、保護心肌、提高抗寒能力、消炎、鎮痛、鎮靜、抑制胃潰瘍形成等作用。

【這樣用最養生】

　　附子用量一般為3～10克，陽氣極度衰竭可用18～30克。生附子毒性較大，一般要炮製後使用，稱為制附子。藥店出售的附子因炮製方法不同，分為黑附片、白附片。

　　附子用清水煎煮不應少於1小時，也不宜超過1.5小時，否則將影響藥效。人參與附子合用，陰陽雙補，兩者各半，燉1.5個小時左右即可。

⊙ 治療脾陽不足

　　附子燉羊肉適合手腳冰涼、四肢無溫、腹瀉畏寒等脾陽不足的人食用，是冬天的進補佳品。中醫最常用的一個中成藥附子理中丸也有類似功效。

⊙ 用於肝腎不足

　　用於肝腎不足引起的腰膝無力、周身疼痛等症，也可飲用杜仲附子酒。制附子25克，杜仲50克，獨活20克，懷牛膝25克，淫羊藿30克，研碎，放入2000cc的白酒中，加蓋密封，每隔3天搖晃1次，15天後飲用，每次15～20cc。

【服用禁忌】

　　附子性大熱，口乾舌燥、舌體發紅等體內有熱者忌用。

治病小驗方

腹瀉（寒濕型） 白通湯	制附子9克，乾薑6克，蔥白4根，加適量清水煎煮，煎煮到藥液濃縮至加水量的1/3時熄火，趁溫飲用。
頭痛（肝陽上亢型） 附子杜仲茶	杜仲10克，淫羊藿10克，制附子5克，甘草5克。水煎當茶飲。
頭痛（肝陽上亢型） 附子補骨脂茶	補骨脂10克，肉桂5克，制附子5克，甘草5克。水煎當茶飲。
冠心病（陽虛型） 附子紅參茶	紅參10克，桂枝5克，乾薑5克，制附子3克，甘草3克。水煎當茶飲。
陽痿 附子紅茶	制附子2克，紅茶3克。先將制附子放入鍋中，加200cc清水，煮沸半小時，再泡紅茶飲用，沖飲至味淡。
肺炎 附子薑甘茶	制附子2克，乾薑3克，甘草3克，紅茶3克。先將制附子、乾薑、甘草放入鍋中，加250cc清水，煮沸半小時，再泡紅茶飲用，沖飲至味淡。

養生方

溫中散寒 乾薑附子粥	制附子3～5克，乾薑1～3克，米50克，蔥白2根，紅糖適量。將制附子、乾薑研為極細粉末，米淘洗乾淨，蔥白洗淨切段。米加適量清水，放入鍋中熬粥，待粥沸後，加入藥末、蔥白段、紅糖同煮為稀粥即可。
滋養陰陽 附子燉甲魚	甲魚1隻，制附子9克，陳皮10克，料酒、陳醋、生薑、鹽、醬油、胡椒粉、蔥白各適量。制附子、陳皮洗淨後，加清水用小火慢煮1小時，取汁100cc。甲魚宰殺，去內臟，用熱水燙泡，去淨外表粗皮，剁成塊，放入料酒、陳醋稍醃。油燒至七成熱時放生薑、甲魚肉炒至香味溢出，放入清水、鹽、醬油、胡椒粉，大火燉至甲魚肉熟爛，再入藥汁、胡椒粉、蔥白，燜至收汁即可。
溫中補腎 附桂雞蛋湯	制附子10克，肉桂5克，雞蛋1顆。將肉桂、制附子用清水煎煮，取汁，打入雞蛋，煮熟即可。

陳附茶

原料：制附子9克，陳皮6克。

作法：將以上藥材用水煎煮後服用。

適用人群：急性病毒性肝炎患者。

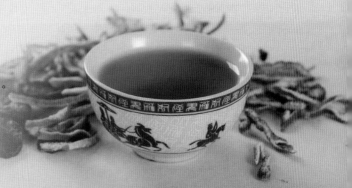

丁香

——溫中暖胃消腹痛

丁香花

【性味】味辛，性溫

【歸經】歸脾、胃、肺、腎經

【功效】有溫中降逆、補腎助陽的功效

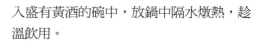

【本草成分】

丁香含有丁香油酚、山柰酚等功能性成分，有抗菌、祛蟲、健胃、止痛等作用。

【這樣用最養生】

丁香用量一般為2～6克，丁香的花蕾乾燥後入藥，稱公丁香，中藥方中的丁香通常指公丁香。果實入藥被稱為母丁香，藥性與公丁香相似，但藥力較公丁香弱。

⊙ 暖胃止嘔

丁香與雪梨同食，能暖胃止嘔，可用於治療脾胃虛寒型的妊娠嘔吐，但丁香每次用量不宜超過1.5克。

⊙ 除口臭

丁香善去除口臭，如果口中含丁香2粒，也可以咀嚼，片刻後吐出，效果顯著。或者取3克丁香放入茶杯。用沸水沖泡，蓋上蓋子燜片刻，用以漱口，幾次後口臭也會消失。

⊙ 用於胃寒疼痛

丁香味辛性溫，善祛寒，可用於胃寒疼痛。用丁香3～5粒，黃酒1碗，將丁香放入盛有黃酒的碗中，放鍋中隔水燉熱，趁溫飲用。

⊙ 止呃逆、嘔吐

如果是胃寒引起的嘔吐、呃逆，丁香常與柿蒂、黨參、生薑等同用。如果是脾胃虛寒之吐瀉、食少，與白朮、砂仁等同用。妊娠後出現噁心嘔吐、頭暈厭食，或食入而吐者，可將丁香與人參、藿香同用。

⊙ 溫腎、助陽起痿

丁香入腎經，有溫腎助陽起痿之功，可與附子、肉桂、淫羊藿等同用，對陽痿有輔助治療效果。

【服用禁忌】

丁香性溫，體內有火者忌用。

丁香與鬱金藥性相畏，不能同食。

治病小驗方

咳嗽（風熱型）雙香茶	丁香6克，檀香20克，石膏、紅花、甘草、北沙參各10克。水煎當茶飲。
胃痛（脾胃虛寒型）丁香棗茶	紅棗7枚，去核，丁香40粒，研末，分別裝入棗內。小火烘焦後研成細末，分成7份，每次1份，每日服2次，溫開水沖服，輕則1個療程，重則2個療程即見效。
胃痛（脾胃虛寒型）丁香肉桂茶	丁香10克，肉桂20克。研為細末，密閉貯存，於飯前用溫開水送服3～5克。
胃痛（脾胃虛寒型）丁香甘草鹽紅茶	丁香100克，炙甘草100克，沉香100克，生薑5克，紅茶8克，鹽適量。丁香、炙甘草、沉香研磨成粉，分別包裝。生薑洗淨後剁成碎粒，放入茶杯中，再取丁香、炙甘草、沉香各5～10克，與紅茶放入茶杯中，加鹽。沸水沖泡，清晨空腹服用。

養生食療方

補益脾胃丁香桂胡雞	丁香10克，肉桂10克，母雞1隻，老薑、蔥白、白胡椒、鹽各適量。將母雞、丁香、白胡椒、肉桂、老薑拍破，蔥白切段放入鍋中，加清水500cc，用小火煨煮，煮至雞肉將熟時，加鹽調味即可。
溫中散寒丁香薑糖	紅糖200克，生薑碎末40克，丁香粉5克。將紅糖放入鍋中，加清水適量，以小火煎熬至較稠時，加入生薑及丁香粉拌勻，再繼續煎熬，至挑起成絲狀而不黏手時停火，將紅糖倒在塗過油的大瓷盤中，待稍冷切條塊即可。
滋腎助陰丁香鴨	鴨子1隻，丁香6克，醬油、料酒、蔥、生薑、香油、鹽、白糖、白胡椒各適量。鴨子洗淨，瀝乾水分。蔥切段，生薑切片。鴨子用料酒、醬油、鹽、白糖、白胡椒、丁香、蔥、生薑拌勻，醃漬約2小時。把鴨子掛在通風處晾乾（盆內的調味料留用），待鴨皮晾乾後，把醃鴨子的調味料塞入鴨腹內，用大火隔水蒸爛取出，揀去蔥、生薑、丁香即可。

丁香梨

原料：大鴨梨1顆，丁香15粒。

作法：鴨梨洗淨，從梨把一側切下一小片，然後挖去梨核，將丁香裝入，再將切掉的梨片蓋好，並用牙籤插牢固定。蒸至梨熟，取出，倒出丁香即可。每日2次，連用幾日。

適用人群：嘔吐者，可用丁香梨來降逆止嘔、化痰理氣。

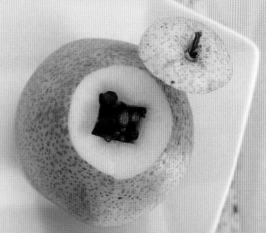

肉桂

——散寒止痛通血脈

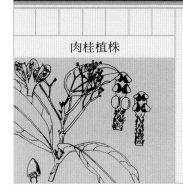

肉桂植株

【性味】味辛、甘，性大熱

【歸經】歸脾、腎、心、肝經

【功效】有補火助陽、散寒止痛、活血通經的功效

【本草成分】

肉桂含有桂皮醛、乙酸桂皮酯、乙酸苯丙酯、鞣質、黏液質等功能性成分，有鎮靜、降溫、降壓、健胃、通經、殺菌、祛痰、鎮咳、利尿、抗輻射、控制血糖平衡的作用。

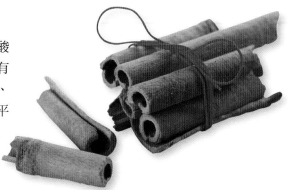

【這樣用最養生】

肉桂用量一般為2～10克。

⊙ 散寒氣、活血散瘀

肉桂還能夠散寒氣、溫暖血液經脈，體寒造成的月經問題也可以吃肉桂治療。服用方法是，將肉桂磨成粉沖水喝，也可以和補血補氣的食物一起吃。肉桂、山楂、紅糖一起煮湯飲用，能活血散瘀，適用於婚久不孕、經期延後、量少色暗、有瘀塊者。

⊙ 補火助陽

肉桂燴雞肝食，可補肝腎，溫腎陽，適用於腎虛腰冷、夜多小便、小兒遺尿等症。

⊙ 治療不孕症

對於腎陽虛型不孕症，可用肉桂燉羊肉進行輔助食療。肉蓯蓉15克，巴戟天10克，肉桂3克，生薑3片，用紗布包好，與200克羊肉同放入砂鍋，加適量清水燉到羊肉爛熟，加料酒和鹽，再稍煮一會兒即可。每週吃2～3次。

【服用禁忌】

肉桂性大熱，陰虛火旺、有出血症狀者忌用，孕婦忌用。肉桂不宜與赤石脂同用，兩者藥性相畏。

治病小驗方

低血壓 肉桂黨參茶	肉桂10克，黨參15克，黃精12克，紅棗10枚，甘草6克。水煎當茶飲，每日1劑，連續服15日見效。
遺尿 肉桂益智仁茶	肉桂9克，淫羊藿15克，益智仁15克。用清水煎煮，分為2次服用，每日2次。
胃痛 肉桂丁香茶	肉桂20克，丁香10克。研為細末，密閉貯存，於飯前用溫開水送服3～5克。
腹瀉（腎虛型） 肉桂補骨脂茶	肉桂5克，補骨脂10克，肉豆蔻10克，五味子5克，吳茱萸5克。水煎當茶飲。
便祕（氣虛型） 肉桂當歸茶	肉桂5克，當歸、牛膝、肉蓯蓉各10克。水煎當茶飲。

養生方

陰陽雙補 甲魚肉桂湯	甲魚1隻，肉桂5克，鹽適量。甲魚去殼，洗淨、切塊。切好的甲魚與肉桂一起放入大碗中，隔水蒸熟，加鹽調味即可。
溫中散寒 肉桂甜粥	肉桂5克，車前草30克，米50克，紅糖適量。先將肉桂和車前草用水煮半小時，撈去藥渣，把米放入藥汁，大火煮沸，再用小火將粥煮爛，加紅糖即可。
氣血雙補 羊肉大補湯	羊排肉200克，肉桂1塊，陳皮、當歸、白芷、甘草各5克，杏仁10克，黨參、黃耆、茯苓、白朮各8克，生薑2片，鹽適量。羊排肉洗淨，斬塊，放入沸水中，加適量生薑汆燙去腥。所有藥材洗淨，放入紗布袋中紮好。鍋中加清水煮沸，將藥材放入，中火煮半小時，揀出藥料包，下入其他所有材料小火煮2小時，下鹽調味即可。

肉桂蜂蜜茶

原料：茶葉4克，肉桂3克，蜂蜜20克。

作法：將肉桂磨碎，加入適量水煎沸，然後放入茶葉煮3分鐘後，待放溫後，調入蜂蜜即可，每日當茶飲。

適用人群：脾虛者，可用肉桂蜂蜜茶來益胃健脾。

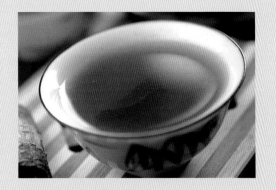

花椒

——溫中止痛殺蛔蟲

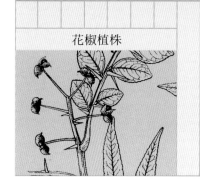

花椒植株

【性味】味辛，性溫

【歸經】歸脾、胃、腎經

【功效】有溫中止痛、殺蟲止癢的功效

【本草成分】

花椒含有揮發油、川椒素、植物固醇、不飽和有機酸等功能性成分，有抑菌、殺蟲、麻醉、止痛等作用。

【這樣用最養生】

花椒用量一般3～6克，大劑量可用到30克。

⊙ 開胃散寒

花椒食療最常見的方式就是製作花椒油。用油炒花椒，至花椒微焦，花椒油就製成了，裝入瓶中，隨時可用。花椒油具有開胃散寒的作用，通常用於拌各種涼菜。

⊙ 溫中散寒、活血止痛

將花椒小火炒後放入黃酒中，即為花椒酒，花椒酒具有溫中散寒、活血止痛的功效，適用於心腹冷痛、寄生蟲致心痛等症。

⊙ 暖胃止痛

古人還有一個「花椒粥」的經典食療，對老年人脾胃虛弱、脘腹冷痛、腸鳴腹瀉非常有效。用花椒3克，白麵粉100克，生薑3片，一同煮粥，有溫中補虛、暖胃止痛的功效。

⊙ 殺蟲

花椒還有殺蟲作用，取花椒20粒，醋100cc，白糖適量，共同煎煮後，除去花椒，一次飲完，可以祛除腸道蛔蟲、蟯蟲。口含花椒醋2分鐘後吐掉，連續5天，可改善牙齦出血的症狀。

【服用禁忌】

花椒味辛性溫，陰虛火旺者忌用，孕婦慎服。

花椒不可與防風同食，防風性溫、味辛甘，花椒性溫味辛，兩者同食，會使防風藥性變得燥烈。

花椒不可與羊肉等性熱食物同食，若搭配過量食用，容易火氣大，並造成便祕。

治病小驗方

回乳 花椒紅糖茶	花椒、紅糖各30克。將花椒先放在清水中泡1小時，花椒水倒入鍋中，用大火煮10分鐘，出鍋時加入紅糖即可。每日飲用1次即可。
咳嗽（風寒型） 花椒冰糖蒸梨	梨1顆，花椒10粒，冰糖適量。梨洗淨，靠柄部橫斷切開，挖去中間核後，放花椒、冰糖，把梨上部拼對好，放入碗裡，上鍋蒸半小時左右即可。
嘔吐 花椒綠豆湯	花椒6克，綠豆50克。用清水煎煮，當茶飲用，能夠緩解反胃嘔吐。
胃炎（脾虛濕阻型） 花椒烏梅茶	花椒6克，烏梅9克。用清水煎煮，每日2～3次，此茶還可祛蟲。
胃痛（脾胃虛寒型） 花椒豆茶	黃豆50克，花椒10粒。水煎當茶飲，可治生冷食物引起的胃、腹痛。

養生方

清熱涼血 椒油藕片	鮮藕250克，花椒7粒，醋、鹽、白糖各適量。將藕洗淨，刮去外皮、切片，入沸水鍋中汆透，撈入盤中，加鹽、醋、白糖拌勻。鍋中加油燒熱，下花椒炸至變色時撈出，將炸好的花椒油倒入盤中藕片上，拌勻即可。
開胃降脂 白蘿蔔炒肉絲	白蘿蔔350克，豬瘦肉100克，水澱粉、花椒、生薑、蔥絲、鹽、料酒、醋各適量。將白蘿蔔洗淨切成絲，將豬瘦肉洗淨切成絲，加鹽、水澱粉抓勻上漿。鍋內加清水、鹽煮沸，放入肉絲汆熟，撈出瀝乾水。油燒至六成熱，放入花椒炸出香味，加蔥絲、生薑、白蘿蔔絲煸炒，加料酒、鹽，炒至八成熟時加入肉絲、醋，翻炒均勻即可。
溫中散寒 花椒米粥	米100克，蔥、生薑、花椒、鹽各適量。米淘洗乾淨，放入鍋中，加清水熬煮成粥。將蔥、生薑、鹽加入粥中，拌勻後稍煮一會兒，趁熱撒入花椒即可。

花椒紅糖飲

原料：花椒30克，紅糖30克。

作法：將花椒先放在清水中泡1小時。鍋置火上，倒入花椒水再大火煮10分鐘，出鍋時加入紅糖即可。

適用人群：停止母乳餵養的女性，可用花椒紅糖飲回乳、減輕乳房脹痛。

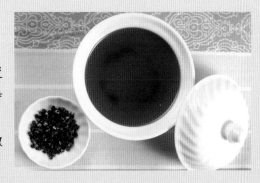

小茴香

——散寒止痛和脾胃

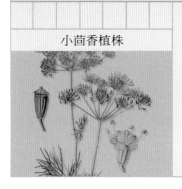

小茴香植株

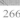
【本草成分】

小茴香含有茴香腦、茴香醛、檸檬烯、蓚酮、愛草腦、γ-松油烯、α-蒎烯、月桂烯等功能性成分，有抑菌、利尿、促進胃腸蠕動、促進膽汁分泌、抗潰瘍等作用。

【這樣用最養生】

小茴香用量一般為3～15克。

⊙ 治療小腹冷痛、痛經

小茴香常與烏藥、青皮、高良薑等配伍，用於小腹和陰部牽引痛，也可將小茴香炒熱，用布包裹放於腹部。小茴香與橘核、山楂等同用，可用於肝氣鬱滯、睪丸偏墜脹痛。用於肝經受寒之小腹冷痛，或痛經，可與當歸、川芎、肉桂等同用。

⊙ 開胃、止嘔

小茴香善理脾胃之氣，產生開胃、止嘔的作用，用於胃寒氣滯之胃脹痛，可與高良薑、香附、烏藥等同用。用於脾胃虛寒的胃脹痛、嘔吐食少，可與白朮、陳皮、生薑等同用。

⊙ 治療疝氣

小茴香與無花果同食，可治療疝氣。小茴香、大料、豬膀胱一起燉服，能理氣、消脹，可作為小兒疝氣的食療方。小茴香與豬瘦肉同食，能行氣止痛、溫腎散寒，可用於治療小兒疝氣、陰囊腫大。

⊙ 補腎強腰膝

小茴香與鹿茸、菟絲子一起燉羊腎，還可作為糖尿病腎病的輔助食療，尤其對腰部冷痛明顯者，有補腎強腰膝之功效。

【服用禁忌】

小茴香味辛性溫，熱證及陰虛火旺者忌用。

治病小驗方

疝氣腹痛 小茴香茶	小茴香10～15克。炒焦，磨粉，用開水分3次沖服。
胃痛（肝胃不和型） 小茴香枳殼茶	小茴香12克，枳殼12克，烏藥10～12克，川厚朴8～12克，佛手8～10克，陳皮8克，甘草8克。加清水煎成300cc，每日分2次趁溫服用。
睾丸腫痛 海帶小茴香茶	海帶30克，小茴香6克。用清水煎煮，吃海帶，喝湯。
疝氣 小茴香荔枝核茶	小茴香、荔枝核、橘核、延胡索各9克。所有材料加適量清水煎煮即可。每日飲用，連服數日。
尿道結石 小茴香烏藥茶	小茴香12～15克，烏藥、八月札、虎杖各15克，雞內金12～18克，金錢草20～30克，甘草10克。材料放入鍋中，加清水煎成500cc，每日分2次趁溫服用。

養生方

溫中散寒 小茴香羊肉	羊肉1000克，大蒜150克，小茴香、花椒、黃醬、醬油、鹽各適量。羊肉洗淨，分4塊放入沸水中汆透。大蒜剁成蓉，鍋內放適量油，下黃醬翻炒，加醬油、花椒、小茴香、鹽製成醬湯，放入羊肉，小火醬熟，切成片。炒鍋放入油，下蒜蓉炒香，放入羊肉片，加入鹽、清水稍燜即可。
開胃消食 茴香豆	黃豆500克，小茴香、桂皮、鹽各適量。黃豆洗淨，浸泡8小時後撈出瀝乾水。將所有調味料放入鍋內，加適量清水，放入泡發好的黃豆，用小火慢煮至黃豆熟。待水基本煮乾後，鍋離火，揭蓋冷卻即可。
開胃消食 茴香米粥	米50克，小茴香、鹽各適量。將小茴香放入砂鍋內，加適量清水煮，取汁。將米淘洗乾淨，與茴香湯汁、鹽一同放入鍋中煮粥，煮至米熟爛即可。

小茴香香附糖茶

原料：小茴香、制香附各10克，
紅糖適量。

作法：小茴香、制香附用水煎
煮，去渣取汁，加入紅糖，分3
次服用。

適用人群：氣血兩虛型痛經者，
可用這種糖茶來調經止痛。

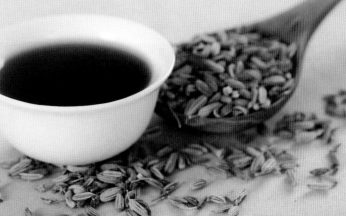

胡椒

——溫中止痛消濃痰

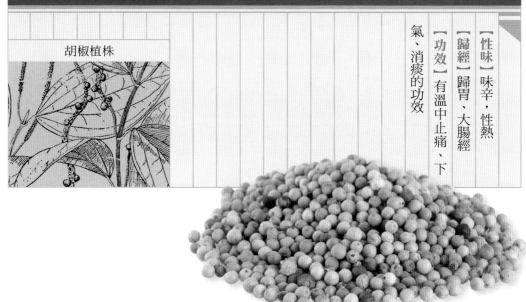

胡椒植株

【本草成分】

胡椒含有胡椒鹼、胡椒脂鹼、胡椒新鹼、向日葵素、二氫葛縷醇、氧化石竹烯、隱品酮等功能性成分，有抗驚厥、鎮靜、殺蟲、祛風、健胃等作用。

【這樣用最養生】

胡椒用量一般1～3克。胡椒有白胡椒和黑胡椒之分，入藥為白胡椒。無論是白胡椒還是黑胡椒，都不能高溫油炸，應在菜肴或湯羹即將出鍋時添加適量，均勻拌入。

⊙ 溫肺化痰

有些人容易肚子痛，是由於腸胃虛寒造成的，可在燉肉時加入人參、白朮，再放點白胡椒調味，除了散寒以外，還能產生溫補脾胃的作用。肺寒痰多的人可將白胡椒加入羊肉湯，以溫肺化痰。平時吃涼拌菜，最好也加點白胡椒麵，以去涼防寒。

⊙ 補益脾胃

胡椒茴香牛肉湯，就是一道補益脾胃的民間藥膳方，用料為胡椒10克，大料10克，牛肉500克，大蒜適量。把全部用料處理後放入鍋內，加清水適量，大火煮沸後，小火煮2小時，加醬油調味即可。

⊙ 溫中散寒

不喜歡吃牛肉的，也可以把牛肉換成羊肉，或者加適量橘皮蒸魚吃，都有很好的溫中散寒作用。

【服用禁忌】

胡椒性熱，不可多食。孕婦慎服，風熱感冒、濕熱實火及陰虛有火者忌用。

大料

——溫中散寒止疼痛

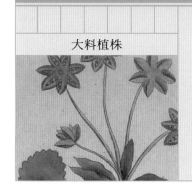

大料植株

【性味】味辛，性熱

【歸經】歸肝、腎、脾、胃經

【功效】有溫陽散寒、理氣止痛、健胃止嘔的功效。

【本草成分】

大料又名大茴香、八角茴香，含有茴香醚、黃樟醚、茴香醛、茴香酮、水芹烯等功能性成分，有抑菌、鎮痛和類似雌激素的作用。

【這樣用最養生】

大料用量一般3～9克。

⊙ 消食開胃、理氣、消脹

大料通常被作為配料使用，煮湯、燉肉或是炒菜時放入幾枚，有消食開胃作用。大料與豬膀胱燉食，能理氣、消脹，可作為小兒疝氣的食療方。

⊙ 治療小腹氣墜、腰痛

大料還有一些流傳於民間的偏方。治小腸氣墜，可用大料9克，小茴香9克，乳香適量，用清水煎煮後服用。治腰重刺脹，可將大料炒為末，食用前用酒送服。治腰痛如刺，可取大料4克，炒後研末，使用前用鹽湯送服。

⊙ 治療大、小便不下、腹脹如鼓、氣促

治療大、小便不下、腹脹如鼓、氣促，可以用大麻子25克，炒後去殼，大料7枚，生蔥白3～7根，同研為末，用清水煎煮，調五苓散服用。

⊙ 治療白癜風

治療白癜風，可將黑豆先用清水浸泡軟後，用大料及適量鹽煮熟或炒食，每日吃50～90克為宜。

⊙ 預防甲型H1N1流感

大料可預防甲型H1N1流感，可煮粥食用。也可與茶葉、五香粉一起煮茶葉蛋食用，可與蘿蔔、牛腩一同燉食，也可與冬蟲夏草、老鴨同煮。

【服用禁忌】

大料味辛性溫，陰虛火旺者忌用。

國家圖書館出版品預行編目資料

選對中藥養好身 / 辛茜庭作. -- 初
版. -- 新北市：華志文化，2012.03
　　面；　　公分. --（健康養生小百科；7）

ISBN 978-986-88042-2-7（平裝）

1. 中藥

414　　　　　　　　　　　　101001032

系列／健康養生小百科 0 0 7

書名／選對中藥養好身

華志文化事業有限公司

作　　　者　辛茜庭醫師

執行編輯　林雅婷

美術編輯　黃美惠

文字校對　陳麗鳳

企劃執行　康敏才

總　編　輯　黃志中

社　　　長　楊凱翔

出　版　者　華志文化事業有限公司

電子信箱　huachihbook@yahoo.com.tw

地　　　址　116 台北市興隆路四段九十六巷三弄六號四樓

電　　　話　02-29105554

總經銷商　旭昇圖書有限公司

地　　　址　235 新北市中和區中山路二段三五二號二樓

電　　　話　02-22451480

傳　　　真　02-22451479

郵政劃撥　戶名：旭昇圖書有限公司（帳號：12935041）

電子信箱　s1686688@ms31.hinet.net

出版日期　西元二○一二年三月初版第一刷

售　　　價　三○○元

版權所有　禁止翻印

本書由中國輕工業出版社授權台灣華志文化獨家繁體字版權

Printed in Taiwan

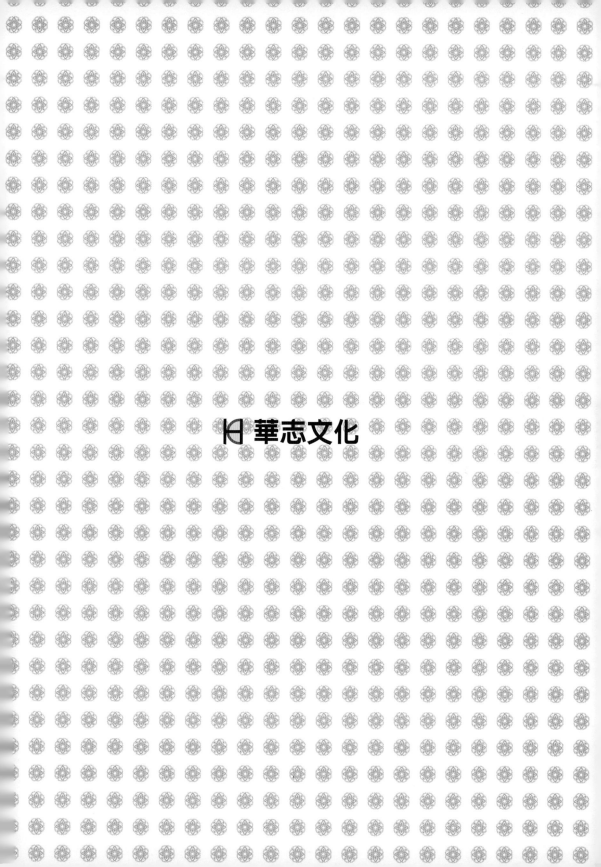

華志文化

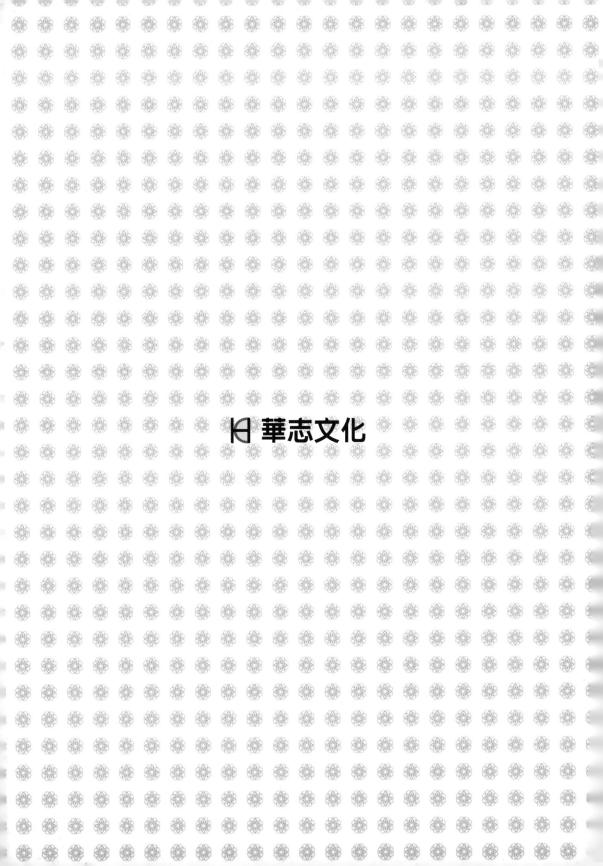